U0189467

Controversies in Assisted Reproduction
辅助生殖中的争议

原著　[美] Botros Rizk

　　　[英] Yakoub Khalaf

主译　石玉华　郝桂敏　李　萍

中国科学技术出版社

·北京·

图书在版编目（CIP）数据

辅助生殖中的争议 /（美）博特罗斯·里兹克 (Botros Rizk)，（英）雅库布·哈拉夫 (Yakoub Khalaf) 原著；石玉华，郝桂敏，李萍主译 . — 北京：中国科学技术出版社，2021.4

书名原文 : Controversies in Assisted Reproduction

ISBN 978-7-5046-8973-3

Ⅰ . ①辅… Ⅱ . ①博… ②雅… ③石… ④郝… ⑤李… Ⅲ . ①试管婴儿—技术—研究 Ⅳ . ① R321-33

中国版本图书馆 CIP 数据核字 (2021) 第 028170 号

著作权合同登记号：01-2021-0309

策划编辑	焦健姿	费秀云
责任编辑	孙　超	
装帧设计	佳木水轩	
责任印制	李晓霖	

出　　版	中国科学技术出版社
发　　行	中国科学技术出版社有限公司发行部
地　　址	北京市海淀区中关村南大街 16 号
邮　　编	100081
发行电话	010-62173865
传　　真	010-62179148
网　　址	http://www.cspbooks.com.cn

开　　本	889mm×1194mm　1/16
字　　数	280 千字
印　　张	10.5
版　　次	2021 年 4 月第 1 版
印　　次	2021 年 4 月第 1 次印刷
印　　刷	天津翔远印刷有限公司
书　　号	ISBN 978-7-5046-8973-3 / R·2664
定　　价	108.00 元

版权声明

内容提要

本书引进自世界知名的 CRC 出版集团，由 Botros Rizk 和 Yakoub Khalaf 两位教授联合众多该领域的医学专家共同打造。本书主要阐述了辅助生殖中存在争议的热点话题，不仅涵盖了卵巢标记物的应用、子宫内膜容受性分子标记物的应用、延时胚胎成像在辅助生殖技术实践中的应用、胚胎植入前遗传学筛查、取卵时是否冲洗卵泡等实验室热点话题，还涉猎了单胚胎移植、黄体期支持、体外受精安全性和有效性的衡量、反复种植失败、子宫肌瘤切除与否、子宫内膜异位症手术在体外受精中的局限性等临床热点话题。本书从临床实际应用出发，紧贴医患共同关心的辅助生殖结局，对现存争议话题试图探索出较优结论，启发读者进一步理解及思考，非常适合辅助生殖相关医师参考阅读。

译者名单

主　译　石玉华　郝桂敏　李　萍

副主译　张迎春　赵军招　赵君利

译　者　(以姓氏笔画为序)

王　玮　河北医科大学第二医院

王秋敏　山东大学附属生殖医院

牛艳玲　宁夏医科大学

石玉华　山东大学附属生殖医院

叶雅萍　厦门大学附属妇女儿童医院

许月明　河北医科大学第二医院

纪　红　厦门大学附属妇女儿童医院

杜　静　山东省聊城市人民医院

李　萍　厦门大学附属妇女儿童医院

邱乒乒　厦门大学附属妇女儿童医院

张　杰　河北医科大学第二医院

张迎春　山东第一医科大学附属中心医院

张意茗　山东第一医科大学附属中心医院

武　斌　山东第一医科大学附属中心医院

赵凡萱　浙江大学医学院附属邵逸夫医院

赵军招　温州医科大学附属第二医院

赵志明　河北医科大学第二医院

赵君利　宁夏医科大学总医院

郝桂敏　河北医科大学第二医院

袁莹莹　宁夏医科大学总医院

崔　娜　河北医科大学第二医院

韩晓婷　宁夏医科大学

潘　烨　山东大学附属生殖医院

译者前言

　　辅助生殖是一门飞速发展的学科。随着相关研究的深入，治疗方案不断更新，也产生了一些争议。*Controversies in Assisted Reproduction* 一书由 Botros Rizk 和 Yakoub Khalaf 两位教授主编，从临床实际应用出发，围绕辅助生殖结局的有效性和安全性，精选临床医师高度关注且存在争议的话题进行探讨，包括实验室和临床两个方面的内容，不仅为生殖临床医师及实验室工作人员提供了丰富的内容参考，同时为临床医师和实验室人员的完美配合架起了一座很好的桥梁。

　　著者结合相关进展，不仅讨论总结了现有问题，而且对可能对未来有意义的内容进行了设想概括，旨在鼓励临床医师应用批判性思维、开放性思想，总结探索出有利于患者的临床最优治疗方案。本书内容全面翔实，要点突出，对辅助生殖临床诊疗工作有一定的指导意义，非常适合生殖医学相关工作人员阅读参考。

　　很荣幸能够参与本书的翻译工作，翻译过程也是我们系统学习的过程，这令我们收获良多。在本书翻译过程中，我们反复审校，力求准确呈现原著者本意，但由于中外术语规范及语言表达差异，书中可能存在一些疏漏或欠妥之处，恳请各位同行和读者批评指正，并致以诚挚的谢意。

　　最后，感谢参与本书翻译的每一位译者，感谢中国科学技术出版社在本书出版过程中给予的支持和帮助。

山东大学附属生殖医院

河北医科大学第二医院

厦门大学附属妇女儿童医院

目　录

第 1 章 卵巢标记物的使用
The Use of Ovarian Markers

Neena Malhotra　Siladitya Bhattacharya　著

潘　烨　杜　静　译　　石玉华　校

一、概述

"卵巢储备"是一个用来描述女性生殖潜能的术语，反映了女性原始卵泡池的情况，或者更具体地说，反映了卵巢中卵母细胞的数量和质量[1]。每个女性出生时大约有 200 万个原始卵泡，但是由于卵泡闭锁，这个数字在月经初潮前后下降到 40 万[2]。卵泡数量随着年龄的增长而下降，而女性在 30 多岁时，卵泡下降的速度更快。在女性中生育能力的下降是存在个体性的，受种族、遗传和环境因素的影响。

理想的卵巢储备检测应该是方便、可重复、周期内和周期间几乎没有变异的，并且显示出很高的特异性及最大限度地减少错误诊断的风险。同时，该检测应能够鉴定出卵巢储备丰富的女性及在生育治疗时可能对卵巢刺激产生强烈反应的女性。在过去的几十年中，已经使用了许多生物标记来预测体外受精（in vitro fertilization，IVF）女性的卵巢反应以及包括活产的妊娠结局情况。这些生物标记包括了激素的评估及超声参数。

激素生物标记物包括早期卵泡（基础）水平的血清卵泡刺激素（follicle-stimulating hormone，FSH）、雌二醇（estradiol，E_2）、抑制素 B 和抗米勒管激素（anti-Müllerian hormone，AMH），以及可检测刺激后的促性腺激素和雌二醇的水平动态测试，如氯米芬诱发试验（Clomiphene Citrate challenge test，CCCT）、GnRH 激动药刺激试验（GnRH-agonist stimulation test，GAST）或外源性 FSH 卵巢储备试验（exogenous FSH ovarian reserve test，EFORT）。

超声检查包括窦卵泡计数（antral follicle count，AFC）和卵巢体积。窦卵泡的数量反映了剩余的卵泡池的大小，并与刺激后获卵数相关。卵巢体积随着年龄的增长而下降也是卵巢储备的预测指标。

本章考虑了管理诊断检测的基本原则，并回顾了卵巢储备的常规检测，包括这些检测在有无辅助生殖治疗的情况下，预测生育力的能力。

二、了解诊断检测

由于诊断检测的准确率很少可以达到 100%，因此需要通过在合适的患者群体中把相关检测与理想的检测标准或金标准进行比较，对检测进行验证。有效的检测能够识别出大多数患有特定疾病的人，并将大多数没有该疾病的人排除在外，当检测结果呈阳性意味着患有某种相关疾病[3]。按照惯例，使用四个术语来定义检测的有效性——敏感性、特异性、阳性预测值和阴性预测值（图1–1）[4]。敏感性是真实的阳性率，表示检测正确识别患病的水平。相比之下，特异性是真正的阴性率，它告诉我们检测正确排除患者的水平。

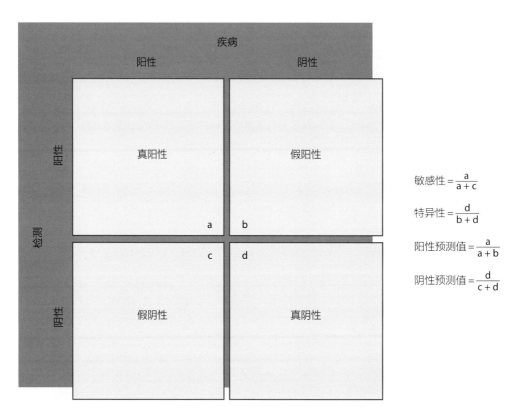

▲ 图 1–1　计算检测的有效性
经许可转载，引自 Grimes D, Schulz K. *Lancet.* 2002;359[9309]:881–4

由于敏感性和特异性都是对已收集结果的回顾性分析，因此其临床应用有一定的局限性。现实生活中，临床医生应当知道检测的预测意义，即检测阳性的患者是否确实患有上述疾病或相关情况。阳性预测值是检出阳性检测的概率。阳性预测值结果提示临床医生，如果患者检测呈阳性，出现疾病的可能性是多少。阴性预测值提示临床医生，如果患者测试呈阴性，该患者未患病的概率。通常通过绘制敏感性与1—特异性的曲线并测量曲线下的面积（area under the curve，AUC）来表示检测的有效性。通过绘制0～1的值（图1-2）[5]，AUC 是总结测试总体诊断准确性的有效方法，其中0表示检测结果完全不正确，而1表示检测结果完全准确。AUC 为 0.5 表示无法诊断有无特定疾病的患者，而0.8～1.0被认为是极好的[6]。

人群中，疾病的发病率会影响筛查检测的性能。即使是出色的检测，在低患病率情况下阳性预测值也会较差。例如，有效的卵巢储备的检测在生育诊所女性中比在无症状一般女性人群中具有更好的阳性预测价值。因此，了解疾病的大致患病率是解释筛查检测结果的前提。筛查检测的不恰

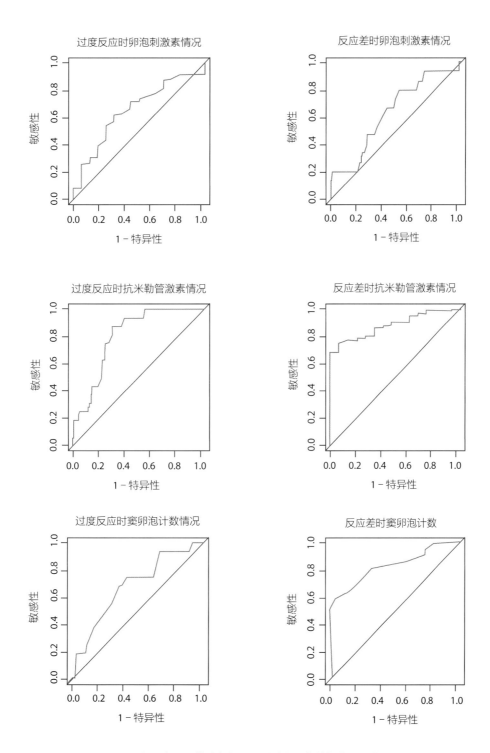

▲ 图 1-2 多项常见卵巢储备检测的受试者工作特征曲线和曲线下面积

经许可转载，引自 Nardo L et al. *Fertil Steril*. 2009;92[5]:1586–93

当的应用或解释会影响到人们对健康的感知，进行有创的诊断检测，并浪费医疗资源。从临床角度来看，有关检测的关键问题包括以下内容：①它是否相关，即该检测是否可以在相关患者人群中使用？②它是否可以负担得起，可以接受并且比常规使用的检测更佳？③至关重要的是，它对治疗方式选择会有提示作用吗？

三、早期卵泡刺激素

卵泡早期的基础 FSH 水平已用作预测体外受精对卵巢刺激反应的生物标记物[7, 8]。该检测原理基于卵巢激素对垂体分泌的 FSH 反馈抑制作用。卵巢功能正常的女性在月经周期的初期应产生足够水平的卵巢激素，以将 FSH 水平抑制在正常范围内。血清 FSH 水平升高表明卵泡池较小，使卵巢雌激素产生不良，提示与卵巢储备减少（diminished ovarian reserve，DOR）有关。但是，基础 FSH 检测存在几个重要的局限性，包括存在显著的周期间和周期内变异性[9, 10] 及单独使用时灵敏度有限。因此，在月经周期第 3 天检测 FSH 和雌二醇可有助于减少假阴性检测的发生率。尽管 FSH 检测有其局限性，但它常规用于卵巢储备检测，FSH 水平升高与卵巢反应较差及不孕均相关[11]。FSH 大于临界值 10U/L（10~20U/L）对卵巢刺激反应不良（通常定义为少于 4 个获卵数）具有相对较高的特异性（45%~100%），但其敏感性通常较差（11%~86%）[11, 12]。就预测不孕而言，FSH 检测仍是具有特异性的（50%~100%），但如果与之前应用相似的临界值[11, 12] 则敏感性较低（3%~65%）。由于异常升高的 FSH 结果暗示 DOR（高阳性预测值），因此该检测仍应用于临床。但是，FSH 水平正常并不能排除 DOR，因为大多数 DOR 女性 FSH 检测结果正常（较低的阴性预测值）。此外，在 40 岁以下的女性中，单一的 FSH 异常值可能无法预测卵巢刺激反应较差或不孕[13]，应建议进行重复检测。

四、雌激素

月经周期第 2~5 天检测基础雌二醇，应作为对卵巢储备的检测，其周期内和周期间可靠性较差[14]。当基础雌二醇单独用于对卵巢刺激或妊娠结局的反应时，DOR 的女性或非 DOR 女性之间并无差异[15-17]。因此，不应单独使用基础雌二醇来筛查 DOR。该检测作为一项附加项来解释"正常"基础血清 FSH 值具有一定价值，因为血清雌二醇浓度的早期升高是生殖衰老的特征，可导致假性的基础 FSH 水平低[18]。当卵泡发育早期基础 FSH 浓度"正常"但雌二醇水平升高（> 60~80pg/ml）时，与卵巢反应不良、取消率增加或妊娠率降低有关[15, 19, 20]。

五、抑制素 B

抑制素与 AMH 在结构上相似，属于转化生长因子（transforming growth factor，TGF）-β 超家族，作用是选择性抑制垂体 FSH 释放[21]。现已知道，抑制素 B 是在卵泡中期和早期形成的主要抑制素，而抑制素 A 是在月经周期的卵泡和黄体后期合成的主要抑制素[21]。抑制素 B 被认为是评估卵巢储备的候选生物标记物，最初研究表明，抑制素 B 浓度低于 45pg/ml 与年龄超过 35 岁、促性腺激素的反应不良、周期取消率高、卵母细胞产量降低和妊娠率降低有关[22, 23]。大多数研究结果表明，抑制素 B 水平不能很好地预测妊娠[12, 24]。因为它的周期内变异性较高，并且在月经周期之间水平也有所不同[25]。在 40~45pg/ml 范围内的低水平的抑制素 B，特异性在 64%~90%，敏感性在 40%~80%。接受 IVF 的女性人群中，抑制素 B 的阳性预测值（positive predictive value，PPV）通常较低（19%～22%），阴性预测值（negative predictive value，NPV）较高（95%～97%）[26]。在发生 DOR 的高风险人群中，PPV 可能高达 83%[27]。总之，并不建议将抑制素 B 作为检测卵巢储备的常规指标 [1, 12, 24]。

六、抗米勒管激素

AMH 是属于 TGF-β 超家族的一种糖蛋白，仅由大小不等的窦前小卵泡和小窦状卵泡的颗粒细胞产生 [28]。大约在妊娠 36 周时，胎儿卵巢就开始生产 AMH，婴儿期就可以检测到。然而，AMH 水平在年轻女性中有所上升，从青春期开始上升，到 25 岁左右达到峰值 [29]。之后 AMH 水平会逐渐下降，直到绝经前几年无法检测到为止。AMH 通过抑制原始池中初级卵泡的募集，防止 FSH 选择卵泡及减少芳香化酶的产生，对早期卵泡产生负面影响 [30, 31]。由于 AMH 主要在正常的早期卵泡形成过程中由最大到 6mm 的卵泡分泌，因此它相对独立于促性腺激素的控制，正是由于这一特性使得 AMH 可以在月经周期的任何时间进行测试。初步研究表明，在正常排卵女性的整个月经周期中，AMH 水平相对稳定 [32-34]。但是，后来的研究发现在月经周期内 AMH 仍有波动 [35-37]。尽管这个发现仍然存在很多争议，但有证据表明，这些波动仅限于年轻女性 [38] 及 AMH 水平较高的女性 [36]，而卵巢储备低的患者很少波动 [36, 38]。

在所有卵巢储备检查中，AMH 被认为是最敏感的，并且是衰老卵巢中第一个发生改变的检测方法 [39]。在对接受促性腺激素控制性卵巢刺激女性的系统综述中，低 AMH 临界值（0.1～1.66ng/ml）在预测卵巢反应不良的敏感性在 44%～97%，特异性在 41%～100% [28]。一项包含 28 项研究的 Meta 分析显示，AMH 对卵巢反应不良具有良好的预测能力，其 AUC 为 0.78[40]。AMH 在促性腺激素的卵巢刺激过程中预测卵巢过度刺激的灵敏度范围为 53%～90.5%，特异性范围为 70%～94.9%，临界值为 3.36～5.0ng/ml [28]。然而，尽管在辅助生殖时，AMH 与卵巢刺激反应有很强的相关性，但是 AMH 对未孕的预测性较差，其敏感性在 19%～66%，并且在使用低于 0.1～1.66ng/ml 的临界值时，其特异性在 55%～89% [41]。

辅助生殖技术协会（Society for Assisted Reproductive Technology，SART）的最新数据表明，AMH 极低（< 0.16ng/ml）的女性的平均周期取消率为 54%，每个周期的整体活产率高于 9.5% [42]，因此应强调以下观点：不建议仅基于 AMH 水平就拒绝行不育治疗。在最近的系统综述和 Meta 分析中，对接受 ART 的女性 AMH 对着床和临床妊娠的预测能力进行分析，发现 AMH 与着床和临床妊娠有一定的相关性，但其预测能力较弱 [43]。SART 数据库关于 AMH 与活产的关联的最新分析包括了超过 85 000 个非植入前遗传学诊断的新鲜胚胎和冷冻胚胎移植，并得出结论，单独使用 AMH 并不能很好地预测活产情况 [44]。但是，从数据库进行的类似分析认为，AMH 在预测活产方面有潜在的意义。检测 AMH 的卵巢储备的主要局限性在于检测方法的变异性和缺乏标准化的国际检测方法。使用了两种不同的测定法——贝克曼库尔特免疫技术（IBC，Marseille，France）测定法和诊断系统实验室公司测定法（DSL，Webster，Texas），即分别在不同的单位使用不同的抗体并得出不同的结果。一家公司通过将酶联免疫吸附测定（enzyme-linked immunosorbent assays，ELISA）与该公司开发（第二代，Beckman Coulter Inc., Brea, California）的新测定法的最佳功能进行结合，可以

克服存在的问题[45]。然而，一些研究已经证明了，不同实验室间仍存在检测内/检测间差异，以及存在与第二代测定相关的样品稳定性和存储问题[46]。为了解决相关的一些问题，自动化 AMH 检测平台与目前基于 ELISA 的检测方法相比可以提供更高的精度（4 倍）、更短的处理时间（18min vs. 6h）和更高的灵敏度（10 倍）[47, 48]，可以解决现在对 AMH 结果解释的混乱。

考虑到分析间/分析内的巨大差异，生育诊所应该应用于某些研究提供的针对年龄特异性的 AMH，以进行治疗的预后和决策[49-51]。这些参考值适合参考年龄相关的数值，而不应参考不依赖年龄的一般女性人群的数值。常规按 5 年间隔年龄段确定适合年龄的血清 AMH 值下限，大致如下：45 岁 0.5ng/ml、40 岁 1ng/ml、35 岁 1.5ng/ml、30 岁 2.5ng/ml 和 25 岁 3.0ng/ml。这些数据是保守的评估，因为最广泛使用的 AMH 分析（第二代）报道的平均值比这些指南高 30%～40%[52]。

除了生物年龄外，影响 AMH 解释的可能因素还包括生育和生活方式。多囊卵巢综合征（PCOS）与 AMH 水平升高相关[53, 54]，而口服避孕药或给予 GnRH 激动药卵巢抑制后，AMH 水平降低，口服避孕药终止后 3～4 个月恢复基线水平[55]。在这些女性中，AMH 水平不能可靠地用于卵巢储备的预测，因为这些女性中检测结果可能不准确。改变生活方式，包括吸烟、低维生素 D 水平和肥胖症也与低血清 AMH 水平相关[56]。

七、动态卵巢储备检测

（一）氯米芬诱发试验

氯米芬诱发试验包括用氯米芬治疗（每天 100mg，第 5～9 天）之前（月经第 3 天）和之后（月经第 10 天）测量血清 FSH 水平。该检测的原理为：当卵巢卵泡数量不断增加，抑制素 B 和雌二醇水平升高将抑制女性卵巢反应性 FSH 的分泌。在患有 DOR 的女性中，卵泡将产生较少的抑制素 B 和雌二醇，从而使负反馈抑制 FSH 的作用降低，FSH 浓度升高。氯米芬刺激后 FSH 浓度升高提示 DOR。CCCT 结果的研究已经观察到卵巢刺激后 FSH 水平存在明显的周期间差异及刺激和基础状态下雌二醇和抑制素 B 浓度的不同，这限制了 CCCT 的可靠性[57, 58]。

（二）外源性 FSH 卵巢储备试验

这种卵巢储备检测方法涉及 FSH 和 E_2 的基线水平检测，在月经第 3 天给予标准剂量（300U）的纯化 FSH 肌内注射（intramuscular，IM）。24h 后再次检查 E_2 水平。在 2 个月经周期后，应用 GnRHa（gonadotropin-releasing hormone agonists，GnRHa）和人绝经促性腺素（human menopausal gonadotropin，HMG）进行 IVF，评估了使用 FSH 后 E_2 增量（ΔE_2）和基线 FSH 值（b FSH）并与随后的 IVF 卵巢反应情况和妊娠结局进行了比较。如系统评价中所述，该检测除了会产生较高的假阳性率[12]之外，还会消耗大量时间，因此很少使用。在临床应用中不建议进行此测试。

（三）促性腺激素释放激素激动药刺激试验

人们对使用促性腺激素释放激素激动药后初始 E_2 升高，随后 E_2 水平受到明显抑制的生理反应普遍认可。因此，有人假设，可以通过记录 GnRHa 给药后内源性促性腺激素和 E_2 水平的差异发现潜在的卵巢储备受损情况[59]。与 CCCT 相比，垂体促性腺激素输出和卵巢反应情况均可通过该技术进行评估。这种方法后来正式成为一种称为 GnRHa 刺激试验的检测方法[60]。当女性月经周期正常时，GAST 似乎在预测卵巢不良反应方面显示出很高的准确性，并被认为是进行更广泛的验证性研究的候选检测法[12]。

在一项系统回顾中评估了上述动态卵巢储备检测的总体诊断准确性[61]，得出的结论是，在 FSH 大于 10U/L（月经第 3 天或第 10 天）时，CCCT 异常对未妊娠的诊断率为 2.11（95%CI 1.04～4.29）。由于现有研究中的试验方法不一致，因此无法在系统评价中对 GAST 和 EFORT 的诊断准确性进行量化。该系统回顾的建议是放弃将动态测试用于卵巢储备评估[61]。

八、卵巢对促性腺激素刺激的反应

卵巢对促性腺激素的反应是最好的动态检测卵巢储备方法之一，因为它是可以反映卵巢原始卵泡池或储备的情况。卵巢刺激对卵巢的不良反应可通过 IVF 最大刺激时得到最多卵母细胞的数量减少及卵泡反应较差来反映。在定义不良的卵巢反应时，欧洲人类生殖与胚胎学会（European Society of Human Reproduction and Embryology，ESHRE）工作组提出了博洛尼亚标准，提出一旦出现以下标准中的两个标准就代表卵巢对刺激的低反应，即卵巢反应不良：①高龄产妇或其他任何卵巢反应不良的危险因素；②卵巢反应不良史；③卵巢储备检测异常。两次最大卵巢刺激后均出现卵巢反应差的情况时，足以将患者定义为在非高龄产妇或卵巢储备检测异常的情况下仍反应差的患者[62]。除了获卵数外，胚胎学数据（包括受精率、卵裂模式、胚胎颗粒度、碎片情况、胚胎移植天数和转移时的细胞数）比 IVF 周期之前的激素情况，超声检查和其他动态评估更有意义。在最近表现出存在良好或较差的卵巢反应的环境时，卵巢储备检测就足够了，无须重复激素和超声检查[1]。

九、窦卵泡计数

AFC 的定义是在月经周期的早期卵泡期（第 2～4 天）通过超声观察到的两个卵巢中大小为 2～10mm 的卵泡总和。需要强调的是，这些测量是使用 8～12MHz 的阴道探头以二维或三维模式进行的。AFC 的优势包括该过程的简便性和机会性，产生即时结果的能力，以及如果由经验丰富的医学专业人员完成，则有良好的周期和观察者之间的可靠性[12]。肥胖患者进行检测存在的挑战可能会降低 AFC 的准确性[41]，而周期内和观察者间的差异可能是由于操作员培训的差异、测量窦卵泡的标准及超声技术的差异而引起的。由于操作者等相关因素而引起的周期间和周期内差异性已经引起关注。

一项 Meta 分析证实，低 AFC 与 IVF 期间卵巢对卵巢刺激的不良反应密切相关，但对妊娠的预测性较低。在接受 IVF 的女性中，3～4 个卵泡（两个卵巢总和）的 AFC 对不良卵巢反应具有较高特异性（73%～97%），而对不良卵巢反应具有较低的敏感性（9%～73%）[12]。在另一项 Meta 分析中，AFC 预测不良卵巢反应的 AUC 为 0.76[40]。在预测未妊娠时，AFC 仍然是特异性的（64%～98%），但敏感性较低（7%～34%）[12]。然而，AFC 和 AMH 均已被证明是有效的检测方法，可用于识别处于卵巢过度刺激综合征（ovarian hyper stimulation syndrome，OHSS）风险中的女性。

先前的研究表明，这两项检测的准确性无明显差异[41]，但是对一项随机试验数据的二次分析[63]表明，AMH 可能是获卵数更好的预测指标。

十、卵巢体积

卵巢体积的计算基于 3 个平面来测量每个卵巢的椭圆体公式（$D_1 \times D_2 \times D_3 \times 0.52 =$ 体积），并使用平均卵巢体积，即同一个体中两个卵巢的平均体积。但是，在 PCOS、子宫内膜异位囊肿和大囊肿等卵巢病理情况下，这种测量方法可能并不可靠[1]。一些研究报道了这种检测存在明显的周期间变异性，但这一观察结果在各种研究中并不一致[64]。当通过三维超声采集并保存卵巢体积数据时，观察者自己和观察者之间的变异性可以降到最低，但这可能需要专门的设备[65]。总而言之，卵巢体积与卵泡和获卵数相关，但与妊娠无关[66]。低卵巢体积通常小于 3ml 或平均直径小于 2cm，预示着对卵巢刺激反应不良的高特异性（80%～90%）和广泛的敏感性（11%～80%）[25]，但总的来说，我们可以得出结论，卵巢体积作为生物标记物的可预测性较差。

十一、卵巢储备检测的临床应用

（一）在体外受精过程中

从发展史上看，卵巢储备检测是为接受 ART 治疗的女性而开发的，以鉴定那些可能对卵巢刺激产生反应较差或卵巢反应过度的女性。AMH 和 AFC 以合理的效率来预测，如卵泡数、获卵数、胚胎数和取消率等卵巢反应[67]。尽管这两种检测在卵巢反应和未孕方面的检测的准确性方面无明显差异，但由于 AFC 评估存在主观因素，有些人认为 AMH 更具有优势。

当 AMH 低于 0.5ng/ml 时，可预测行 IVF 的卵巢反应较差（定义为少于 4 个卵母细胞）[68]。这些女性需要谨慎地咨询并谨慎选择可以得到最佳卵母细胞数量的方案。AMH 浓度处于 1.0～3.5ng/ml 的女性，对标准激动药或拮抗药方案的卵巢刺激具有正常反应[52]。高于 3.5ng/ml 的 AMH 含量与发生 OHSS 的风险有关，在制定卵巢刺激方案时应谨慎行事[69]。尽管后期的活产是临床结局成功的最相关指标，但大多数卵巢储备检测不能很好地预测这一关键结果。基于 1008 例接受生育治疗的患者的个体数据（individual patient data，IPD）的 Meta 分析结果显示，AMH 与持续妊娠的关联性较弱[40]。尽管 AMH 与受孕后的活产有关，但其预测准确性差[44]。

最近一项随机试验的结果表明，在接受 IVF/ 胞质内精子注射（intracytoplasmic sperm injection，ICSI）的女性中，基于 AFC 进行的卵巢储备检测的个性化 FSH 剂量与标准 FSH 剂量相比，并不能提高活产率或降低成本[70]。对于预期卵巢反应性较差的女性，基于 AFC 的个性化卵巢刺激方法无法提高活产率，但是会增加成本[71]。但是，在具有可预测有卵巢过度反应（基于 AFC > 15）的女性中，减少促性腺激素剂量与标准剂量相比，卵巢刺激的累积活产率无明显差异，但减少促性腺激素剂量可以总体上降低卵巢过度刺激的风险[72]。

（二）辅助生殖治疗之外卵巢生物标记物的使用

除体外助孕之外，我们发现卵巢储备检测在管理有生育问题的女性中用途有限。对于无法解释的不孕或轻度男性因素不孕的女性，尚未发现它们比单独应用年龄更能预测妊娠[73]。

大量研究表明，AMH 水平与年龄一起有助于准确预测高龄女性的绝经年龄[74, 75]。然而，在最近的一项个体患者数据的 Meta 分析中，尽管 AMH 预测的准确性随绝经年龄的降低而提高[76]，但是 AMH 的附加预测价值（与单独年龄相比）很小（单独年龄，C 统计量为 84%；年龄 +AMH，HR=0.66，95%CI 0.61～0.71，C 统计量 86%）。

随着癌症检测和治疗技术的进步，越来越多的年轻女性在经历癌症后可以幸存下来。然而，对幸存者而言，主要担忧是可能存在卵巢功能和生育能力的丧失。随着 AMH 的普及，通过测量化疗或放疗前后的生物标记物的改变，可以检测出医源性导致的卵巢储备的损伤[77]。此外，AMH 水平在生育力保存方案选择和相应的咨询方面起到了很大的作用。

已有足够的证据表明，AMH 参与了 PCOS 的发病过程，其水平与病情的严重程度相关。已证实，当 AMH 的临界值大于 5.0ng/ml 时，可以更加精确诊断 PCOS（AUC 为 0.973，灵敏度为 92%，特异性为 97%），并建议将其纳入诊断标准[54]。

（三）在一般人群中的使用

是否为暂时没有生育问题的女性提供卵巢储备检查是一个有争议的话题。在过去的几十年中，由于女性在追求接受高等教育和从事职业等因素而推迟生育年龄，因此首次计划妊娠的年龄有所增长。这为卵巢储备检测的应用创造了条件来帮助生殖决策，例如可以冷冻保存卵母细胞以保持将来的生育能力。支持进行卵巢储备检测者认为，许多女性可能会根据自己的卵巢储备检测结果来修改自己的生育计划。但是，对这种检测的反对者认为，这会增加焦虑和负面的心理影响，并可能会影响她们对职业和婚姻关系的决定。目前，对于普通人群中卵巢储备的常规检测尚无共识。从方法学的角度来看，类似 AMH 的卵巢储备检测离达到理想筛查检测的标准还有一段距离。在未筛选的、卵巢储备减少的患病率很低的年轻女性中，其阳性预测值可能很低。此外，仍不清楚应该多久进行一次筛查，筛查可能会对身体和心理产生什么影响，以及对那些筛查阳性结果的人可以采取哪些干预措施。

十二、结论

与年龄相关的卵母细胞数量和质量的下降，降低了 IVF 的成功率。因此需要可以预测活产的卵巢储备检测方法。AMH 和 AFC 都能够准确估计卵巢反应，但不能预估活产。AMH 的优点是可以更客观地检测，并且在识别妊娠方面略胜一筹。

参 考 文 献

[1] Practice Committee of the American Society for Reproductive Medicine. Testing and interpreting measures of ovarian reserve: A committee opinion. *Fertil Steril*. 2015;103(3): e9–e17.

[2] Tal R, Seifer D. Ovarian reserve testing: A user's guide. *Am J Obstet Gynecol*. 2017;217(2):129–40.

[3] Greenhalgh T. How to read a paper: Papers that report diagnostic or screening tests. *Br Med J*. 1997;315(7107): 540–3.

[4] Grimes D, Schulz K. Uses and abuses of screening tests. *Lancet*. 2002;359(9309):881–4.

[5] Nardo L, Gelbaya T, Wilkinson H et al. Circulating basal anti–Müllerian hormone levels as predictor of ovarian response in women undergoing ovarian stimulation for in vitro fertilization. *Fertil Steril*. 2009;92(5):1586–93.

[6] Hosmer D, Lemeshow S. *Applied Logistic Regression*. 2nd ed. New York, NY: Wiley; 2000.

[7] Scott R, Toner J, Muasher S et al. Follicle–stimulating hormone levels on cycle day 3 are predictive of *in vitro* fertilization outcome. *Fertil Steril*. 1989;51(4):651–4.

[8] Toner J, Philput C, Jones G, Muasher S. Basal follicle-stimulating hormone level is a better predictor of in vitro fertilization performance than age. *Fertil Steril*. 1991;55(4):784–91.

[9] Scott R, Hofmann G, Oehninger S, Muasher S. Intercycle variability of day 3 follicle–stimulating hormone levels and its effect on stimulation quality in *in vitro* fertilization. *Fertil Steril*. 1990;54(2):297–302.

[10] Kwee J, Schats R, McDonnell J et al. Intercycle variability of ovarian reserve tests: Results of a prospective randomized study. *Hum Reprod*. 2004;19(3):590–5.

[11] Esposito M, Coutifaris C, Barnhart K. A moderately elevated day 3 FSH concentration has limited predictive value, especially in younger women. *Hum Reprod*. 2002;17(1): 118–23.

[12] Broekmans F, Kwee J, Hendriks D et al. A systematic review of tests predicting ovarian reserve and IVF outcome. *Hum Reprod Update*. 2006;12(6):685–718.

[13] Roberts J, Spandorfer S, Fasouliotis S et al. Taking a basal follicle–stimulating hormone history is essential before initiating *in vitro* fertilization. *Fertil Steril*. 2005;83(1): 37–41.

[14] Fanchin R, Taieb J, Lozano D et al. High reproducibility of serum anti–Müllerian hormone measurements suggests a multi-staged follicular secretion and strengthens its role in the assessment of ovarian follicular status. *Hum Reprod*. 2005;20(4):923–7.

[15] Evers J, Slaats P, Land J et al. Elevated levels of basal estradiol–17β predict poor response in patients with normal basal levels of follicle–stimulating hormone undergoing *in vitro* fertilization. *Fertil Steril*. 1998;69(6):1010–4.

[16] Phophong P, Ranieri D, Khadum I et al. Basal 17β–estradiol did not correlate with ovarian response and in vitro fertilization treatment outcome. *Fertil Steril*. 2000;74(6):1133–6.

[17] Bancsi L, Broekmans F, Eijkemans M et al. Predictors of poor ovarian response in in vitro fertilization: A prospective study comparing basal markers of ovarian reserve. *Fertil Steril*. 2002;77(2):328–36.

[18] Ranieri D, Quinn F, Makhlouf A et al. Simultaneous evaluation of basal follicle–stimulating hormone and 17β–estradiol response to gonadotropin–releasing hormone analogue stimulation: An improved predictor of ovarian reserve. *Fertil Steril*. 1998;70(2):227–33.

[19] Licciardi F, Liu H, Rosenwaks Z. Day 3 estradiol serum concentrations as prognosticators of ovarian stimulation response and pregnancy outcome in patients undergoing *in vitro* fertilization. *Fertil Steril*.;64(5):991–4.

[20] Smotrich D, Widra E, Gindoff P et al. Prognostic value of day 3 estradiol on *in vitro* fertilization outcome. *Obstet Gynecol Surv*. 1996;51(4):235–7.

[21] Soules M, Battaglia D, Klein N. Inhibin and reproductive aging in women. *Maturitas*. 1998;30(2):193–204.

[22] Klein N, Illingworth P, Groome N et al. Decreased inhibin B secretion is associated with the monotropic FSH rise in older, ovulatory women: A study of serum and follicular fluid levels of dimeric inhibin A and B in spontaneous menstrual cycles. *J Clin Endocrinol Metab*. 1996;81(7):2742–5.

[23] Seifer D, Lambert–Messerlian G, Hogan J et al. Day 3 serum inhibin–B is predictive of assisted reproductive technologies outcome. *Fertil Steril*. 1997;67(1):110–4.

[24] Creus M, Penarrubia J, Fabregues F et al. Day 3 serum inhibin B and FSH and age as predictors of assisted reproduction treatment outcome. *Hum Reprod*. 2000;15(11):2341–6.

[25] McIlveen M, Skull J, Ledger W. Evaluation of the utility of multiple endocrine and ultrasound measures of ovarian reserve in the prediction of cycle cancellation in a high–risk IVF population. *Hum Reprod*. 2007;22(3):778–85.

[26] Muttukrishna S, McGarrigle H, Wakim R et al. Antral follicle count, anti–Müllerian hormone and inhibin B: Predictors of ovarian response in assisted reproductive technology? *BJOG*. 2005;112(10):1384–90.

[27] Muttukrishna S, Suharjono H, McGarrigle H, Sathanandan M. Inhibin B and anti–Müllerian hormone: Markers of ovarian response in IVF/ICSI patients? *BJOG*. 2004;111(11):1248–53.

[28] La Marca A, Sighinolfi G, Radi D et al. Anti–Müllerian hormone (AMH) as a predictive marker in assisted reproductive technology (ART). *Hum Reprod Update*. 2010;16(2):113–30.

[29] Rajpert–De Meyts E, Jørgensen N, Græm N et al. Expression of anti–Müllerian hormone during normal and pathological gonadal development: Association with differentiation of Sertoli and granulosa cells. *J Clin Endocrinol Metab*. 1999;84(10):3836–44.

[30] Durlinger A, Gruijters M, Kramer P et al. Anti–Müllerian hormone attenuates the effects of FSH on follicle development in the mouse ovary. *Endocrinology*. 2001;142(11):4891–9.

[31] Grossman M, Nakajima S, Fallat M, Siow Y. Müllerian-inhibiting substance inhibits cytochrome P450 aromatase activity in human granulosa lutein cell culture. *Fertil Steril*. 2008;89(5):1364–70.

[32] Hehenkamp W, Looman C, Themmen A et al. Anti-Müllerian hormone levels in the spontaneous menstrual cycle do not show substantial fluctuation. *J Clin Endocrinol Metab*. 2006;91(10):4057–63.

[33] La Marca A, Stabile G, Artensio A and Volpe A. Serum anti-Müllerian hormone throughout the human menstrual cycle. *Hum Reprod*.;21(12):3103–7.

[34] Tsepelidis S, Devreker F, Demeestere I et al. Stable serum levels of anti-Müllerian hormone during the menstrual cycle: A prospective study in normo-ovulatory women. *Hum Reprod*. 2007;22(7):1837–40.

[35] Wunder D, Bersinger N, Yared M, et al. Statistically significant changes of anti-Müllerian hormone and inhibin levels during the physiologic menstrual cycle in reproductive age women. *Fertil Steril*. 2008;89(4):927–33.

[36] Sowers M, McConnell D, Gast K et al. Anti-Müllerian hormone and inhibin B variability during normal menstrual cycles. *Fertil Steril*. 2010;94(4):1482–6.

[37] Hadlow N, Longhurst K, McClements A et al. Variation in antimüllerian hormone concentration during the menstrual cycle may change the clinical classification of the ovarian response. *Fertil Steril*. 2013;99(6):1791–7.

[38] Overbeek A, Broekmans F, Hehenkamp W et al. Intra-cycle fluctuations of anti-Müllerian hormone in normal women with a regular cycle: A re-analysis. *Reprod Biomed Online*. 2012;24(6):664–9.

[39] Kelsey T, Anderson R, Wright P et al. Data-driven assessment of the human ovarian reserve. *Mol Hum Reprod*. 2012;18(2):79–87.

[40] Broer S, van Disseldorp J, Broeze K et al. Added value of ovarian reserve testing on patient characteristics in the prediction of ovarian response and ongoing pregnancy: An individual patient data approach. *Hum Reprod Update*. 2013;19(1):26–36.

[41] Broer S, Mol B, Hendriks D, Broekmans F. The role of anti-Müllerian hormone in prediction of outcome after IVF: Comparison with the antral follicle count. *Fertil Steril*. 2009;91(3):705–14.

[42] Seifer D, Tal O, Wantman E et al. Prognostic indicators of assisted reproduction technology outcomes of cycles with ultralow serum antimüllerian hormone: A multivariate analysis of over 5,000 autologous cycles from the society for assisted reproductive technology clinic outcome reporting system database for 2012–2013. *Fertil Steril*. 2016;105(2):385–93.e3.

[43] Iliodromiti S, Kelsey T, Wu O et al. The predictive accuracy of anti-Müllerian hormone for live birth after assisted conception: A systematic review and meta-analysis of the literature. *Hum Reprod Update*. 2014;20(4):560–70.

[44] Tal R, Seifer D, Wantman E et al. Antimüllerian hormone as a predictor of live birth following assisted reproduction: An analysis of 85,062 fresh and thawed cycles from the society for assisted reproductive technology clinic outcome reporting system database for 2012–2013. *Fertil Steril*. 2018;109(2):258–65.

[45] Nelson S, La Marca A. The journey from the old to the new AMH assay: How to avoid getting lost in the values. *Reprod Biomed Online*. 2011;23(4):411–20.

[46] Broer S, Broekmans F, Laven J, Fauser B. Anti-Müllerian hormone: Ovarian reserve testing and its potential clinical implications. *Hum Reprod Update*. 2014;20(5):688–701.

[47] Nelson S, Pastuszek E, Kloss G et al. Two new automated, compared with two enzyme-linked immunosorbent, anti-Müllerian hormone assays. *Fertil Steril*. 2015b;104(4):1016–1021.e6.

[48] van Helden J, Weiskirchen R. Performance of the two new fully automated anti-Müllerian hormone immunoassays compared with the clinical standard assay. *Hum Reprod*. 2015;30(8):1918–26.

[49] Almog B, Shehata F, Suissa S et al. Age-related normograms of serum antimüllerian hormone levels in a population of infertile women: A multicenter study. *Fertil Steril*. 2011;95(7):2359–63.e1.

[50] Barad D, Weghofer A, Gleicher N. Utility of age-specific serum anti-Müllerian hormone concentrations. *Reprod Biomed Online*. 2011;22(3):284–91.

[51] Seifer D, Baker V, Leader B. Age-specific serum anti-Müllerian hormone values for 17,120 women presenting to fertility centers within the United States. *Fertil Steril*. 2011;95(2):747–50.

[52] La Marca A, Papaleo E, Grisendi V et al. Development of a nomogram based on markers of ovarian reserve for the individualisation of the follicle-stimulating hormone starting dose in in vitro fertilisation cycles. *BJOG*. 2012;119(10):1171–9.

[53] Pigny P, Jonard S, Robert Y, Dewailly D. Serum Anti-Müllerian hormone as a surrogate for antral follicle count for definition of the polycystic ovary syndrome. *J Clin Endocrinol Metab*. 2006;91(3):941–5.

[54] Dewailly D, Gronier H, Poncelet E et al. Diagnosis of polycystic ovary syndrome (PCOS): Revisiting the threshold values of follicle count on ultrasound and of the serum AMH level for the definition of polycystic ovaries. *Hum Reprod*. 2011;26(11):3123–9.

[55] Bentzen J, Forman J, Pinborg A et al. Ovarian reserve parameters: A comparison between users and non-users of hormonal contraception. *Reprod Biomed Online*. 2012;25(6):612–9.

[56] Dólleman M, Verschuren W, Eijkemans M et al. Reproductive and lifestyle determinants of Anti-Müllerian hormone in a large population-based study. *J Clin Endocrinol Metab*. 2013;98(5):2106–15.

[57] Hannoun A, Abu Musa A, Awwad J et al. Clomiphene citrate challenge test: Cycle to cycle variability of cycle day 10 follicle stimulating hormone level. *Clin Exp Obstet Gynecol*. 1998;25(4):155–6.

[58] Hendriks D, Broekmans F, Bancsi L et al. Repeated clomiphene citrate challenge testing in the prediction of outcome in IVF: A comparison with basal markers for ovarian reserve. *Hum Reprod*. 2005;20(1):163–9.

[59] Garcia J. Gonadotropin-releasing hormone and its analogues: Applications in gynecology. *Clin Obstet Gynecol*. 1993;36(3):719–26.

[60] Winslow K, Toner J, Brzyski R, et al. The gonadotropin-releasing hormone agonist stimulation test—A sensitive predictor of performance in the flare-up *in vitro* fertilization cycle. *Fertil Steril*. 1991;56(4):711–7.

[61] Maheshwari A, Gibreel A, Bhattacharya S, Johnson N. Dynamic tests of ovarian reserve: A systematic review of diagnostic accuracy. *Reprod Biomed Online*.

2009;18(5):717–34.

[62] Ferraretti A, La Marca A, Fauser B et al. ESHRE consensus on the definition of "poor response" to ovarian stimulation for *in vitro* fertilization: The Bologna criteria. *Hum Reprod.* 2011;26(7):1616–24.

[63] Nelson S, Klein B, Arce J. Comparison of antimüllerian hormone levels and antral follicle count as predictor of ovarian response to controlled ovarian stimulation in good-prognosis patients at individual fertility clinics in two multicenter trials. *Fertil Steril.* 2015a;103(4):923–30.e1.

[64] Elter K, Si'smanoglu A, Durmusoglu F. Intercycle variabilities of basal antral follicle count and ovarian volume in subfertile women and their relationship to reproductive aging: A prospective study. *Gynecol Endocrinol.* 2005;20(3):137–43.

[65] Mercé L, Gómez B, Engels V et al. Intraobserver and interobserver reproducibility of ovarian volume, antral follicle count, and vascularity indices obtained with transvaginal 3-dimensional ultrasonography, power Doppler angiography, and the virtual organ computer-aided analysis imaging Pr. *J Ultrasound Med.* 2005;24(9):1279–87.

[66] Frattarelli J, Lauria-Costab D, Miller B et al. Basal antral follicle number and mean ovarian diameter predict cycle cancellation and ovarian responsiveness in assisted reproductive technology cycles. *Fertil Steril.* 2000;74(3):512–7.

[67] Arce J, Nyboe Andersen A, Fernández-Sánchez M et al. Ovarian response to recombinant human follicle-stimulating hormone: A randomized, anti-Müllerian hormone-stratified, dose-response trial in women undergoing *in vitro* fertilization/intracytoplasmic sperm injection. *Fertil Steril.* 2014;102(6):1633–40.e5.

[68] Gnoth C, Schuring A, Friol K et al. Relevance of anti-Müllerian hormone measurement in a routine IVF program. *Hum Reprod.* 2008;23(6):1359–65.

[69] Huang X, Wang P, Tal R et al. A systematic review and meta-analysis of metformin among patients with polycystic ovary syndrome undergoing assisted reproductive technology procedures. *Int J Gynaecol Obstet.* 2015;131(2):111–6.

[70] van Tilborg T, Oudshoorn S, Eijkemans M et al. Individualized FSH dosing based on ovarian reserve testing in women starting IVF/ICSI: A multicentre trial and cost-effectiveness analysis. *Hum Reprod.* 2017a;32(12):2485–95.

[71] van Tilborg T, Torrance H, Oudshoorn S, et al. Individualized versus standard FSH dosing in women starting IVF/ICSI: An RCT. Part 1: The predicted poor responder. *Hum Reprod.* 2017b;32(12):2496–505.

[72] Oudshoorn S, van Tilborg T, Eijkemans M et al. Individualized versus standard FSH dosing in women starting IVF/ICSI: An RCT. Part 2: The predicted hyper responder. *Hum Reprod.* 2017;32(12):2506–14.

[73] van Rooij I, Broekmans F, Hunault C et al. Use of ovarian reserve tests for the prediction of ongoing pregnancy in couples with unexplained or mild male infertility. *Reprod Biomed Online.* 2006;12(2):182–90.

[74] Freeman E, Sammel M, Lin H et al. Contribution of the rate of change of antimüllerian hormone in estimating time to menopause for late reproductive-age women. *Fertil Steril.* 2012;98(5):1254–9.e2.

[75] Broer S, Eijkemans M, Scheffer G et al. Anti-Müllerian hormone predicts menopause: A long-term follow-up study in normoovulatory women. *J Clin Endocrinol Metab.* 2011;96(8):2532–9.

[76] Depmann M, Eijkemans M, Broer S et al. Does AMH relate to timing of menopause? Results of an individual patient data meta-analysis. *J Clin Endocrinol Metab.* 2018;103(10):3593–600.

[77] Anderson R, Rosendahl M, Kelsey T, Cameron D. Pretreatment anti-Müllerian hormone predicts for loss of ovarian function after chemotherapy for early breast cancer. *Eur J Cancer.* 2013;49(16):3404–11.

第 2 章　子宫内膜容受性分子标记物的应用

Use of Molecular Markers of Endometrial Receptivity

Alejandro Rincón　David Bolumar　Diana Valbuena　Carlos Simón　**著**

韩晓婷　牛艳玲　**译**　　袁莹莹　赵君利　**校**

一、概述

从生育的角度来看，人类是一个低效率的物种。与其他哺乳动物相比，我们的平均受孕率和活产率分别仅为 1/3 和 1/2 [1]。成功着床、后续的胚胎植入及子宫内膜蜕膜化是一个复杂协同过程的结果，这个过程需要通过精心的胚胎选择获得整倍体胚胎、子宫内膜状态及胚胎与子宫内膜之间对话的建立来协调 [2]。

在母体方面，这种同步现象只发生在一个短暂的自限性和激素依赖的时间段内，称为着床窗（window of implantation，WOI）。子宫内膜是一种高度活跃的组织，覆盖于子宫表面，在月经周期中进行着复杂的重塑过程，当子宫内膜经历功能形态转变为容受态时这种情况就会发生，此时囊胚就可以有效地植入到腔上皮中，随后侵入蜕膜化的基质区。早在 20 世纪 50 年代，WOI 的存在就已经得到了广泛的认可。当时，研究人员从黄体期子宫切除标本中找到了 34 个胚胎，并观察到只有那些 20 天后的胚胎组织可以成功植入 [3]。后来，Wilcox 假说将 WOI 放在自然周期排卵后的第 8～10 天 [4]。但是，当前的临床实践中未使用该适应证。目前，一般认为 WOI 在分泌中期开放，特别是在孕酮暴露后的第 5 天开放，并保持开放 2～3 天。这一时期通常描述为排卵后 5.5～9.5 天，相当于正常月经周期的 20～24 天 [5]。

子宫内膜时相进展调节已被广泛研究，以鉴定可以简单而精确地测量其变化模式或单个分子，从而获得可靠的子宫内膜容受性标记物。此外，影响子宫内膜不同组织层如管腔上皮、腺上皮、间质和血管的修饰物也被深入研究。

管腔上皮经历了一系列的改变，包括细胞极性的逐渐丧失，顶端表面变平，微绒毛的出现，也被称为子宫内膜胞饮突。自 20 世纪 50 年代以来，这些细胞结构一直被认为是子宫内膜容受性的最好标志之一。此外，对子宫内膜腔表面的研究发现了在月经周期不同阶段显示调节作用的分子。因此，在分泌阶段变化的那些标记物（如黏蛋白、整合素、细胞因子、趋化因子和生长因子），已经被特别强调，为子宫内膜容受性的生物标记提供了可能的候选标记。

此外，腺上皮分泌腺的构象改变有助于子宫内膜分泌物的扩散。这些子宫内膜分泌物，连同血清渗出液、子宫细胞凋亡的残余产物，以及在有效受精的情况下，由胚胎释放的物质组成一种分泌到子宫内膜腔的黏性液体[6]，称为子宫内膜液（endometrial fluid，EF）。EF 具有多种功能，如免疫防御、囊胚微环境准备、黏附和早期着床、胎盘形成等。因此，它被认为是假定的感受性生物标记物的来源。

蜕膜化发生在子宫内膜间质，在孕酮依赖和复杂的相互作用过程中，子宫内膜间质细胞（endometrial stromal cell，ESC）在形态和功能上显著分化为蜕膜细胞[7]。随后蜕膜化的胚胎干细胞触发产生催乳素（prolactin，PRL），PRL 被认为是蜕膜化的一个生物标记物。此外，糖原和脂类在这些细胞内积累，这些细胞此时演变成更大更圆的形状。最终，植入区域周围血管化增加。

1950 年，Noyes 等描述了一种客观评价子宫内膜的方法[8]。该方法首次增加了子宫内膜因素的重要性，这是妇科诊断和解剖医学的一个里程碑。然而，经过 60 多年的实践后，子宫内膜组织学时间线作为一种预测容受性的方法在目前的临床实践中并没有发挥相应作用。新的分子和组学技术是更精确和可复制的替代技术，它们已经取代了在许多回顾性研究[9, 10]、前瞻性研究[11, 12]和随机研究[13, 14]中受到了质疑的传统技术。

这些新技术已经从患者的生物样本中发现了可以作为生物标记物的特定遗传、转录组学和蛋白质组学特征。总的来说，由于先进的科学知识和基于下一代测序（NGS）的新技术的出现，子宫内膜状态的评估已经成为现实。此外，从表征和生物流体（如 EF）中寻找分子标记物的新趋势成了传统的有创采样方法的替代方法。此外，在进行胚胎移植的同一周期中，通过抽吸可以无痛获取 EF 和外周血，而不会影响植入率[15]。

二、子宫内膜容受性生物标记物

几十年来，由 Noyes 及其合作者开发的第一套子宫内膜测定系统被认为是评估在正常和病理状态下人类子宫内膜的金标准[8]。该方法最初基于对月经周期内膜成分的组织学分析，这些成分在整个周期中变化迅速但始终如一。子宫内膜活检的 8 个形态学因素（腺体有丝分裂、核的假分层、基底空泡、腺体分泌、基质水肿、假性蜕膜反应、基质有丝分裂和白细胞浸润的近似变化）被用于确定月经周期的日期。

然而，作者警告了这种方法的局限性：这八个因素的变化无法确定增殖期的确切日期，最多只能区分早期、中期和晚期。尽管如此，对于分泌期的测定是准确的，主要基于第 1 周内腺体细胞的变化（有丝分裂、假层理、基底空泡形成和腺体分泌），并在分泌期的第 2 周以基质的变化为指导（间质水肿、蜕膜前反应、有丝分裂和白细胞浸润）。这项研究还表明，鉴于月经周期长度的自然变化，时间轴可以显示以组织学表现为特征的连续阶段的进展，而不是月经周期的实际天数。后来的许多研究也证明了 Noyes 标准的局限性。

2004 年的一项研究表明，可生育女性的子宫内膜活检存在较高的时间滞后，与基于排卵日的时间表相比，可以观察多达 3～4 天的差异。此外，组织学分析无法独立于用于定义活检时滞的标准来区分不育和有生育力的对照女性。这项研究甚至显示出与不育女性相比，可育阶段期长度变化更高趋势。黄体中期（WOI 所在）和黄体后期活检均证实了该结果[14]。

基于组织学标准的子宫内膜日判断系统的可重复性也因原始方法中的一系列缺陷而受到批评。首先，也是最重要的，不孕女性的活检用于建立正常的子宫内膜组织学模型。其次，假设正常分泌期为 14 天，组织标本中与组织学相关的月经周期是通过从下一次月经开始倒数来确定的。最后，这项研究没有考虑观察者内部和观察者之间解释组织学的偏倚[13]。考虑到这些缺陷，对 Noyes 标准的准确性和临床实用性的重新评估，通过健康、有规律月经周期的生育女性分泌期子宫内膜日测定结果表明，Noyes 标准八个因素的变化远比最初描述的要小得多，从而防止了区分特定黄体日。此外，观察者之间解释的变异性在 1 天左右波动，患者之间的内膜组织学时滞在分泌期末期增加，并且女性内膜组织学成熟度的变异性非常普遍[13]。

这些局限性突显了越来越需要新的子宫内膜容受性标记物来改善整倍体胚胎移植后的植入率，以努力避免多胚胎移植和多胎妊娠的相关风险及衍生的产科问题[16]。此外，重要的是要考虑到在 WOI 期间进行子宫内膜活检会损害子宫内膜功能层，在移植周期进行时会阻碍妊娠进展，从而将移植推迟到下一个周期。一个有希望替代活检的方法是分析 EF 中的标记物，其提取不会干扰移植周期中胚胎的植入[15]。延迟移植周期的需要增强了对自然周期患者的周期间 WOI 变化的担忧。这种情况可以通过激素替代疗法（hormonal replacement therapy，HRT）或控制性卵巢刺激（controlled ovarian stimulation，COS）来控制，这两种疗法分别允许在 P+5 和 hCG+7 天建立 WOI。

第一次尝试获得新的子宫内膜容受性标记物是基于免疫组化技术，以确定围绕 WOI 期具有特定表达模式的子宫内膜蛋白。根据这一原理，HSP24kDa（hsp27）在管腔上皮细胞中表达较多，在第 21 天达到峰值，因此与 WOI 一致。在腺上皮中，HSP24kDa 表达在月经周期的中期达到高峰[17]。降钙素也被认为是一种 WOI 标记物，因为它在人类子宫内膜中的 mRNA 表达在月经周期的第 19～21 天达到最大值，而这种激素在排卵之前或在分泌后期没有明显的表达[18]。

钙黏蛋白 6 和钙黏蛋白 11 的 mRNA 和蛋白质的联合表达谱也被认为是可能的 WOI 标记物。在间质中，钙黏蛋白 6 在卵泡期高表达，然后随着细胞进入蜕膜期，其表达显著降低。在子宫内膜准备着床时，同一细胞中钙黏蛋白 6 表达减少与钙黏蛋白 11 表达增加相一致。因此，间质细胞中钙黏蛋白 6 和钙黏蛋白 11 的反向表达模式可以作为子宫内膜成熟的标志[19]（图 2-1）。

同年，人们正在研究抗黏附分子，特别是黏蛋白 1（MUC-1）。相关细胞的表面是一种高度糖基化的高分子量蛋白糖萼，覆盖管腔上皮细胞，形成凝胶状分泌物。因此，黏蛋白间接地保护细胞免受病原体的感染，避免细胞表面与病原体的接触和随后的假定黏附。MUC-1 在黄体生成素（luteinizing hormone，LH）峰值后 36h 过度表达[20]，其沉积避免了细胞区域被子宫内膜胞饮突覆盖，有利于胚泡着床。

与黏蛋白家族相反，整合素是一类已知的黏附分子，在细胞 - 细胞相互作用、细胞 - 细胞外基质（extracellular matrix，ECM）交流及从 ECM 到细胞的信号转导中起着至关重要的作用。一些整合素是跨膜异二聚体，在黄体中期其表达增加和调节，辅助着床（子宫内膜上皮 - 胚泡相互作用）和随后植入整个子宫内膜。

在月经周期中，整合素的存在、其在质膜的分布和调节是可变的，因此 $\alpha_1\beta_1$、$\alpha_4\beta_1$ 和 $\alpha\nu\beta_3$ 整合素分子被认为是预测子宫内膜状态的分子。β_1 和 β_3 整合素家族的表达水平受到血液雌激素（estrogen，E_2）和孕酮（progesterone，P_4）水平的调节，在上皮细胞中表现出不同的模式。β_1 家族在月经

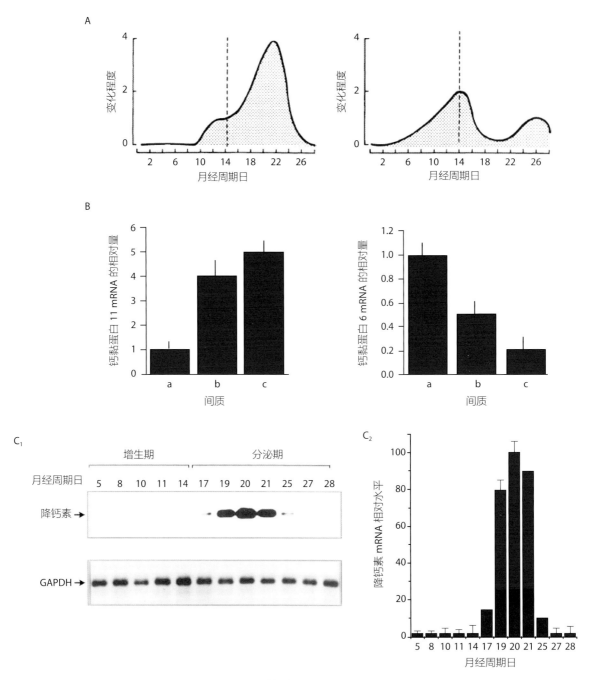

▲ 图 2-1　Noyes 首次提出子宫内膜周期的分子标记

A. 24kDa 热休克蛋白（HSP-27）在整个月经周期的管腔上皮和腺上皮中的表达。变化程度用任意 4 点标度测量。B. 钙黏蛋白 11 和钙黏蛋白 6 的 Northern 印迹密度定量，标准化为 18SrRNA 的吸光度值。在月经周期的卵泡晚期（a）、黄体中期（b）和黄体晚期（c）阶段，从人类子宫内膜间质中取样。结果相对于钙黏蛋白 mRNA 水平是标准化的，并在条形图中用（均值 ± 标准差；n=3）表示（*P < 0.05）。C. 在月经周期不同时期人子宫内膜活检组织中降钙素 mRNA 的表达水平。C₁. 降钙素和 GAPDH mRNA 的 RT-PCR 扩增和 Southern 印迹。C₂. 对先前获得的降钙素 mRNA 信号进行密度定量，与 GAPDH 内参（C₁）标准化。结果表示为相对于 GAPDH，并绘制为至少三个独立实验的均值 ± 标准差

周期中固有性表达，而 β₃ 表现出更大的变异性，在许多病理条件下，其表达减少与子宫内膜容受性降低有关。然而，E₂ 和 P₄ 被证实对不同整合素家族的表达有不同的影响，因此建议结合血液 E₂ 和 P₄ 及整合素表达水平来预测子宫内膜容受性 [21]。几个团队已经研究了整合素家族的作用，以发

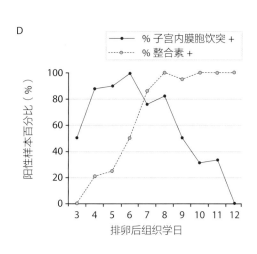

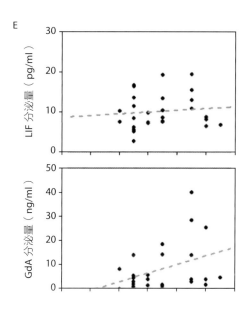

子宫内膜容受性标记物

▲ 图 2-1（续）　Noyes 首次提出子宫内膜周期的分子标记

D. 排卵后不同天数子宫内膜上皮细胞胞饮突和 $\alpha\nu\beta_3$ 整合素的百分比。E. 子宫内膜组织日（排卵后天数）与子宫内膜分泌物中 LIF（$r=0.105$，$P=0.594$）或 GdA（$r=0.376$，$P=0.048$）的相关性 [图 A 改编自 Ciocca D et al. *J Clin Endocrinol Metab.* 1983;57(3):496–9；图 B 改编自 Getsios S et al. *Dev Dyn.* 1998;211(3):238–47；图 C 改编自 Kumar S et al. *J Clin Endocrinol Metab.*1998;83(12):4443–50；图 D 改编自 Creus M et al. *Hum Reprod.* 2002;17(9):2279–86；图 E 改编自 Van der Gaast M et al. *BJOG.* 2008;116(2):304–12.]

现基因表达或蛋白质调节与子宫内膜时间和（或）状态之间的相关性。Peyghambari 等证明间质中 β_1 或 $\alpha_4\beta_1$ 降低与植入失败（implantation failure，IF）有关 [22]。

骨桥蛋白（osteopontin，OPN）是 β_3 亚基的经典配体，也因其在 WOI 中的高表达而在众多文献中被广泛报道。因此，在管腔上皮细胞表面的包膜中产生的 OPN–$\alpha\nu\beta_3$ 配体整合素复合物被认为是子宫内膜容受性的标记物 [23]。

目前，有商业测试来衡量这些可能的生物标记物的水平。E-Tegrity 通过免疫组化技术分析 β_3 亚单位的存在，以评估子宫内膜的状态。另一个例子是 ReceptivaDx（BCL6 试验），它需要在 LH+7～10 天活检子宫内膜，以福尔马林固定，来进行免疫染色。除了评估 β_3 外，它还通过评估 BCL6 水平来检测子宫内膜的炎症状况并预测子宫内膜异位症 [24]。

然而，与 Noyes 的组织学标准一致 [8]，子宫内膜上皮中 $\alpha\nu\beta_3$ 整合素的表达和子宫内膜胞饮突的形成都依赖于性类固醇激素和通过内膜活检分析，构成最常被引用的两个 WOI 标记。$\alpha\nu\beta_3$ 整合素的表达与人子宫内膜的组织学成熟密切相关。一项初步研究显示，在 WOI 期间，不孕症患者几乎一半的子宫内膜样本中这些整合素在腺上皮细胞中的表达已消失，并且在对应于该周期黄体中期的所有 WOI 期以外的活检中也没有这些整合素的表达 [25]。此外，整合素在月经周期的第 20 天突然出现，正好与 WOI 的开始相吻合。

子宫内膜胞饮突是从腔子宫内膜上皮顶端表面发育而来的细胞质突起，其在 EF 吸收和提升上皮表面的作用被认为有助于子宫内膜和胚胎的相互作用 [26]。子宫内膜胞饮突在腔上皮细胞开始去极化以促进着床的过程时出现[27]，提示它们的出现与 WOI 之间存在相关性。

Creus 等的研究分析了 $\alpha\nu\beta_3$ 整合素表达与子宫内膜胞饮突形成的关系[11]，但没有发现直接的时间相关性。$\alpha\nu\beta_3$ 整合素的表达可在 LH+7～8 天观察到，并在排卵后逐渐增加，而子宫内膜胞饮突的形成似乎发生在 LH+4～8 天，随后在月经周期结束时减少（图 2-1）。同样，研究发现 $\alpha\nu\beta_3$ 整合素的表达与孕酮 / 雌激素受体或血清激素水平之间没有相关性。事实上，同一组先前的研究发现 $\alpha\nu\beta_3$ 整合素的表达与生育能力没有相关性[25]。在随后分析不孕患者连续周期中两种标记物表达的研究中，证实了上述标记物表达的时间和空间可变性[12]。

另一类引起广泛关注的分子是细胞因子和趋化因子。细胞因子是控制自分泌、旁分泌和内分泌信号传导的小分子可溶性蛋白质，对免疫调节有重要影响。它们通过连接一个特定的受体来触发多种生理过程的调节，如细胞增殖、分化和成熟。

研究最多的细胞因子家族是白细胞介素 6（IL-6），它与胚泡着床有关。其主要目的是在活化的 B 细胞内产生免疫球蛋白。IL-6mRNA 在分泌中期增加，随后在分泌晚期减少，因此被认为是 WOI 期间子宫内膜容受性的一个生物标记物[28]。IL-6 主要存在于管腔和腺上皮层[28]，在蜕膜化过程中，IL-11 和 IL-15 在基质层中的比例较高[29]，这与 IL-6 相互补。因此，这些白细胞介素也许是另一种可能的生物标记物。

报道的主要趋化因子在着床阶段由巨噬细胞分泌，包括单核细胞趋化蛋白 1（MCP-1）、IL-8 和 T 细胞激活性低分泌因子，其在基质层中分别具有受体 CXCR1、CCR5 和 CCR2B[30]。

同时，对不同生长因子的研究也强调了肝素结合表皮生长因子（epidermal growth factor，EGF）样生长因子（HB-EGF）。HB-EGF 是一种由巨噬细胞和单核细胞分泌的 EGF 家族糖蛋白，在表皮损伤愈合、上皮化、细胞增殖调节和蜕膜化过程中起着重要作用。HB-EGF 出现在管腔上皮层，其表达在月经周期中受到调节，从增殖期的基础表达到分泌中期的最高表达[31]。考虑到 HB-EGF 的易测定性及其在周期中的调节及与黏附和着床有关的可能功能，HB-EGF 被认为是一种子宫内膜生物标记物候选物。

不同的研究组已经描述了子宫内膜中周期蛋白 E 的表达与子宫内膜增生和癌症的关系[32,33]。然而，从生殖的角度来看，该分子可能是子宫内膜容受性的一个有效的生物标记物。周期蛋白 E 在增殖期至月经周期第 18 天的腺体上皮细胞胞质中表达，此时周期蛋白 E 定位于细胞核。

因此，Kliman 小组创建了子宫内膜功能测试（endometrial function test，EFT），可以通过免疫组化方法确定子宫内膜活检中是否存在周期蛋白 E 和 p27[34]。有文献表明，生育期女性在大约月经第 19 天之前只表达细胞周期蛋白 E，与不育患者在此之后仅显示细胞周期蛋白 E 的情况相反，EFT 谱异常的患者可能存在基质和腺体交流缺陷。因此，正常的表达谱不能保证胚泡成功植入，而异常的 EFT 结果似乎仅与妊娠失败有关[35]。

最近，glycodelin A（GdA）和白血病抑制因子（leukemia inhibitory factor，LIF）被认为是子宫内膜容受性的指标，可以在子宫内膜分泌物中鉴别出来。研究人员试图通过不同的活检标准（如 Noyes 标准和孕酮受体 /Ki-67 免疫组化标记）来确定它们的表达与子宫内膜成熟度之间的相关性。他们发现，一种来源于 IL-6 家族的炎症细胞因子 LIF，着床前后在人类子宫内膜中过度表达，但是没有发现 LIF 水平与子宫内膜成熟程度之间的相关性。相反，GdA 的表达在 WOI 期间显著增加，并且与子宫内膜组织成熟度增加相关。此外，与不孕患者相比，有生育能力的患者子宫内膜分泌物中 GdA 水平更高 [36]（图 2-1）。

三、子宫内膜容受性生物标记物：转录型生物标记物

为了全面研究子宫内膜的不同阶段及其容受状态，需要新的组学技术。人们试图找到一个调节整个过程复杂性的单一机制或分子变成一种简单的观点。与之相反的是，转录组学提供了一种可以直接和间接地测定、测量和评估所有 mRNA 和后续蛋白质的大规模方法。这有助于全面了解子宫内膜在周期各个阶段的环境，包括分泌中期和 WOI。

2003—2006 年，先锋小组 [37-39] 的合作使研究工作取得进展，证明在月经周期的不同阶段，对子宫内膜转录图谱的分析和随后的评估不仅可以作为子宫内膜容受性的生物标记物，还可以作为子宫内膜日确定的程序。这些研究揭示了新颖而有价值的信息，突出了该方法复杂但极高的潜力 [40]。

2003 年，Simon 的研究小组使用微阵列比较有生育能力的体外受精患者在同一自然周期内 LH+2 天和 LH+7 天的转录谱，获得 211 个显著调控的基因（＞ 3 倍的变化）[37]。2004 年，Rogers 和他的合作者发表了一份月经周期子宫内膜转录组的资料。这项对自然周期样本进行的微阵列研究报道了使用子宫内膜活检获得的接受前阶段和接受之间的差异 [38]。

此外，这项工作假设了研究不同子宫内膜层基因表达的可能性。1 年后，第一批转录工作之一就这样出现了，它使用微阵列来评估上皮细胞和基质细胞之间的差异表达。此外，这个小组假设腔上皮层中的 WFDC2 和 MMP7 及基质腔中的核心蛋白聚糖和 TIMP1 可以作为自然周期（LH+7）的标记物 [41]。这项工作开启了一场寻找转录型生物标记物的竞赛。

同年，Mirkin 比较了月经周期的两种状态（LH+2 与 LH+8）的转录调控，并报道了 ANXA4、FOXO1A 和 SPP1 的差异表达 [42]。2006 年，Giudice 小组和 Lessey 小组一起使用微阵列技术通过全基因组表型分析了 28 个样本 [39]。其作者确定了四种子宫内膜表型：增殖型、早期分泌型、中期分泌型和晚期分泌型，突出了这种方法的潜力。

2008 年，Franchi 等比较细胞周期第 16、21、24 天间质和上皮细胞的差异，确定一些差异表达的 mRNA，包括 IL-15、IL-15Ra、OPN、DAF 和 $\alpha\nu\beta_3$ 整合素 [43]。1 年后，Gaide 等已添加至腺上皮中的 IL-8 和肾上腺髓质素以及基质腔中的 MMP1、MMP3、MMP9、MMP12、TIMP1、TIMP3、PLAU 和 PLAT [44]。

四、子宫内膜容受性分析革命

2009 年，子宫内膜容受性分析（endometrial receptivity analysis，ERA）试验开发并获得专利，随后于 2011 年推出，充分利用了过去 10 年对子宫内膜生物标记物、转录物和月经周期涉及的相关基因的研究所积累的所有科学证据 [45]。这种新的先进诊断方法是基于微阵列的，并与室内机器学习预测算法结合使用，以评估和诊断女性子宫内膜的接受状态，将不同周期阶段之间的每个子宫内膜转录组主要分为非接受组和接受组。

ERA 分子方法与经典 Noyes 组织学方法对子宫内膜定日的比较研究已证明，该方法特异性（0.88）和敏感性（0.99）高，不仅有效，而且一致性高。此外，一致性分析表明，在同一月经周期日但在 2~3 年的不同周期中从同一位女性身上采集的不同样本显示出高度相似的特征和一致的子宫内膜形态[46, 47]。

如前所述，精挑细选的胚胎和可容性子宫内膜之间缺乏同步性是导致反复着床失败的最相关原因之一。因此，要确定胚胎移植的最佳时机，必须有一种精确的分子诊断技术。ERA 测试比较了每个患者的转录组，包括 236 个选择基因的差异表达，与所有先前分类的样本进行比较。该方法要求子宫内膜活检，应在 P+5 天、HRT 周期内外源性黄体酮给药 120h 后或 LH+7 天（自然周期中 LH 峰值后 7 天）进行子宫内膜活检（图 2-2）。

ERA 检测目前使用 NGS 技术，该技术在速度、多路复用、安全性、可追溯性和成本效率方面

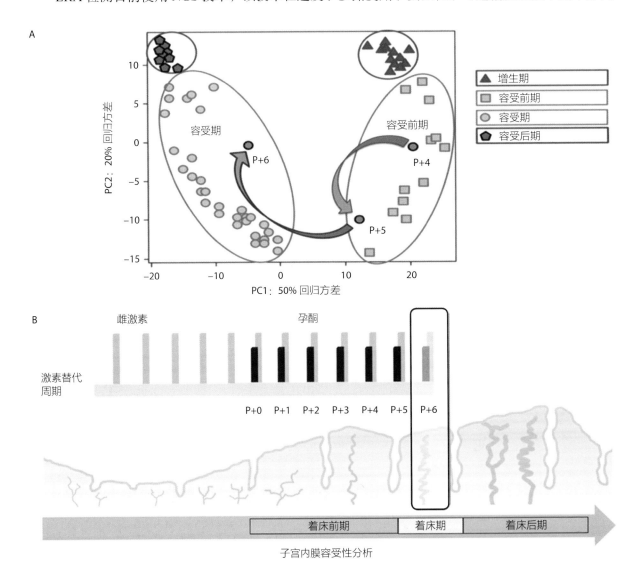

▲ 图 2-2 子宫内膜容受性分析预测因子主成分分析（PCA）和激素替代疗法（HRT）周期内子宫内膜发育
A. 从同一患者不同 HRT 周期采集的三个子宫内膜标本中获得 PCA 图。第一个结果和第二个结果分别在给予外源性黄体酮第 4 天和第 5 天后，P+4 和 P+5 分别显示出容受前状态。第三个标本，取自 P+6 处，显示可容受的子宫内膜谱。B. HRT 周期中子宫内膜的演变。P+4 和 P+5 活检是在容受前，而 P+6 活检以容受阶段为中心，与进行胚胎移植（pET）的个性化时间相吻合一致

均迈出了一大步——不仅使经历反复植入失败的患者受益，而且也使在 IVF 治疗期间进行胚胎移植之前希望了解其子宫内膜状况的患者受益。改进的算法能够将子宫内膜状态分为七个不同的阶段：增生期、容受前 2 天、容受前 1 天、容受早期、容受期、容受晚期和容受后期。这精确地限定了 WOI，接着允许个体化胚胎移植（personalized embryo transfer，PET），从而增加了妊娠的机会。

如今，经过 10 年的临床经验和超过 6 万名患者的测试表明，ERA 是唯一一种被广泛证实的具有可重复性和临床适用性的分子诊断试验。此外，ERA 检测实验室及其人员已获得临床实验室改进修正案（clinical laboratory improvement amendment，CLIA）的完全许可。

五、细胞外囊泡：未来子宫内膜容受性标记物

细胞外囊泡（extracellular vesicle，EV）一词是用来概括描述细胞在不同条件下释放的不同膜封闭结构的术语。虽然已经描述了许多专业的 EV 组，但根据它们的生物遗传来源，通常被分为三类：凋亡小体、微泡和胞外体。在正常生理和病理条件下，细胞可在不同刺激下释放 EV。不同的刺激会进一步触发 EV 承载量和运输速度的变化，最终可以反映出生产细胞 / 器官的状况[54]。

EV 分泌是细胞间交流的重要机制。研究者在不同的体液，如在不同物种的整个月经 / 动情周期中的 EF 里发现了 EV[48-53]，其中 EV 可能介导胚胎和母体间的对话。在这方面，来自子宫内膜和胚胎起源 / 靶点 EV 已被认为在促进胚胎发育和植入、增强滋养细胞迁移能力、调节子宫内膜血管生成到参与妊娠并发症（如早期妊娠丢失、妊娠糖尿病和先兆子痫）的病理生理学过程中发挥了作用[54]。

解决这一问题的首次报道于 2013 年发表，当时作者观察到，原代培养的子宫内膜上皮细胞的 EV 含有一种不同于其母细胞的特定 miRNA 谱，其中一些靶基因参与胚胎着床。该作者还证实了子宫液中存在 EV[53]。随后，在绵羊子宫腔液中发现了类似的 EV 群体。这些 EV 富含来自子宫内膜上皮和妊娠滋养外胚层的蛋白质，是区分妊娠和非妊娠的特异性物质的标志。值得注意的是，EV 是小 RNA 分子的传输器，包括内源性绵羊肺腺瘤病毒（endogenous Jaagsiekte sheep retrovirus，enJSRV）的 gag 和 env RNA，它们可传播至周围细胞。因此，EV 被认为是 env 基因从子宫内膜向胎儿转运的机制，这些基因在胚胎滋养外胚层发育中起着重要作用[50]。

后来，在同一个模型中展示了通过 EV 的胚胎和母体双向交互作用。体内观察显示，子宫液中由上皮层产生的 EV 被胚胎和上皮细胞吸收，而胚胎来源的 EV 被子宫内膜上皮吸收。女性生殖道中其他组织均未显示出这些 EV 的摄取。此外，研究还发现了胚胎源性 EV 的蛋白质和 RNA[51]。

同时，另一个研究小组发现，子宫液中的外泌体含有白介素、干扰素调节因子和 enJSRV-env 基因的 mRNA，从妊娠第 10～12 天（着床前）到第 16 天（附着时刻），enJSRV-env 基因的 mRNA 水平逐渐下降。enJSRV-env 基因促进滋养外胚层细胞增殖，同时可能通过 TLR 信号传导以外源性剂量依赖性方式分泌干扰素（interferon tau，IFNT）。这些发现的重要性在于 IFNT 可以作为妊娠识别信号，它在妊娠的第 10～12 天宣布胚胎在子宫内的存在，并在第 16 天附着在子宫上[52]。

最后，最近在同一模型中的一项研究再次证实了子宫腔和腺上皮是 EV 的主要分泌场所，并证明了子宫腔 EV 水平的周期性变化。更重要的是，这项研究建立了 EV 分泌的激素调节机制，其中

孕酮被证明可以调节 EV 的产生和在 miRNA 的特定亚群中的富集[55]。

人类中，母亲和植入期胚胎之间通过 EV 进行交流也得到了证实。一项初步研究显示，含有 hsa-miR-30d 的外显体从子宫内膜上皮细胞转移到小鼠胚胎滋养层，miRNA 在此被内化。值得注意的是 miR-30d 的作用改变了胚胎表达模式，增加了编码胚胎黏附分子的基因表达[48]。后来，第二组研究证实了在体外由人子宫内膜上皮细胞产生的 EV 的蛋白质组受类固醇激素的调节，因此随着月经周期的进展而变化。重要的是，容受期激素条件下的外泌体蛋白组在胚胎着床中具有潜在的意义。事实上，这些外泌体被人类滋养层细胞内化，增强了它们的黏附能力[56]。

EV 也可由胚胎产生，同时参与同子宫内膜的交互作用[51]和自身旁分泌调节[57]。在最后一个例子中，显示来自内细胞团的小鼠胚胎干细胞产生了微囊泡，该微囊泡与滋养层接触，无论是分离细胞还是整个胚胎中都增强了滋养细胞在培养过程中的迁移能力。此外，将这些微囊泡注入 E3.5 胚泡的囊胚腔可提高其植入效率[57]。另一个研究小组利用猪模型观察到，来自滋养外胚层细胞系的 EV 能够在体外刺激内皮细胞的增殖，从而成为母体子宫内膜血管生成的潜在调节因子。实际上，作者演示了 EV 的双向通信功能。这些囊泡含有 miRNA 和货物蛋白，包括血管生成中具有注释功能的物种。尽管如此，应注意这些结果，因为它们是从体外细胞培养中获得的，而且猪是一个具有上皮绒毛膜胎盘的物种，因此，在人类生理学上可能存在重要差异[58]。

与这些结果一致，先前的一项研究表明绒毛外滋养层细胞（HTR-8/SVneo 和 Jeg3）衍生的外泌体促进血管平滑肌细胞的迁移，这一过程涉及成功妊娠时人类子宫螺旋动脉的重塑[59]。然而，不同的滋养层细胞系产生不同的迁移结果，这就增加了外泌体的细胞来源、含量和生物活性可能对其促迁移活性产生重要影响的可能性。因此，这些结果不能在体内直接推断。

这一信息（表 2-1）假设 EV 仍然是促进胚胎着床的未充分开发的介质，不仅调节母体子宫内

表 2-1　细胞外囊泡在胚胎中的主要功能：母体对促进胚胎着床的交互作用（按来源和靶点分类）

EV 主要特点	起源	靶点	功能	参考文献
• 来源广泛 – 血清渗出液 – 子宫细胞凋亡残留物 – 子宫内膜上皮细胞 – 孕体 • 整个月经周期的变化	子宫内膜	子宫内膜	促进胚胎着床（特定 miRNA 货物）	Ng 等[53]
		胚胎	胚胎发育（enJSRV *env* gene RNA）和随后子宫内膜启动以容纳胚胎	Burns 等[50, 51] Ruiz-González 等[52]
		胚胎	促进胚胎着床（miR-30d，特定货物蛋白，受子宫相关激素影响——滋养外胚层细胞功能）	Vilella 等[48] Greening 等[56]
		胚胎	孕酮对子宫内膜上皮细胞 EV 水平和载货循环调节	Burns 等[55]
	胚胎	子宫内膜	子宫内膜血管生成（特异性 miRNA 和货物蛋白）和子宫螺旋动脉重构的调节	Bidarimath 等[58] Salomon 等[59]
		胚胎	增强滋养层细胞的迁徙能力和植入效率（层粘连蛋白、纤连蛋白）	Desrochers 等[57]

改编自 Simon C et al. *Endocr Rev*. 2018;39(3):292–332

膜以容纳胚胎并增强胚胎的侵袭性，而且同时胚胎也会向母体宣告它的存在，并为其到来调整子宫内膜表面。这些事实，连同 EV 分泌中期子宫内膜功能和周期性调节的内容，都提高了人们对 EF 中的 EV 作为子宫内膜容受性潜在标记物的兴趣 [54, 60, 61]。

六、未来方向

诊断方法的发展、生物信息学的进步、社会模式的发展，以及新的市场定位继续推动着子宫内膜容受性生物标记物的研究。然而，目前已经提出了一些新的条件来开发这种生物标记物测试，包括无创技术、无痛采样方法，或者那些可以在同一周期（主动受孕周期）中使用的方法，对许多患者来说而无须承担额外费用并避免延迟过程带来的尴尬。

积极的方法是从液体组织或液体中获取样本，如外周血、尿液或 EF。除了使人们对 EF EV 产生兴趣外，这种子宫分泌物也提供了其他的观点。例如, Chan 等在月经周期的 LH+2 天和 LH+7 天，以微创方式获取子宫抽吸物分离细胞间差异表达基因的表达谱 [62]。此外，对 WOI 期间感兴趣的分子进行的一项研究表明，存在两种新的可能的生物标记物，即 PGE_2 和 $PGF_{2\alpha}$。前列腺素可以预测前 24h 的最佳着床时刻，因此可能构成子宫内膜容受性非侵入性生物标记物 [63]。虽然这些标记物尚未获得临床应用，但它们构成了未来研究的基础。

此外，微生物群对子宫内膜因子的贡献也不容忽视。尽管它还没有被认为是一个合适的内膜容受性生物标记物，但微生物学上有利的子宫微环境的主导可能是植入预后良好的一个因素，从而降低了在阴性条件下的效率 [64, 65]。因此，微生物群可能是方程中具有较高附加值的额外组成部分。

总的来说，在过去的几十年里，不孕夫妇的数量激增。因此，开发一种无创、简单、经济、无痛的方法准确测定子宫内膜容受性的测试，仍然是社会的首要任务。

参 考 文 献

[1] Zinaman M, Clegg E, Brown C, O'Connor J, Selevan S. Estimates of human fertility and pregnancy loss. *Fertil Steril.* 1996;65(3):503–9.

[2] Wang H, Dey S. Roadmap to embryo implantation: Clues from mouse models. *Nat Rev Genet.* 2006;7(3):185–99.

[3] Hertig A, Rock J, Adams E. A description of 34 human ova within the first 17 days of development. *Am J Anat.* 1956;98(3):435–93.

[4] Wilcox A, Baird D, Weinberg C. Time of implantation of the conceptus and loss of pregnancy. *N Engl J Med.* 1999;340(23):1796–9.

[5] Aplin J. The cell biological basis of human implantation. *Baillieres Best Pract Res Clin Obstet Gynaecol.* 2000;14(5): 757–64.

[6] Beier H. Oviductal and uterine fluids. *Reproduction.* 1974; 37(1):221–37.

[7] Garrido-Gomez T, Dominguez F, Lopez J et al. Modeling human endometrial decidualization from the interaction between proteome and secretome. *J Clin Endocrinol Metab.* 2011;96(3):706–16.

[8] Noyes R, Hertig A, Rock J. Dating the endometrial biopsy. *Fertil Steril.* 1950;1(1):3–25.

[9] Shoupe D, Mishell D, Lacarra M et al. Correlation of endometrial maturation with four methods of estimating day of ovulation. *Obstet Gynecol* 1989;73(1):88–92.

[10] Balasch J, Fábregues F, Creus M, Vanrell J. The usefulness of endometrial biopsy for luteal phase evaluation in infertility. *Hum Reprod.* 1992;7(7):973–7.

[11] Creus M, Ordi J, Fábregues F et al. αvβ₃ integrin expression and pinopod formation in normal and out-of-phase endometria of fertile and infertile women. *Hum Reprod.* 2002;17(9):2279–86.

[12] Ordi J, Creus M, Quintó L, Casamitjana R, Cardesa A, Balasch J. Within-subject between-cycle variability of histological dating, αvβ₃ integrin expression, and pinopod formation in the human endometrium. *J Clin Endocrinol Metabol.* 2003;88(5):2119–25.

[13] Murray M, Meyer W, Zaino R et al. A critical analysis of the accuracy, reproducibility, and clinical utility of histologic endometrial dating in fertile women. *Fertil Steril.*

2004;81(5):1333–43.

[14] Coutifaris C, Myers E, Guzick D et al. Histological dating of timed endometrial biopsy tissue is not related to fertility status. *Fertil Steril*. 2004;82(5):1264–72.

[15] van der Gaast M, Beier–Hellwig K, Fauser B, Beier H, Macklon N. Endometrial secretion aspiration prior to embryo transfer does not reduce implantation rates. *Reprod Biomed Online*. 2003;7(1):105–9.

[16] Thurin A, Hausken J, HillensjöT et al. Elective single–embryo transfer versus double–embryo transfer in in vitro fertilization. *N Engl J Med*. 2004;351(23):2392–402.

[17] Ciocca D, Asch R, Adams D, Mcguire W. Evidence for modulation of a 24 K protein in human endometrium during the menstrual cycle. *J Clin Endocrinol Metab*. 1983;57(3):496–9.

[18] Kumar S, Zhu LJ, Polihronis M et al. Progesterone induces calcitonin gene expression in human endometrium within the putative window of implantation. *J Clin Endocrinol Metab*. 1998;83(12):4443–50.

[19] Getsios S, Chen G, Stephenson M, Leclerc P, Blaschuk O, MacCalman C. Regulated expression of cadherin–6 and cadherin–11 in the glandular epithelial and stromal cells of the human endometrium. *Dev Dyn*. 1998;211(3):238–47.

[20] Meseguer M. MUC1 and endometrial receptivity. *Mol Hum Reprod*. 1998;4(12):1089–98.

[21] Chen G, Xin A, Liu Y et al. Integrins β_1 and β_3 are biomarkers of uterine condition for embryo transfer. *J Transl Med*. 2016;14(1):303.

[22] Peyghambari F, Fayazi M, Amanpour S et al. Assessment of α_4, αv β_1 and β_3 integrins expression throughout the implantation window phase in endometrium of a mouse model of polycystic ovarian syndromes. *Iran J Reprod Med*. 2014;12(10):687–94.

[23] Casals G, Ordi J, Creus M et al. Osteopontin and $\alpha v\beta_3$ integrin as markers of endometrial receptivity: The effect of different hormone therapies. *Reprod Biomed Online*. 2010;21(3):349–59.

[24] Almquist L, Likes C, Stone B et al. Endometrial BCL6 testing for the prediction of *in vitro* fertilization outcomes: A cohort study. *Fertil Steril*. 2017;108(6):1063–9.

[25] Creus M, Balasch J, Ordi J et al. Integrin expression in normal and out–of–phase endometria. *Hum Reprod*. 1998;13(12):3460–8.

[26] Bentin–Ley U, Sjogren A, Nilsson L, Hamberger L, Larsen J, Horn T. Presence of uterine pinopodes at the embryo endometrial interface during human implantation *in vitro*. *Hum Reprod*. 1999; 14(2):515–20.

[27] Thie M, Fuchs P, Denker HW. Epithelial cell polarity and embryo implantation in mammals. *Int J Dev Biol*. 1996;40(1):389–93.

[28] Achache H, Revel A. Endometrial receptivity markers, the journey to successful embryo implantation. *Hum Reprod Update*. 2006;12(6):731–46.

[29] Godbole G, Modi D. Regulation of decidualization, interleukin–11 and interleukin–15 by homeobox A 10 in endometrial stromal cells. *J Reprod Immunol*. 2010;85(2):130–9.

[30] Dominguez F, Galan A, Martin JJL, Remohi J, Pellicer A, Simón C. Hormonal and embryonic regulation of chemokine receptors CXCR1, CXCR4, CCR5 and CCR2B in the human endometrium and the human blastocyst. *Mol Hum Reprod*. 2003;9(4):189–98.

[31] Dorostghoal M, Ghaffari H, Shahbazian N, Mirani M. Endometrial expression of $\beta3$ integrin, calcitonin and plexin–B1 in the window of implantation in women with unexplained infertility. *Int J Reprod Biomed*. 2017;15(1):33–40.

[32] Gezginc S, Celik C, Dogan N, Toy H, Tazegul A, Colakoglu M. Expression of cyclin A, cyclin E and p27 in normal, hyperplastic and frankly malignant endometrial samples. *J Obstet Gynaecol*. 2013;33(5):508–11.

[33] Zapiecki K, Manahan KJ, Miller GA, Geisler JP. Cyclin E is overexpressed by clear cell carcinomas of the endometrium and is a prognostic indicator of survival. *Eur J Gynaecol Oncol*. 2015;36(2):114–6.

[34] Kliman H, Honig S, Walls D, Luna M, McSweet J, Copperman A. Optimization of endometrial preparation results in a normal Endometrial Function Test (EFT) and good reproductive outcome in donor ovum recipients. *J Assist Reprod Genet*. 2006;23(7–8):299–303.

[35] Dubowy R, Feinberg R, Keefe D et al. Improved endometrial assessment using cyclin E and p27. *Fertil Steril*. 2003;80(1):146–56.

[36] van der Gaast M, Macklon N, Beier–Hellwig K et al. The feasibility of a less invasive method to assess endometrial maturation–comparison of simultaneously obtained uterine secretion and tissue biopsy. *BJOG*. 2008;116(2):304–12.

[37] Riesewijk A, Martín J, van Os R et al. Gene expression profiling of human endometrial receptivity on days LH+2 versus LH+7 by microarray technology. *Mol Hum Reprod*. 2003;9(5):253–64.

[38] Ponnampalam A, Weston G, Trajstman A, Susil B, Rogers P. Molecular classification of human endometrial cycle stages by transcriptional profiling. *Mol Hum Reprod*. 2004;10(12):879–93.

[39] Talbi S, Hamilton A, Vo K et al. Molecular phenotyping of human endometrium distinguishes menstrual cycle phases and underlying biological processes in normo–ovulatory women. *Endocrinology*. 2006;147(3):1097–121.

[40] Niederberger C, Pellicer A. Introduction: IVF's 40th world birthday. *Fertil Steril*. 2018;110(1):4.

[41] Yanaihara A, Otsuka Y, Iwasaki S et al. Differences in gene expression in the proliferative human endometrium. *Fertil Steril*. 2005;83(4):1206–15.

[42] Mirkin S, Arslan M, Churikov D et al. In search of candidate genes critically expressed in the human endometrium during the window of implantation. *Hum Reprod*. 2005;20(8):2104–17.

[43] Franchi A, Zaret J, Zhang X, Bocca S, Oehninger S. Expression of immunomodulatory genes, their protein products and specific ligands/receptors during the window of implantation in the human endometrium. *Mol Hum Reprod*. 2008;14(7):413–21.

[44] Gaide Chevronnay H, Galant C, Lemoine P, Courtoy P, Marbaix E, Henriet P. Spatiotemporal coupling of focal extracellular matrix degradation and reconstruction in the menstrual human endometrium. *Endocrinology*. 2009;150(11):5094–105.

[45] Díaz–Gimeno P, Horcajadas J, Martínez–Conejero J et al. A genomic diagnostic tool for human endometrial receptivity

based on the transcriptomic signature. *Fertil Steril*. 2011;95(1):50–60.e15.

[46] Ruiz–Alonso M, Blesa D, Simón C. The genomics of the human endometrium. *Biochim Biophys Acta*. 2012;1822(12):1931–42.

[47] Ruiz–Alonso M, Blesa D, Díaz–Gimeno P et al. The endometrial receptivity array for diagnosis and personalized embryo transfer as a treatment for patients with repeated implantation failure. *Fertil Steril*. 2013;100(3):818–24.

[48] Vilella F, Moreno–Moya J, Balaguer N et al. Hsa–miR–30d, secreted by the human endometrium, is taken up by the pre-implantation embryo and might modify its transcriptome. *Development*. 2015;142(18):3210–21.

[49] Campoy I, Lanau L, Altadill T et al. Exosome–like vesicles in uterine aspirates: A comparison of ultracentrifugation–based isolation protocols. *J Transl Med*. 2016;14(1):180.

[50] Burns G, Brooks K, Wildung M, Navakanitworakul R, Christenson L, Spencer T. Extracellular vesicles in luminal fluid of the ovine uterus. *PLOS ONE*. 2014;9(3):e90913.

[51] Burns G, Brooks K, Spencer T. Extracellular vesicles originate from the conceptus and uterus during early pregnancy in sheep. *Biol Reprod*. 2016;94(3).

[52] Ruiz–González I, Xu J, Wang X, Burghardt R, Dunlap K, Bazer F. Exosomes, endogenous retroviruses and toll–like receptors: Pregnancy recognition in ewes. *Reproduction*. 2015;149(3):281–91.

[53] Ng Y, Rome S, Jalabert A et al. Endometrial exosomes/microvesicles in the uterine microenvironment: A new paradigm for embryo–endometrial cross talk at implantation. *PLOS ONE*. 2013;8(3):e58502.

[54] Simon C, Greening D, Bolumar D, Balaguer N, Salamonsen L, Vilella F. Extracellular vesicles in human reproduction in health and disease. *Endocr Rev*. 2018;39(3):292–332.

[55] Burns G, Brooks K, O'Neil E, Hagen D, Behura S, Spencer T. Progesterone effects on extracellular vesicles in the sheep uterus. *Biol Reprod*. 2018;98(5):612–22.

[56] Greening D, Nguyen H, Elgass K, Simpson R, Salamonsen L. Human endometrial exosomes contain hormone–specific cargo modulating trophoblast adhesive capacity: Insights into endometrial–embryo interactions. *Biol of Reprod*. 2016;94(2):38.

[57] Desrochers L, Bordeleau F, Reinhart–King C, Cerione R, Antonyak M. Microvesicles provide a mechanism for intercellular communication by embryonic stem cells during embryo implantation. *Nat Commun*. 2016;7:11958.

[58] Bidarimath M, Khalaj K, Kridli R, Kan F, Koti M, Tayade C. Extracellular vesicle mediated intercellular communication at the porcine maternal–fetal interface: A new paradigm for conceptus–endometrial cross–talk. *Sci Rep*. 2017;7(1):40476.

[59] Salomon C, Yee S, Scholz–Romero K et al. Extravillous trophoblast cells–derived exosomes promote vascular smooth muscle cell migration. *Front Pharmacol*. 2014;5:175.

[60] Homer H, Rice G, Salomon C. Review: Embryo– and endometrium–derived exosomes and their potential role in assisted reproductive treatments–liquid biopsies for endometrial receptivity. *Placenta*. 2017;54:89–94.

[61] Altmäe S, Koel M, Võsa U et al. Meta–signature of human endometrial receptivity: A meta–analysis and validation study of transcriptomic biomarkers. *Sci Rep*. 2017;7(1):10077.

[62] Chan C, Virtanen C, Winegarden N, Colgan T, Brown T, Greenblatt E. Discovery of biomarkers of endometrial receptivity through a minimally invasive approach: A validation study with implications for assisted reproduction. *Fertil Steril*. 2013;100(3):810–7.e8.

[63] Vilella F, Ramirez L, Berlanga O et al. PGE$_2$ and PGF2α concentrations in human endometrial fluid as biomarkers for embryonic implantation. *J Clin Endocrinol Metabol*. 2013;98(10):4123–32.

[64] Moreno I, Codoñer F, Vilella F et al. Evidence that the endometrial microbiota has an effect on implantation success or failure. *Am J Obstet Gynecol*. 2016;215(6):684–703.

[65] Moreno I, Cicinelli E, Garcia–Grau I et al. The diagnosis of chronic endometritis in infertile asymptomatic women: A comparative study of histology, microbial cultures, hysteroscopy, and molecular microbiology. *Am J Obstet Gynecol*. 2018;218(6):602.e1–e16.

第 3 章 GnRHa 在卵巢刺激周期中触发卵母细胞最终成熟的应用

Use of GnRHa for Triggering Final Oocyte Maturation during Ovarian Stimuation Cycles

Dalia Khalife　Jad Farid Assaf　Johnny Awwad　著

牛艳玲　韩晓婷　译　　赵君利　校

一、概述

体外受精（IVF）周期中，在卵巢过度刺激综合征（OHSS）高危女性中使用促性腺激素释放激素激动药（GnRHa）最终诱导卵母细胞成熟的势头最近超过了使用人绒毛膜促性腺激素（human chorionic gonadotropin, hCG）[1, 2]。随着 GnRH 拮抗药在垂体降调节和预防早发黄体生成素峰方面的应用增加，GnRHa 扳机早已被认为是一种可行的替代方案，通过将拮抗药从其受体上移位，并刺激垂体前叶产生和释放促性腺激素来触发排卵[3, 4]。由于 GnRHa 诱导的 LH 峰持续时间较短，因此观察到黄体的早期消亡大大降低了对胚胎植入产生不利影响的 OHSS 风险[5]。有时，据报道对 GnRHa 的 LH 反应欠佳，会损害卵母细胞的产量和（或）成熟。基于这些原因，GnRHa 扳机的有效性一直备受关注，对于这种类型的周期而言，寻找最佳黄体期支持（luteal phase support, LPS）的问题也远未得到解决。早期使用这种扳机方法的研究并不令人鼓舞，因为据报道该方法导致高妊娠丢失率和低妊娠临床率[6, 7]。因此，有人建议采用 GnRHa 扳机方案，对 IVF 周期进行分割，以期在不损害患者安全的前提下恢复生殖成功。当计划进行新鲜胚胎移植时，可采用替代策略，即通过低剂量 hCG 抢救或强化补充黄体期来预防黄体消亡[8-16]。然而，值得注意的是，GnRHa 扳机方案在生殖临床的卵母细胞和（或）胚胎冷冻周期的应用中引起了广泛关注，如生育力保存、卵母细胞捐献和植入前基因检测[17-19]。

二、正常生理学

自然周期中生理性 LH 峰的平均持续时间为 48～50h[20]。这种 LH 峰被描述为三个阶段，先是 14h 的快速上升阶段，然后是另一个 14h 的平台期，以及 20h 的逐渐下降阶段[20]。由于 LH 的半衰期短，在刺激周期中，传统上使用一剂 hCG 扳机来触发卵母细胞的最终成熟。鉴于 hCG 半衰期延长，相关的 LH 受体刺激延长至黄体期约 8 天。在过度刺激周期中对黄体的过度刺激易导致 OHSS 的发生[9]。相比之下，GnRHa 诱导的促性腺激素峰是双相和短暂的，可持续 24～36h，LH 快速上升 4h 达峰值，随后 16h 缓慢下降[21]。与 GnRHa 扳机相关的 LH 暴露减少似乎不会阻碍卵母细胞成熟的过程，但似乎会导致黄体缺陷[22]。GnRHa 扳机的促性腺激素峰的特征还包括内源性卵泡刺激素的释放，类似于自然周期中发生的周期中期事件[23]。FSH 峰被认为促进了黄素化的颗粒细胞上 LH 受体的形成，恢复了减数分裂并促进了卵丘的扩张[19, 24]。

三、GnRHa 在预防 OHSS 中的安全性

随着 GnRH 拮抗药在刺激周期中用于垂体降调节，人们对使用 GnRHa 触发排卵产生了兴趣[3, 26]。早期的研究结果表明，用于最终卵母细胞成熟的 GnRHa 通过减少卵巢类固醇激素来预防 OHSS 的临床表现[21]。这种减少归因于与 GnRHa 扳机相关的 LH 活性较短，导致黄体功能缺陷。一项前瞻性队列研究发现，使用 GnRHa 扳机的患者卵泡液中的血管内皮生长因子（vascular endothelial growth factor，VEGF）浓度显著降低[28]。已有研究表明，VEGF 是 OHSS 相关血管通透性增加的原因[28]。GnRHa 似乎可以刺激卵巢颗粒细胞上色素上皮衍生因子（pigment epithelium-derived factor，PEDF）的表达，介导抗血管生成作用，诱导 VEGF 活性降低，从而降低 OHSS 的发生风险[29]。

一项对既往有严重 OHSS 病史的患者进行的病例对照研究表明，使用 GnRHa 触发最终卵母细胞成熟可阻止下一周期 OHSS 的发展[1]。Meta 分析也证实了 GnRHa 对 OHSS 的保护作用[31, 32]。虽然在 GnRH 拮抗药降调周期中，GnRHa 触发后偶尔报道了个别 OHSS 病例，但与传统 hCG 相比，总体风险仍然非常低[33]。

四、使用 GnRHa 触发最终卵母细胞成熟的临床结局

（一）卵母细胞效率参数

Humaidan 等的一项随机对照研究发现，与 hCG 相比，GnRHa 扳机的周期中，中期 M Ⅱ 卵母细胞的产量显著增高[6]。在捐卵模型中，与 hCG 扳机相比，使用 GnRHa 扳机时，收集到的卵母细胞明显增多[34]，获得的胚胎质量更好[35]。Krishna 等进一步证实，与 hCG 组相比，GnRHa 组获得的卵母细胞数量显著增加，受精率及胚胎质量都明显提高[36]。卵泡表皮生长因子样肽水平的增加被认为是 GnRHa 扳机后女性卵母细胞成熟度增强的原因[37]。

尽管许多其他研究支持 GnRHa 扳机后卵母细胞效率参数总体改善[6, 12, 18, 37]，但仍有一些报道强调了这种扳机方法偶尔与部分或完全的采卵失败有关。这种情况下的空泡综合征（empty follicle syndrome，EFS）被归因于下丘脑轴的严重下调[38]。Kummer 等在一项对 508 个自体和供体周期的回顾性研究中发现，获卵数与雌二醇峰值水平、扳机后 LH 和孕酮水平呈正相关。当扳机后 LH 水平＜ 15U/L，孕酮水平＜ 3.5ng/ml 时，更易发生 EFS[39]。这些发现在一项前瞻性研究中得到进一步

证实，该研究表明，当扳机后 LH 为 15U/L 或更低时，卵母细胞产量显著降低 [40]。然而，值得注意的是，2304 个卵母细胞捐献周期的数据显示，hCG 扳机和 GnRHa 扳机的患者之间的 EFS 发生率相似 [41]。

一项回顾性队列研究对 GnRHa 扳机的不良反应（定义为扳机后 LH < 15U/L）的危险因素进行了评估 [42]。在周期的第 2 天抑制 FSH 和 LH 水平，并在扳机当日 LH 水平降低的女性通常处于这种危险中。她们可能需要更长时间的卵巢刺激，需要增加促性腺激素的剂量，并有月经失调的病史。此外，长期口服避孕药的女性似乎是一个对 GnRHa 扳机 LH 低的不良反应特别脆弱的群体 [42]。因此，对于 GnRHa 扳机的潜在候选物应事先筛查是否存在导致下丘脑功能障碍的危险因素。在 GnRHa 扳机后无 LH 峰的情况下，用 hCG 重复扳机已被证明可以成功回收卵细胞 [38, 39]。

（二）生殖成功

Humaidan 等在一项随机对照试验中比较了促性腺激素正常的女性随机接受 GnRHa 扳机方案与 hCG 扳机的临床结果 [6]。据报道，在每日阴道给药 90mg 微粉化黄体酮凝胶和口服 4mg 雌二醇片的 GnRHa 扳机组女性中，早期妊娠丢失率（early pregnancy loss，EPL）明显增高，临床妊娠率（clinical pregnancy rate，CPR）明显降低。值得注意的是，所有病例在妊娠试验当天停止黄体支持（LPS）。采用类似的研究设计，Kolibianakis 等 [7] 报道了 GnRHa 组每天阴道给药 600mg 微粉化黄体酮胶囊，口服 4mg 雌二醇片，其持续妊娠率为 2.9%，早期妊娠丢失率为 83.3%。在这项研究中，LPS 一直持续至妊娠 7 周。人们很快就发现，对于 hCG 扳机的 IVF/ 卵细胞质内单精子注射（ICSI）周期的传统 LPS 并不适用于使用 GnRHa 诱发排卵的周期 [7]。

对灵长类动物的研究表明，黄体不能在 LH 峰持续不到 48h 的情况下完成其全部的内分泌转化 [22]。这些发现也被临床研究所证实，在 GnRHa 扳机的周期中，黄体功能受到严重破坏 [43]。与这种扳机策略相关的黄体血清抑制素 A、αC 前体、雌二醇和孕酮水平的显著下降进一步阐明了这些变化 [43]。尽管妊娠时内源性 hCG 升高，但黄体挽救失败也证明了黄体完全和不可逆的溶解 [44]。

一项早期的系统回顾性研究证实，在 GnRHa 扳机周期中，使用标准黄体支持与较低的 CPR（OR=0.22，95%CI 0.05～0.85）和较高的 EPL（OR=11.5，95%CI 0.95～138.98）相关 [35]。这些发现清楚地表明，当使用 GnRHa 触发排卵时，迫切需要改变黄体期支持。为此，不同的策略已经被发表，包括黄体支持中大量补充雌激素和孕酮 [26, 45-47] 和使用小剂量的 hCG 来抢救挽救黄体和刺激内源性类固醇的产生 [10, 12, 13, 47-49]。

（三）强化黄体期支持的应用

在 GnRHa 扳机周期中，对黄体期严重不足使用大量的雌激素和孕酮已成为许多研究的主题 [26, 43]。

2008 年，Engmann 等进行了一项随机对照试验，该试验中，患有多囊卵巢综合征（PCOS）的女性被随机分配接受 GnRHa 或 hCG 来触发排卵。GnRHa 组肌内注射孕酮 50mg/d，并每隔 1 天联合 0.3mg 雌激素贴片用于黄体支持，直至妊娠 10 周 [26]。严密监测雌、孕激素水平，调整 LPS 剂量，使血清孕酮水平维持在 20ng/ml 以上，雌二醇水平维持在 200pg/ml 以上。GnRHa 组和 hCG 组在植入率（36.0% vs. 31.0%，$P < 0.05$）和持续妊娠率（53.3% vs. 48.3%，$P < 0.05$）方面没有显著差异。hCG 组有 31% 的女性出现某种形式的 OHSS，而 GnRHa 组没有出现类似的表现。

2013 年，Iliodromiti 等根据促排卵方法对 620 个 OHSS 高危周期进行了回顾性分层。GnRHa 触发周期的黄体支持包括肌内注射黄体酮 50mg/d，每天两次阴道放置黄体酮 90mg，口服戊酸雌二醇 6mg/d，直至妊娠 7 周。两组的活产率相似（29.8% vs. 29.2%，$P=0.69$）[47]。其他研究也报道了类似的发现[46, 49]。Kummer 等对 GnRHa 扳机后成功生殖结局的周期预测因子进行了评估[50]。研究发现，妊娠发生与扳机当天血清 E_2 峰值水平大于 4000pg/ml 和 LH 水平大于 3.5U/L 之间存在显著的正相关[50]。

（四）低剂量 hCG 在黄体抢救中的应用

GnRHa 扳机诱发卵母细胞最终成熟方案中另一种提高周期生殖成功率的方法是在 GnRHa 扳机时或采卵后同时给予低剂量 hCG，以防止黄体消亡[10-13, 51]。hCG 抢救剂量的额外好处是避免黄体溶解并支持黄体期内源性激素的产生[42]。

1. GnRHa 扳机时的低剂量 hCG

一项对 45 名患者进行的概念验证研究中发现，当使用 GnRHa 和低剂量 hCG（1000～2500U）联合触发排卵时，双扳机诱发最终卵母细胞成熟已被证明是有效的[34]。妊娠结局满意，EPL 为 17.2%，OPR 为 53.3%。一项类似的研究也得出了相似的结果，57.7% 的 OPR 和 1 例严重的 OHSS[49]。为了评估双扳机后的 OHSS 风险，Griffin 等在高反应女性中进行了一项回顾性的队列研究，他们比较了 GnRHa 单独和 GnRHa/hCG 双扳机的作用。与单独使用 GnRHa 组相比，双扳机组的活产率（live birth rate，LBR）（52.9% vs. 30.9%）、着床率（IR）（41.9% vs. 22.1%）和持续妊娠率（58.8% vs. 36.8%）显著升高。两组均接受强化 LPS 治疗，包括肌内注射黄体酮 50mg/d 和隔天贴 0.3mg 雌二醇透皮贴剂[48]。此外，在另一项回顾性队列研究中成功评估了双扳机（GnRHa+6500U hCG）的概念，该研究包括 376 名正常反应患者每日接受黄体酮（50mg 肌内注射和 300mg 阴道放置）黄体支持。在不增加 OHSS 风险的情况下，获得了更高的 PR 和 LBR[52]。

值得注意的是，一项回顾性队列研究提供了 174 名患者的数据，表明在双重扳机后，有 4 例严重 OHSS，早期 OHSS 的发生率明显高于单独使用 GnRHa 的发生率（8.6% vs. 0%）[53]。

2. 低剂量 hCG 在取卵时的应用

研究表明，在 GnRHa 扳机的刺激周期中，黄体颗粒细胞保持对 hCG 的应答能力，并在取卵日（OPU）维持雌激素和孕酮的分泌[54]。这一发现使得在 GnRHa 扳机周期中，取卵后 1h 单次注射 hCG（1500U），以维持黄体功能和促进着床的目的是可行的。Humaidan 及其同事在不同的研究中描述了这种策略[10-12]。他们的队列试点研究[10]表明，当高危女性接受 GnRHa 扳机，然后在 OPU 后接受 1500U hCG 时，LBR 为 50%。采用前瞻性对照设计，相同的研究人员将正常促性腺激素女性随机分为两组，接受 hCG 扳机或 GnRHa 扳机，然后在 35h 内接受 1500U 的 hCG[12]。他们发现两组之间的 LBR 在统计学上没有显著性差异（分别为 24% 和 31%）[12]。据报道，这种策略与 OHSS 的低发病率相关，晚发性 OHSS 的病例主要发生在卵泡数量多（25 个或更多个卵泡）的患者中[47, 55]。然而，应当指出的是，该方案在高反应性女性中的安全性尚未完全确定。一项对 OHSS 高危女性的回顾性研究表明，26% 的病例中，该方案与严重的早期 OHSS 相关[56]。

为了规避与小剂量抢救剂量相关的 OHSS 风险，Haas 等（2003 年）[57]设计了一项概念验证研究，以评估将低剂量的 hCG 推迟至 OPU 后 3 天来挽救黄体期的益处和安全性。在这些患者中观察到了较高的黄体中期孕酮水平（> 127nmol/L），而 OHSS 的风险没有明显增加[57]。

（五）黄体 GnRHa 每日使用的剂量

Pirard 等在一项随机前瞻性队列研究中也评估了 GnRHa 扳机后每天重复使用 GnRH 激动药的黄体支持[58]。每天三次布舍瑞林 100μg 喷鼻的黄体期孕酮水平与 hCG 扳机接受标准 LPS 支持的患者相当[58]。Bar-Hava 和他的同事还评估了 46 名在 OPU 当晚开始每天使用 GnRHa（Nafarelin）喷鼻行 LPS 而没有补充黄体酮的高应答患者，其 OPR 为 52.1%，无 OHSS 病例报道[59]。尽管如此，仍需要设计良好的随机研究来需要确认这些发现。

五、IVF 周期的分段和全胚冷冻策略

为了规避迟发性 OHSS 的风险，一些研究人员引入了 IVF 周期分节段的概念，将其作为接受卵巢刺激的高危女性最安全的方法[27]。这一策略包括冷冻保存所有胚胎，以便在随后的周期再移植。通过避免高类固醇水平对子宫内膜容受性的有害影响，在控制周期内移植胚胎似乎有与成功率相关的生殖优势[25, 27, 30]。

六、结论

为了获得 IVF 临床无 OHSS 的目的，在接受卵巢刺激的女性中，对 GnRHa 扳机触发最终卵母细胞成熟的兴趣日益增长。尽管记载的安全性很高，但 GnRHa 扳机方案与极低的 OHSS 发病率相关，当使用低剂量 hCG 抢救时更是如此。对于鲜胚移植，确保治疗功效和安全性的最合适的黄体期支持策略仍有待确定。对于具有成功的低温保存程序的 IVF 中心，周期分割和冻融胚胎移植仍然是可行的选择。

预计将有更多的研究来完善个性化在具有 GnRHa 扳机周期的黄体期管理中的作用。个体化可以基于诸如生长的卵泡数目、雌二醇峰值水平、扳机时的 LH 水平及黄体期中类固醇激素水平等参数。

参 考 文 献

[1] Lewit N, Kol S, Manor D et al. Endocrinology: Comparison of gonadotrophin-releasing hormone analogues and human chorionic gonadotrophin for the induction of ovulation and prevention of ovarian hyperstimulation syndrome: A case-control study. *Hum Reprod*. 1996;11(7):1399-402.

[2] Segal S, Casper RF. Gonadotropin-releasing hormone agonist versus human chorionic gonadotropin for triggering follicular maturation in in vitro fertilization. *Fertil Steril*. 1992;57(6):1254-8.

[3] Itskovitz-Eldor J, Kol S, Mannaerts B. Use of a single bolus of GnRH agonist triptorelin to trigger ovulation after Gn H

antagonist ganirelix treatment in women undergoing ovarian stimulation for assisted reproduction, with special reference to the prevention of ovarian hyperstimulation syndrome: Preliminary report. *Hum Reprod*. 2000;15(9):1965-8.

[4] Porter RN, Smith W, Craft IL et al. Induction of ovulation for *in-vitro* fertilisation using buserelin and gonadotropins. *Lancet*. 1984;324(8414):1284-5.

[5] Youssef MA, Van der Veen F, Al-Inany HG et al. Gonadotropin-releasing hormone agonist versus hCG for oocyte triggering in antagonist-assisted reproductive technology. *Cochrane Database Syst Rev*. 2014;10(10):

CD008046.

[6] Humaidan P, Ejdrup Bredkjaer H, Bungum L et al. GnRH agonist (buserelin) or hCG for ovulation induction in GnRH antagonist IVF/ICSI cycles: A prospective randomized study. *Hum Reprod*. 2005;20(5):1213–20.

[7] Kolibianakis EM, Schultze–Mosgau A, Schroer A et al. A lower ongoing pregnancy rate can be expected when GnRH agonist is used for triggering final oocyte maturation instead of hCG in patients undergoing IVF with GnRH antagonists. *Hum Reprod*. 2005;20(10):2887–92.

[8] Bodri D, Sunkara SK, Coomarasamy A. Gonadotropin–releasing hormone agonists versus antagonists for controlled ovarian hyperstimulation in oocyte donors: A systematic review and meta–analysis. *Fertil Steril*. 2011;95(1):164–9.

[9] Fauser BC, de Jong D, Olivennes F et al. Endocrine profiles after triggering of final oocyte maturation with GnRH agonist after cotreatment with the GnRH antagonist ganirelix during ovarian hyperstimulation for *in vitro* fertilization. *J Clin Endocrinol Metab*. 2002;87(2):709–15.

[10] Humaidan P. Luteal phase rescue in high–risk OHSS patients by GnRHa triggering in combination with low–dose hCG: A pilot study. *Reprod Biomed Online*. 2009;18(5):630–4.

[11] Humaidan P, Bungum L, Bungum M et al. Rescue of corpus luteum function with peri–ovulatory hCG supplementation in IVF/ICSI GnRH antagonist cycles in which ovulation was triggered with a GnRH agonist: A pilot study. *Reprod Biomed Online*. 2006;13(2):173–8.

[12] Humaidan P, Bredkjær HE, Westergaard LG et al. 1,500 U human chorionic gonadotropin administered at oocyte retrieval rescues the luteal phase when gonadotropin–releasing hormone agonist is used for ovulation induction: A prospective, randomized, controlled study. *Fertil Steril*. 2010;93(3):847–54.

[13] Humaidan P, Polyzos NP, Alsbjerg B et al. GnRHa trigger and individualized luteal phase hCG support according to ovarian response to stimulation: Two prospective randomized controlled multi–centre studies in IVF patients. *Hum Reprod*. 2013;28(9):2511–21.

[14] Papanikolaou EG, Verpoest W, Fatemi H et al. A novel method of luteal supplementation with recombinant luteinizing hormone when a gonadotropin–releasing hormone agonist is used instead of human chorionic gonadotropin for ovulation triggering: A randomized prospective proof of concept study. *Fertil Steril*. 2011;95(3):1174–7.

[15] Shapiro BS, Daneshmand ST, Restrepo H et al. Efficacy of induced luteinizing hormone surge after "trigger" with gonadotropin–releasing hormone agonist. *Fertil Steril*. 2011;95(2):826–8.

[16] Dosouto C, Haahr T, Humaidan P. Gonadotropin–releasing hormone agonist (GnRHa) trigger—State of the art. *Reprod Biol*. 2017;17(1):1–8.

[17] Shapiro BS, Daneshmand ST, Garner FC et al. Embryo cryopreservation rescues cycles with premature luteinization. *Fertil Steril*. 2010;93(2):636–41.

[18] Reddy J, Turan V, Bedoschi G et al. Triggering final oocyte maturation with gonadotropin–releasing hormone agonist (GnRHa) versus human chorionic gonadotropin (hCG) in breast cancer patients undergoing fertility preservation: An extended experience. *J Assist Reprod Genet*. 2014;31(7):927–32.

[19] Oktay K, Türkçüoğlu I, Rodriguez–Wallberg KA. GnRH agonist trigger for women with breast cancer undergoing fertility preservation by aromatase inhibitor/FSH stimulation. *Reprod Biomed Online*. 2010;20(6):783–8.

[20] Hoff JD, Quigley ME, Yen SS. Hormonal dynamics at midcycle: A reevaluation. *J Clin Endocrinol Metab*. 1983; 57(4):792–6.

[21] Itskovitz J, Boldes R, Levron J et al. Induction of preovulatory luteinizing hormone surge and prevention of ovarian hyperstimulation syndrome by gonadotropin–releasing hormone agonist. *Fertil Steril*. 1991;56(2):213–20.

[22] Chandrasekher YA, Brenner RM, Molskness TA et al. Titrating luteinizing hormone surge requirements for ovulatory changes in primate follicles. II. Progesterone receptor expression in luteinizing granulosa cells. *J Clin Endocrinol Metab*. 1991;73(3):584–9.

[23] Gonen Y, Balakier H, Powell W et al. Use of gonadotropin–releasing hormone agonist to trigger follicular maturation for *in vitro* fertilization. *J Clin Endocrinol Metab*. 1990;71(4):918–22.

[24] Andersen CY, Leonardsen L, Ulloa–Aguirre A et al. FSH–induced resumption of meiosis in mouse oocytes: Effect of different isoforms. *Mol Hum Reprod*. 1999;5(8):726–31.

[25] Devroey P, Polyzos NP, Blockeel C. An OHSS–free clinic by segmentation of IVF treatment. *Hum Reprod*. 2011;26(10):2593–7.

[26] Engmann L, DiLuigi A, Schmidt D et al. The use of gonadotropin–releasing hormone (GnRH) agonist to induce oocyte maturation after cotreatment with GnRH antagonist in high–risk patients undergoing *in vitro* fertilization prevents the risk of ovarian hyperstimulation syndrome: A prospective randomized controlled study. *Fertil Steril*. 2008;89(1): 84–91.

[27] Fatemi HM, Popovic–Todorovic B. Implantation in assisted reproduction: A look at endometrial receptivity. *Reprod Biomed Online*. 2013;27(5):530–8.

[28] Cerrillo M, Rodríguez S, Mayoral M et al. Differential regulation of VEGF after final oocyte maturation with GnRH agonist versus hCG: A rationale for OHSS reduction. *Fertil Steril*. 2009;91(4):1526–8.

[29] Miller I, Chuderland D, Ron–El R et al. GnRH agonist triggering modulates PEDF to VEGF ratio inversely to hCG in granulosa cells. *J Clin Endocrinol Metab*. 2015;100(11):E1428–36.

[30] Garcia–Velasco JA. Agonist trigger: What is the best approach? Agonist trigger with vitrification of oocytes or embryos. *Fertil Steril*. 2012;97(3):527–8.

[31] Fatemi HM, Garcia–Velasco J. Avoiding ovarian hyperstimulation syndrome with the use of gonadotropin–releasing hormone agonist trigger. *Fertil Steril*. 2015;103(4):870–3.

[32] Mourad S, Brown J, Farquhar C. Interventions for the prevention of OHSS in ART cycles: An overview of Cochrane reviews. *Cochrane Database Syst Rev*. 2017;(1):CD012103.

[33] Gurbuz AS, Gode F, Ozcimen N et al. Gonadotrophin–releasing hormone agonist trigger and freeze–all strategy does not prevent severe ovarian hyperstimulation syndrome: A report of three cases. *Reprod Biomed Online*. 2014;29(5):541–4.

[34] Shapiro BS, Daneshmand ST, Garner FC et al. Gonadotropin–releasing hormone agonist combined with a reduced dose of human chorionic gonadotropin for final oocyte maturation in fresh autologous cycles of in vitro fertilization. *Fertil Steril*. 2008;90(1):231–3.

[35] Griesinger G, Diedrich K, Devroey P et al. GnRH agonist for triggering final oocyte maturation in the GnRH antagonist ovarian hyperstimulation protocol: A systematic review and meta–analysis. *Hum Reprod Update*. 2005;12(2):159–68.

[36] Krishna D, Dhoble S, Praneesh G et al. Gonadotropin–releasing hormone agonist trigger is a better alternative than human chorionic gonadotropin in PCOS undergoing IVF cycles for an OHSS Free Clinic: A randomized control trial. *J Hum Reprod Sci*. 2016;9(3):164.

[37] Humaidan P, Westergaard LG, Mikkelsen AL et al. Levels of the epidermal growth factor–like peptide amphiregulin in follicular fluid reflect the mode of triggering ovulation: A comparison between gonadotrophin–releasing hormone agonist and urinary human chorionic gonadotrophin. *Fertil Steril*. 2011;95(6):2034–8.

[38] Asada Y, Itoi F, Honnma H et al. Failure of GnRH agonist–triggered oocyte maturation: Its cause and management. *J Assist Reprod Genet*. 2013;30(4):581–5.

[39] Kummer NE, Feinn RS, Griffin DW et al. Predicting successful induction of oocyte maturation after gonadotropin–releasing hormone agonist (GnRHa) trigger. *Hum Reprod*. 2012;28(1):152–9.

[40] Chen SL, Ye DS, Chen X et al. Circulating luteinizing hormone level after triggering oocyte maturation with GnRH agonist may predict oocyte yield in flexible GnRH antagonist protocol. *Hum Reprod*. 2012;27(5):1351–6.

[41] Castillo JC, Garcia–Velasco J, Humaidan P. Empty follicle syndrome after GnRHa triggering versus hCG triggering in COS. *J Assist Reprod Genet*. 2012;29(3):249–53.

[42] Meyer L, Murphy LA, Gumer A et al. Risk factors for a suboptimal response to gonadotropin–releasing hormone agonist trigger during *in vitro* fertilization cycles. *Fertil Steril*. 2015;104(3):637–42.

[43] Babayof R, Margalioth EJ, Huleihel M et al. Serum inhibin A, VEGF and TNFα levels after triggering oocyte maturation with GnRH agonist compared with hCG in women with polycystic ovaries undergoing IVF treatment: A prospective randomized trial. *Hum Reprod*. 2006;21(5):1260–5.

[44] Nevo O, alia Eldar–Geva T, Kol S et al. Lower levels of inhibin A and pro–αC during the luteal phase after triggering oocyte maturation with a gonadotropin–releasing hormone agonist versus human chorionic gonadotropin. *Fertil Steril*. 2003;79(5):1123–8.

[45] Engmann L, Siano L, Schmidt D et al. GnRH agonist to induce oocyte maturation during IVF in patients at high risk of OHSS. *Reprod Biomed Online*. 2006;13(5):639–44.

[46] Imbar T, Kol S, Lossos F et al. Reproductive outcome of fresh or frozen–thawed embryo transfer is similar in high–risk patients for ovarian hyperstimulation syndrome using GnRH agonist for final oocyte maturation and intensive luteal support. *Hum Reprod*. 2012;27(3):753–9.

[47] Iliodromiti S, Blockeel C, Tremellen KP et al. Consistent high clinical pregnancy rates and low ovarian hyperstimulation syndrome rates in high–risk patients after GnRH agonist triggering and modified luteal support: A retrospective multicentre study. *Hum Reprod*. 2013;28(9):2529–36.

[48] Griffin D, Benadiva C, Kummer N et al. Dual trigger of oocyte maturation with gonadotropin–releasing hormone agonist and low–dose human chorionic gonadotropin to optimize live birth rates in high responders. *Fertil Steril*. 2012;97(6):1316–20.

[49] Shapiro BS, Daneshmand ST, Garner FC et al. Comparison of "triggers" using leuprolide acetate alone or in combination with low–dose human chorionic gonadotropin. *Fertil Steril*. 2011;95(8):2715–7.

[50] Kummer N, Benadiva C, Feinn R et al. Factors that predict the probability of a successful clinical outcome after induction of oocyte maturation with a gonadotropin–releasing hormone agonist. *Fertil Steril*. 2011;96(1):63–8.

[51] Humaidan P, Engmann L, Benadiva C. Luteal phase supplementation after gonadotropin–releasing hormone agonist trigger in fresh embryo transfer: The American versus European approaches. *Fertil Steril*. 2015;103(4):879–85.

[52] Lin MH, Wu FS, Lee RK et al. Dual trigger with combination of gonadotropin–releasing hormone agonist and human chorionic gonadotropin significantly improves the live–birth rate for normal responders in GnRH–antagonist cycles. *Fertil Steril*. 2013;100(5):1296–302.

[53] O'Neill KE, Senapati S, Maina I et al. GnRH agonist with low–dose hCG (dual trigger) is associated with higher risk of severe ovarian hyperstimulation syndrome compared to GnRH agonist alone. *J Assist Reprod Genet*. 2016;33(9):1175–84.

[54] Engmann L, Romak J, Nulsen J et al. *In vitro* viability and secretory capacity of human luteinized granulosa cells after gonadotropin–releasing hormone agonist trigger of oocyte maturation. *Fertil Steril*. 2011;96(1):198–202.

[55] Radesic B, Tremellen K. Oocyte maturation employing a GnRH agonist in combination with low–dose hCG luteal rescue minimizes the severity of ovarian hyperstimulation syndrome while maintaining excellent pregnancy rates. *Hum Reprod*. 2011;26(12):3437–42.

[56] Seyhan A, Ata B, Polat M et al. Severe early ovarian hyperstimulation syndrome following GnRH agonist trigger with the addition of 1500 U hCG. *Hum Reprod*. 2013;28(9):2522–8.

[57] Haas J, Kedem A, Machtinger R et al. hCG (1500 U) administration on day 3 after oocytes retrieval, following GnRH–agonist trigger for final follicular maturation, results in high sufficient mid luteal progesterone levels–a proof of concept. *J Ovarian Res*. 2014;7(1):35.

[58] Pirard C, Loumaye E, Laurent P et al. Contribution to more patient–friendly ART treatment: Efficacy of continuous low–dose GnRH agonist as the only luteal support—Results of a prospective, randomized, comparative study. *Int J Endocrinol*. 2015;2015:727569.

[59] Bar–Hava I, Mizrachi Y, Karfunkel–Doron D et al. Intranasal gonadotropin–releasing hormone agonist (GnRHa) for luteal–phase support following GnRHa triggering, a novel approach to avoid ovarian hyperstimulation syndrome in high responders. *Fertil Steril*. 2016;106(2):330–3.

第 4 章 时差胚胎成像技术在辅助生殖技术实践中的应用

Use of Time-Lapse Embryo Imaging in Assisted Reproductive Technology Practice

Fadi Choucair　Chantal Farra　Johnny Awwad　**著**

赵凡萱 **译**　赵军招 **校**

一、概述

各种因素都可能对辅助生殖技术（assisted reproductive technology，ART）的疗效和成功妊娠产生不利影响。长期以来，人们一直认为胚胎植入是限制妊娠成功率的重要一步。为了克服人类本身的内在局限性，传统上生殖专家倾向于移植多个胚胎以增加成功的可能性。然而，妊娠率不断提高的同时，也伴随着多胎妊娠率的升高，以及与之相关的新生儿死亡率 / 发病率、产妇健康危害和经济 / 心理负担[1]。直观地说，避免这种医源性并发症的最佳策略是限制任何每次移植的胚胎数量为一个。最近的一项 Meta 分析表明，尽管在一个新鲜周期行选择性单胚胎移植（single embryo transfer，SET）后，多胎率显著降低，但同时活产的可能性也大大降低[2]。体外受精 / 卵细胞质内单精子注射周期的最终挑战是，在实施 SET 策略的同时仍能保持高活产率。胚胎的质量是一个预测活产预后的指标[3]。遗憾的是，在选择具有最大植入机会的胚胎方面缺乏基于证据的标准化形态变量。传统的方法是对培养的胚胎进行孤立和静态评估，并在最终选择"理想"胚胎之前，将观察到的指标与发育阶段相关的指标进行比较。在临床实践中使用的胚胎评分模型有很多种，为此，2011 年就培养中胚胎静态形态学的评估达成了共识[4]。然而，传统的评分方法没有考虑到胚胎发育的动态性质，因此可能会错过对选择过程至关重要的间歇事件。为了弥补这一不足，我们开发了延时技术，并将其应用于 IVF 实验室中，在培养箱内以规定的时间间隔实时监测胚胎发育。

1997 年，Payne 等最初使用时差成像技术来监测胚胎发育过程[5]。10 年后，Lemmen 等确定了胚胎动力学标记与胚胎植入成功相关[6]。目前有多种时差成像系统可用于 IVF，其中最常用的三种是 Embryoscope 系统、Primo Vision 系统和 Eeva（早期胚胎活力评估）系统。从技术上讲，Embryoscope 系统是具有集成时差系统的培养箱单元，它使用带有 7 个焦面的明场照明，以高分辨率可视化胚胎细胞内事件，并随着时间的推移对其进行投射。Primo Vision 系统由可放置在常规培养箱中的小单元组成，并使用具有 11 个焦面的明场照明来监测胚胎发育。Eeva 系统是一种显微时差系统，它使用具有一个焦面的暗场照明以非常低的分辨率绘制胚胎的细胞动力学分裂模式，从而了解细胞内的具体情况[7]。

二、定义形态动力学参数

2011 年，西班牙首次组织在大规模临床实践中使用胚胎形态动力学来评估选择"最佳"胚胎[8]。对特定的胚胎发育事件给予了特别关注，如畸形特征、卵裂时间事件和卵裂间隔。

胚胎植入的可能性与两个动力学事件尤其相关，即第二个细胞周期持续的时间（cc_2），定义为从分裂成两个卵裂球胚胎到分裂成三个卵裂球胚胎的时间间隔（$t_3 - t_2$）；第二次同步（s_2），定义为从分裂为三卵裂球胚胎到分裂为四卵裂球胚胎的时间间隔（$t_4 - t_3$）。这些标准包括：①从合子直接卵裂为三卵裂球胚胎，定义为：$cc_2 = t_3 - t_2 <$ ICSI 后 5h；②在可见细胞核的间期，两细胞阶段卵裂球大小不均；③在可见细胞核的间期，四细胞阶段多核化。研究人员还证明，植入胚胎的卵裂时间分布更紧密，而未植入胚胎的发育滞后分布则明显突出。基于此，我们建立了几个动力学参数的正常时间范围，然后将其输入数学模型中，发现该模型对胚胎植入有很高的预测作用。因此，研发出了第一个胚胎形态动力学分类。我们发现新提出的模型算法比静态形态评估（AUC 0.72 vs. 0.64）更具预测性。

值得一提的是，在形态动力学研究中，一个特定的动力学事件引起了人们的极大关注，即合子的直接卵裂。在全部胚胎队列中，有近 14% 发生了直接卵裂[9]。更重要的是，由于有直接卵裂的胚胎植入率较低，在宫内移植时，不选择这些胚胎可以提高植入过程的有效性。一般认为，以下形态动力学特征可作为丢弃植入潜力低的胚胎的依据：①从合子直接卵裂为三卵裂球胚胎；②第二个细胞周期太短，即两细胞期胚胎持续的时间（$cc_2 = t_3 - t_2 < 5h$）；③第二次同步时间过长，即三细胞期胚胎持续的时间（$s_2 = t_4 - t_3 > 1.5h$）。

三、时差成像技术分析预测囊胚的发育

一些观察性研究尝试用时差成像技术（time-lapse imaging，TLI）对胚胎发育进行分析，从而来预测胚胎到囊胚期的发育。在 2010 年的一项初步研究中，Wong 等[10]使用 Eeva（早期胚胎活力评估）系统确定了卵裂期胚胎发育过程中的三个参数，这些参数共同预测囊胚的形成。这些参数是：①第一次胞质分裂的持续时间（有丝分裂中最后非常短暂的一步，将两个子细胞完整地分开）；②第一次有丝分裂结束与第二次有丝分裂开始之间的时间间隔；③第二次和第三次有丝分裂之间的时间间隔（第二次和第三次有丝分裂的分裂沟出现之间的时间）。重要的是，在受精后第 1 天和第 2 天测量这三个动态非侵入性成像参数，可以预测成功进展到囊胚期的特异性超过 93%。Conaghan 等在 2013 年[11]进行的另一项研究表明，Eeva 系统预测和细胞跟踪软件可以在第 3 天正确预测将发育为囊胚的胚胎，其特异性为 84.2%，阳性预测值（PPV）为 54.1%。同时，其他研究小组使用动态胚胎显微镜系统监测人类卵裂期胚胎中细胞分裂的时间，以预测囊胚的形成。尽管 Cruz 等在 2012 年[12]的研究中显示，达到囊胚期的胚胎与未达到囊胚期的胚胎在发育时间模式上存在显著差异，但这些结果并不能普遍再现[13]。同一年，Dal Canto 等[13]评估了类似的时间动力学，但未能证实先前的发现。

总的来说，在临床研究中使用 TLI 预测囊胚形成具有高特异性和低敏感性。从宫内移植或冷冻

保存的角度考虑，高假阴性的发生意味着 TLI 的分析可能存在严重隐患，即有可能把具有良好植入潜能的可用胚胎排除在外。

四、时差成像技术分析预测胚胎整倍性

TLI 作为筛选整倍体胚胎的一种鉴别工具。从这个角度出发，研究了卵裂时期与胚胎植入前遗传筛选的相关性。2014 年，Basile 等注意到，处于最佳形态动力学范围内的胚胎与非该形态范围内的胚胎相比，其整倍体比率更高[14]。他们提出的模型指出 $t_5 - t_2$（OR=2.853，95%CI 1.763~4.616）和 cc_3（OR=2.095，95%CI 1.356~3.238）这两个参数是与正常染色体含量相关的最主要变量。接受者操作特征曲线（receiver operating characteristic，ROC）的分析证明了染色体的正常性是可预测的，其 AUC 值为 0.634（95%CI 0.581~0.687）（证据级别：ⅡB）。同样，Campbell 等基于囊胚腔形成时间和囊胚扩张时间这两个形态动力学参数，建立了一种预测整倍体风险的模型[15]。Kramer 等使用相同的模型表明，非整倍体的发生率在 Campbell 先前确定的风险组人群之间没有差异[16]。此外，他们的分析表明，ROC 曲线下的所有区域都无法区分胚胎的倍性状态。他们还发现，整倍体胚胎的患者变异性非常大，以至于很难利用形态动力学参数来有效地选择整倍体胚胎[16]。

因此，没有足够的证据支持胚胎的形态动力学在预测胚胎整倍性状态中的作用，具有整倍体胚胎动力学特征的患者间差异大于处于胚胎倍性状态患者间的差异，因此不能利用这些参数来选择整倍体胚胎。

五、时差成像技术分析预测胚胎植入

虽然已经证明了植入前胚胎的形态动力学特征与体外囊胚发育之间的相关性，但 TLI 在预测胚胎植入和妊娠成功方面的应用受到了质疑。2013 年，Kirkegaard 等对 571 个观察到的胚胎进行了一项前瞻性队列研究，结果显示，第一次胞质分裂的持续时间、三细胞阶段的持续时间及直接卵裂成三个细胞，这三个参数可预测高质量囊胚的发育[17]。然而，细胞分裂的时间点在妊娠组和非妊娠组之间没有差异。有趣的是，当考虑到囊胚发育的潜在混杂因素和预测因子时，logistic 回归分析表明，母亲年龄是预测妊娠结局的唯一显著因素。在一项大型观察性研究中，Motato 等回顾性分析了 7483 个受监测的合子[18]。他们强调，囊胚形成的最佳预测参数是桑葚胚的形成时间 t_M 和 5~8 个卵裂球胚胎（$t_8 - t_5$）的过渡时间，ROC 值为 0.849（95%CI 0.835~0.854）（证据级别：ⅡB）。然而，这些参数对植入成功的预测能力差得多，ROC 值为 0.546（95%CI 0.507~0.585）（证据级别：ⅡB）。

关于这个问题的随机对照试验(randomized controlled trial，RCT)结果也一直存在争议。2014 年，Rubio 等证明，与传统形态学评估相比，随机接受 Embryoscope 的胚胎其持续妊娠率和植入率（证据水平：ⅠB）有显著提高[19]。Embryoscope 组还大大减少了早期流产的发生。更重要的是，与对照组相比，TLI 组中具有即时动力学模式的胚胎比例较高。然而，尚不清楚观察到的临床结果获益是胚胎选择的结果，还是 TLI 组封闭的培养条件对最终结果产生了混淆。相反，Goodman 等对 119

个监测胚胎进行的另一项 RCT 结果显示，TLI 组和对照组之间的妊娠率和植入率无显著差异（证据级别：ⅠB）[20]。Kaser 等最近进行的一项试验性 RCT 比较了在第 3～5 天时辅助使用 Eeva 系统选择胚胎，与采用常规培养选择第 5 天胚胎的情况，结果显示两组之间的临床妊娠率和持续妊娠率无显著差异（证据级别：ⅠB）[21]。Park 等进行的 RCT 分析了体外培养 2 天后封闭培养系统对胚胎质量的影响 [22]。结果显示，与传统的培养系统相比，封闭式 Embryoscope 培养箱的胚胎发育动力学和形态学质量评分相似（证据级别：ⅠB）。令人惊讶的是，Embryoscope 中的流产数量明显高于传统培养箱组。

2017 年，Pribenszky 等纳入 5 个 RCT 的 Meta 分析支持使用 TLI 进行胚胎选择的临床益处，但没有考虑到研究设计和所使用预测算法的异质性 [23]。基于同样的观点，Rakowsky 等评估了 6 个 RCT，同时评估了每一个的偏倚风险。综合结果没有提供任何证据表明 TLI 对宫内移植之前的胚胎选择过程具有有益的作用 [24]。

综上所述，TLI 技术在预测胚胎植入和妊娠成功方面的有效性，大部分证据尚无定论。现有的 Meta 分析包括了有缺陷的研究，也没有考虑到可能对最终结论产生严重偏差的重要混杂因素。TLI 技术类型、算法预测模型、培养系统和胚胎移植操作等混杂因素并未纳入最终分析。因此，仅凭改善的生殖结局就建议在临床实践中进行 TLI 革新，可能还为时过早。

应当指出，采用任何新干预措施，都应该遵循明确的研究发展阶段，从简单的观察开始，然后是回顾性关联和队列相关性研究，最后是精心设计的随机对照试验。尽管如此，在高质量的支持性证据发表之前，很早就将 TLI 应用到 IVF 临床中还是非常令人不安的。如果说有什么不同的话，那就是它反映了推动生殖医学领域的高风险市场竞争本质。

六、采用算法 / 预测模型

基于 TLI 形态动力学的发现，设计了几种嵌套算法来预测胚胎学和临床结局。尽管许多是内部开发，但很少有外部验证的。当比较两个独立实验室中已发表的算法模型的应用时 [25]，对定量定时参数的研究表明实验室间的可转移性降低。在一项多中心回顾性研究中，一个具有严格的形态动力学时间间隔的囊胚预测模型 [26] 以低敏感性为代价获得了高特异性。换句话说，所提出的模型以可存活胚胎的高丢弃率为代价，大大增加了胚胎的植入率。2017 年，Lagalla 等回顾性分析了异常分裂胚胎的分布和命运 [27]。他们的报道显示，不合时宜的胚胎分裂方式在所有年龄组中均等分布，因此似乎与年龄无关。数据分析进一步表明，不规则卵裂的胚胎比正常卵裂的胚胎更容易在囊胚形成前发育停滞。但是，当一部分不规则卵裂的胚胎成功地发育到囊胚阶段时，其中的许多胚胎产生了染色体正常的胚胎。当对 6 种已发表的 TLI 算法进行评估时 [28]，所有算法的 AUC 均小于 0.60，表明预测能力下降，PPV 小于 45%，表明诊断价值较差。综上所述，我们可以得出结论，可用的挑选胚胎算法并不总是具有临床适用性，当其他实验室使用时可能会失去重要的诊断价值（证据级别：ⅠB）。Storr 等评估了已发表的延时摄影技术挑选胚胎的算法和胚胎学家选择胚胎之间的一致性 [29]。他们发现，算法内部和算法之间的一致性只是相对公正的，但是变异性很大。

综上所述，基于 TLI 的算法在 IVF 实践中的应用存在以下缺点：①不同实验室间可重复性差，

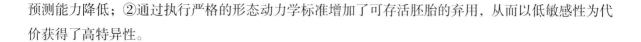

预测能力降低；②通过执行严格的形态动力学标准增加了可存活胚胎的弃用，从而以低敏感性为代价获得了高特异性。

七、混杂因素

对于缺乏确凿证据支持 TLI 对生殖成功相关参数有益作用的这一现象，有几种解释。临床研究中尚未考虑到可能混淆胚胎形态动力学的各种变量，包括不孕的病因、刺激方案、卵巢反应的性质、培养液和实验室环境。例如，Gurbuz 等比较了使用两种不同扳机药物后的胚胎形态动力学[30]。与 GnRH 激动药（GnRHa）相比，在由人绒毛膜促性腺激素（hCG）扳机的周期中，胚胎早期发育事件明显延迟。此外，GnRHa 扳机后，适时发育的胚胎比例明显更高。Gryshchenko 等还分析了刺激方案对胚胎形态动力学的影响[31]。数据分析显示，在用 GnRHa 降调节方案中获得的胚胎比用 GnRH 拮抗药抑制方案获得的胚胎发育更慢。促卵泡激素总量超过 2500U 时还伴随着动力学时间参数的延长。受精方式也会影响胚胎发育事件。2012 年，Dal Canto 等提出 ICSI 来源的胚胎比传统 IVF 来源的胚胎表现出明显更快的形态动力学[13]。同样，Kim 等在 1830 个胚胎上报道了类似的发现[32]。Freis 等[33]注意到，与子宫内膜异位症相关的不孕症改变了胚胎的形态动力学。ICSI 周期中精子的来源已被证明会影响胚胎发育的动力学[34]。

八、总结

动力学可以作为胚胎活力的唯一预测指标的这一假说，忽略了胚胎活力的参数是多重且交织的。我们对 IVF 临床中使用胚胎形态动力学评估的相关证据质量进行如下评价和分级：①对胚胎整倍体状态的预测证据不足；②对体外囊胚发育的预测证据充足；③对不良植入的预测证据充足；④对良好植入和妊娠成功的预测证据不足。适时的胚胎动力学模式似乎不能成功预测胚胎的植入，而不适时的动力学可以更好地预测植入的失败。因此，相比之下，更倾向于将时差胚胎形态动力学作为识别劣质胚胎，而非挑选优质胚胎进行宫内移植或冷冻保存的一种工具。还应该强调的是，大多数已发表的胚胎选择算法都没有得到适当的验证，并且转移性和重复性差。

但是，在人类生殖中使用 TLI 系统还有其他潜在的好处。TLI 可以用于监视 IVF 实验室内部的质量控制及行业导向的研究与进步。这项技术的应用或许有助于推动胚胎生物学和早期发育学的进步。

参 考 文 献

[1] Tallo CP, Vohr B, Oh W et al. Maternal and neonatal morbidity associated with *in vitro* fertilization. *J Pediatr*. 1995;127(5):794–800.

[2] Pandian Z, Marjoribanks J, Ozturk O et al. Number of embryos for transfer following *in vitro* fertilisation or intra–cytoplasmic sperm injection. *Cochrane Database Syst Rev*.

2013;(7):CD003416.

[3] Schieve LA, Peterson HB, Meikle SF et al. Live–birth rates and multiple–birth risk using *in vitro* fertilization. *JAMA*. 1999;282(19):1832–8.

[4] Alpha Scientists in Reproductive Medicine and ESHRE Special Interest Group of Embryology. The Istanbul consensus

workshop on embryo assessment: Proceedings of an expert meeting. *Hum Reprod*. 2011;26(6):1270–83.

[5] Payne D, Flaherty SP, Barry MF et al. Preliminary observations on polar body extrusion and pronuclear formation in human oocytes using time–lapse video cinematography. *Hum Reprod*. 1997;12(3):532–41.

[6] Lemmen J, Agerholm I, Ziebe S. Kinetic markers of human embryo quality using time–lapse recordings of IVF/ICSI–fertilized oocytes. *Reprod Biomed Online*. 2008;17(3):385–91.

[7] Kovacs P. Embryo selection: The role of time–lapse monitoring. *Reprod Biol Endocrinol*. 2014;12(1):124.

[8] Meseguer M, Herrero J, Tejera A et al. The use of morphokinetics as a predictor of embryo implantation. *Hum Reprod*. 2011;26(10):2658–71.

[9] Rubio I, Kuhlmann R, Agerholm I et al. Limited implantation success of direct–cleaved human zygotes: A time–lapse study. *Fertil Steril*. 2012;98(6):1458–63.

[10] Wong CC, Loewke KE, Bossert NL et al. Non–invasive imaging of human embryos before embryonic genome activation predicts development to the blastocyst stage. *Nat Biotechnol*. 2010;28(10):1115.

[11] Conaghan J, Chen AA, Willman SP et al. Improving embryo selection using a computer–automated time–lapse image analysis test plus day 3 morphology: Results from a prospective multicenter trial. *Fertil Steril*. 2013;100(2):412–9e5.

[12] Cruz M, Garrido N, Herrero J et al. Timing of cell division in human cleavage–stage embryos is linked with blastocyst formation and quality. *Reprod Biomed Online*. 2012;25(4):371–81.

[13] Dal Canto M, Coticchio G, Renzini MM et al. Cleavage kinetics analysis of human embryos predicts development to blastocyst and implantation. *Reprod Biomed Online*. 2012;25(5):474–80.

[14] Basile N, del Carmen Nogales M, Bronet F et al. Increasing the probability of selecting chromosomally normal embryos by time–lapse morphokinetics analysis. *Fertil Steril*. 2014;101(3):699–704e1.

[15] Campbell A, Fishel S, Bowman N et al. Retrospective analysis of outcomes after IVF using an aneuploidy risk model derived from time–lapse imaging without PGS. *Reprod Biomed Online*. 2013;27(2):140–6.

[16] Kramer YG, Kofinas JD, Melzer K et al. Assessing morphokinetic parameters via time lapse microscopy (TLM) to predict euploidy: Are aneuploidy risk classification models universal? *J Assist Reprod Genet*. 2014;31(9):1231–42.

[17] Kirkegaard K, Kesmodel US, Hindkjær JJ et al. Time–lapse parameters as predictors of blastocyst development and pregnancy outcome in embryos from good prognosis patients: A prospective cohort study. *Hum Reprod*. 2013;28(10):2643–51.

[18] Motato Y, de los Santos MJ, Escriba MJ et al. Morphokinetic analysis and embryonic prediction for blastocyst formation through an integrated time–lapse system. *Fertil Steril*. 2016;105(2):376–84e9.

[19] Rubio I, Galán A, Larreategui Z, Ayerdi F et al. Clinical validation of embryo culture and selection by morphokinetic analysis: A randomized, controlled trial of the EmbryoScope. *Fertil Steril*. 2014;102(5):1287–94e5.

[20] Goodman LR, Goldberg J, Falcone T et al. Does the addition of time–lapse morphokinetics in the selection of embryos for transfer improve pregnancy rates? A randomized controlled trial. *Fertil Steril*. 2016;105(2):275–85e10.

[21] Kaser DJ, Bormann CL, Missmer SA et al. A pilot randomized controlled trial of Day 3 single embryo transfer with adjunctive time–lapse selection versus day 5 single embryo transfer with or without adjunctive time–lapse selection. *Hum Reprod*. 2017;32(8):1598–603.

[22] Park H, Bergh C, Selleskog U et al. No benefit of culturing embryos in a closed system compared with a conventional incubator in terms of number of good quality embryos: Results from an RCT. *Hum Reprod*. 2014;30(2):268–75.

[23] Pribenszky C, Nilselid A–M, Montag M. Time–lapse culture with morphokinetic embryo selection improves pregnancy and live birth chances and reduces early pregnancy loss: A meta–analysis. *Reprod Biomed Online*. 2017;35(5):511–20.

[24] Racowsky C, Martins WP. Effectiveness and safety of time–lapse imaging for embryo culture and selection: It is still too early for any conclusions? *Fertil Steril*. 2017;108(3):450–2.

[25] Liu Y, Copeland C, Stevens A et al. Assessment of human embryos by time–lapse videography: A comparison of quantitative and qualitative measures between two independent laboratories. *Reprod Biol*. 2015;15(4):210–6.

[26] Kirkegaard K, Campbell A, Agerholm I et al. Limitations of a time–lapse blastocyst prediction model: A large multicentre outcome analysis. *Reprod Biomed Online*. 2014;29(2):156–8.

[27] Lagalla C, Tarozzi N, Sciajno R et al. Embryos with morphokinetic abnormalities may develop into euploid blastocysts. *Reprod Biomed Online*. 2017;34(2):137–46.

[28] Barrie A, Homburg R, McDowell G et al. Examining the efficacy of six published time–lapse imaging embryo selection algorithms to predict implantation to demonstrate the need for the development of specific, in–house morphokinetic selection algorithms. *Fertil Steril*. 2017;107(3):613–21.

[29] Storr A, Venetis C, Cooke S et al. Time–lapse algorithms and morphological selection of day–5 embryos for transfer: A preclinical validation study. *Fertil Steril*. 2018;109(2):276–83e3.

[30] Gurbuz AS, Gode F, Uzman MS et al. GnRH agonist triggering affects the kinetics of embryo development: A comparative study. *J Ovarian Res*. 2016;9(1):22.

[31] Gryshchenko MG, Pravdyuk AI, Parashchyuk VY. Analysis of factors influencing morphokinetic characteristics of embryos in ART cycles. *Gynecol Endocrinol*. 2014;30(Suppl 1):6–8

[32] Kim HJ, Yoon HJ, Jang JM et al. Evaluation of human embryo development in *in vitro* fertilization–and intracytoplasmic sperm injection–fertilized oocytes: A time–lapse study. *Clin Exp Reprod Med*. 2017;44(2):90–5.

[33] Freis A, Dietrich JE, Binder M et al. Relative morphokinetics assessed by time–lapse imaging are altered in embryos from patients with endometriosis. *Reprod Sci*. 2018;25(8):1279–85.

[34] Desai N, Gill P, Tadros NN et al. Azoospermia and embryo morphokinetics: Testicular sperm–derived embryos exhibit delays in early cell cycle events and increased arrest prior to compaction. *J Assist Reprod Genet*. 2018;35(7):1339–48.

第 5 章 全胚胎冷冻的应用

Use of Cryopreservation for All Embryos

Samuel Santos-Ribeiro　　Shari Mackens　　Biljana Popovic-Todorovic

Annalisa Racca　　Christophe Blockeel　　Panagiotis Drakopoulos　著

赵凡萱　译　　赵军招　校

一、概述

早期辅助生殖技术的特点可以用"越多越好"来形容，即尽量获取更多的卵母细胞，从而最大限度地获得可移植胚胎的数量。最初，由于临床妊娠成功率低，在体外受精过程中通常将所有可用的胚胎都行新鲜周期移植。但是，随着 IVF 在临床和实验室方面的持续改进，增加临床妊娠率的同时也增加了多胎妊娠的风险 [1]。因此，可用胚胎的冷冻保存策略应运而生，这样的需求不仅起因于 ART 成功率的迅速提高，也起因于 ART 相关并发症的激增。

二、辅助生殖技术中胚胎冷冻保存的历史

1983 年，澳大利亚报道了首例通过移植程序化慢速冷冻复融的人类胚胎而成功妊娠的病例 [2]，次年荷兰报道了首例活产病例 [3]。然而，在胚胎冷冻保存发展的早期阶段，具有最佳形态学分级的胚胎仍被选择新鲜移植，因为冷冻保存后的妊娠率相对较低 [4]。低成功率是胚胎冷冻保存最初只作为有卵巢反应过度或者多胎妊娠高危女性新鲜胚胎移植失败后的辅助治疗的主要原因。

尽管它们在日常临床实践中得到了广泛应用，但除了一些细微的改变，如加入 1, 2- 丙二醇和蔗糖作为冷冻保护剂 [5]，实验室采用程序化冷冻的方案多年来保持不变。随着时间的推移，尤其是随着程序化慢速冷冻逐渐被玻璃化冷冻取代后，人类胚胎冷冻保存技术在妊娠率上有了相当大的提高，玻璃化冷冻是一个不形成结晶就能迅速降温的方法，从而使胚胎解冻后有更高的存活率。与程序化慢速冷冻法相比，玻璃化冷冻法的应用越来越广泛 [6]。虽然直到 2001 年才有了第一例利用该方法成功获得人类活产的报道 [8]，但是玻璃化冷冻法目前已经得到了充分的优化，而且已有可靠的临床相关安全数据 [7]。

三、减少多胎妊娠的策略

一些早期研究报道，和自然妊娠相比，IVF 后的产科结局较差，包括早产、低出生体重和围产

期死亡的风险较高[9, 10]。早产的风险较高主要是由于多胎分娩率大大增加。在欧洲国家，医生们为减少 ART 导致的多胎妊娠做出了巨大努力（图 5-1），首先，在"选择性单胚胎移植"概念出现后[11]，通过提出允许移植的"最多"胚胎数为两个，试图减少患者多胎移植的要求（即超过两个胎儿）。在斯堪的纳维亚半岛进行了有关该主题的首个多中心随机对照试验（RCT），将移植两个新鲜胚胎与移植单个新鲜胚胎进行比较，最后再与冷冻 – 复融后的胚胎移植作比较[12]。在这项研究中，尽管双胎移植组的双胎妊娠率为 33%，但两组之间的活产率（LBR）没有差异（仅为 43.3% vs. 38.8%）。根据这些结果，选择性单胚胎移植已成为许多欧洲国家的政府强制性命令，并且已证明这些政策在不影响累积 LBR 的情况下，显著减少了双胎和高序多胎的人数[13-15]。因此，虽然对于胚胎冷冻保存法有效性的担忧使其早期仅作为一种"辅助的方法"，但减少多胎妊娠的需求大大促进了它的应用。目前在美国接受 ART 治疗后出生的所有儿童中，有 1/3 移植的是冷冻保存的胚胎[16]。

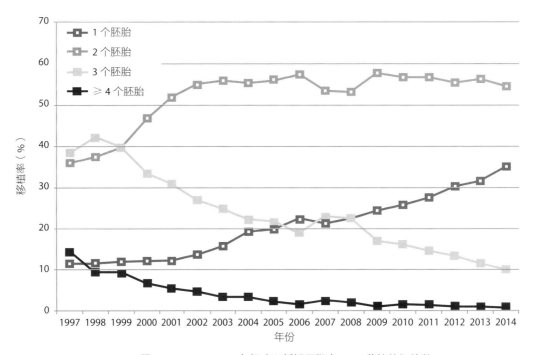

▲ 图 5-1　1997—2014 年间欧洲新鲜周期中 ART 移植的胚胎数

ART. 辅助生殖技术（经许可转载，引自 De Geyter C et al. *Hum Reprod*. 2018;33[9]:1586–601）

四、临床无并发症的愿景

在与 ART 直接相关的所有可能并发症中，卵巢过度刺激综合征（OHSS）至关重要，因为它是一种医源性且可能威胁生命的并发症，它几乎完全与卵巢刺激有关，通常发生在健康状况良好的女性中[17]（虽然每个周期的发病率仅为 2%～3%，但高危患者中多达 1/3 的病例会发生 OHSS[18]）。

现已广泛采用的促性腺激素释放激素拮抗药方案作为主要的预防措施已大大降低了 OHSS 的发生率[19]。除了使用 GnRH 拮抗药外，选择 GnRH 激动药来促进最终卵母细胞成熟能有效地降低（其至消除）早发型严重 OHSS 的发生率 [18]。然而，由于在新鲜胚胎移植中使用 GnRHa 扳机对 IVF 妊娠率有负面影响 [19]，因此必须提供几种可能的补救策略。第一个建议是增强黄体期支持，即加强补充孕酮和雌二醇 [18] 或在取卵后立即给予低剂量的人绒毛膜促性腺激素 [20]。虽然最初这些增强黄体期支持的方法似乎显著增加了 GnRH 扳机后的妊娠率，但后来发现它们的效果仍然不是很理想 [21]，有再次增加 OHSS 发生的潜在风险 [22]。与此同时，越来越受欢迎的策略是有意地将 IVF 治疗"分段"，即冷冻保存所有可用的高质量胚胎，在随后的周期中解冻胚胎进行移植。这种方法已被证明是目前为止减少早发型严重 OHSS 发生的最佳方法 [23]。

五、当前有争议的方面：冷冻保存在平衡 ART 有效性和安全性中的作用

在 ART 治疗中，卵巢刺激的主要目的是增加获卵数和可利用胚胎数，从而选择最优的胚胎进行移植。外源性促性腺激素的广泛使用使得妊娠率显著增加，从 3%～10%（不使用或最低限度的刺激）增加到 20%～50% [24]。一些研究提出了卵巢刺激后是否有存在一个最佳获卵数的方案，这表明卵母细胞数量与 LBR [25-28] 之间有一种独立的关系。特别是来自美国和英国的两项大型注册研究表明，当获卵数超过 20 个 [26] 时，新鲜 LBR 或达到平稳水平，甚至下降，而获得更多的卵母细胞可能只会增加 OHSS 的风险。然而，这些研究结果的局限性在于，它们只分析了新鲜移植的结果，而没有考虑到在随后的冻融周期中移植剩余胚胎的潜在优势。

随着 ART 中分段概念的发展（即使用拮抗药方案结合 GnRHa 扳机和选择性胚胎冷冻保存），不仅开启了全新的视野，也为最初被称为"全胚冷冻策略"的方法铺平了道路 [29]。此外，对于 ART 中有效性和安全性之间最佳平衡的理解也在演变。因为越来越多的研究者提出，应使用累积 LBR 而不是仅使用新鲜胚胎移植 LBR 来报道 ART 的成功率 [30]。在这种情况下，累积 LBR 被定义为在 ART 单次卵巢刺激后，新鲜周期或后续冷冻周期中第一个活产儿 [31]。以至少有过一次活产的女性人数作为分子，强调了夫妇寻求治疗的结果，根据疗效和成本做出更合适的经济和政治性决定，由此得出的数据对患者更有意义。

关于获卵数和累积 LBR 之间的关系，累积 LBR 遵循新鲜同期体外受精流程，在 13～15 个卵母细胞以上达到一个平稳水平，这表明即使在高反应的女性中，累积 LBR 仍然低到令人失望 [32, 33]。然而，最近的另外两项大型研究（包括使用 GnRH 拮抗药来抑制刺激的更同质化均一的不育人群）显示，获卵数与累积 LBR 呈正相关，认为随着卵巢反应的增加，累积活产率更高 [34, 35]。尽管当获卵数超过 27 个时，累积 LBR 增加较为缓和 [34]，但未检测到平稳期（图 5-2）。在同样的背景下，一项基于人群的队列研究对仅采用"全胚冷冻"策略的不孕患者进行了评估，结果显示，甚至在卵母细胞超过 25 个时 [36]，LBR 随着获卵数的增加而提高。这些最新数据与先前研究结果之间存在差异可能是由于以下两个主要原因：①最初的研究是在玻璃化冷冻尚未常规应用于临床实践的时期进行的；②部分患者可能没有用完所有的剩余冷冻胚胎。

这些新发现表明，累积 LBR 随着获卵数的增加而逐渐增加，表明卵母细胞数量较多的患者将会有更多的剩余胚胎可用于移植，这可能会进一步提高总体成功率。与这些结果一样，最近的遗传学研究还表明，卵母细胞数量的增加不仅不会像早期卵巢微刺激方案的支持者所认为的那样影响胚

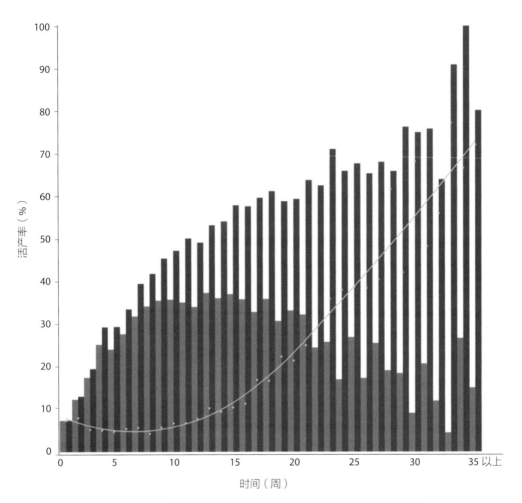

▲ 图 5-2　累积活产率和新鲜活产率（根据获得的卵母细胞数）

新鲜活产率（灰色柱），累积活产率（黑色柱），全胚胎冷冻率（灰色线）。进行分析是为了应对趋势。全胚胎冷冻的患者被认为在新鲜周期中没有活产（经许可转载，引自 Polyzos NP et al. *Fertil Steril.* 2018;110[4]:661–70.e1 ）

胎质量 [37]，相反，甚至可能会增加整倍体胚胎的数量 [38]。总的来说，这些结果引起了医生之间的频繁辩论，他们认为最好的方法可能是进行更强的刺激，以获得最大数量的卵母细胞，然后常规使用 GnRHa 扳机并选择性冷冻保存所有胚胎。尽管这种强刺激的概念似乎发人深省，但我们仍会强烈反对"狂野刺激"的概念（即对所有女性均给予最大剂量的外源促性腺激素，而不论其预期的卵巢反应如何），因为在这种情况下，累积 LBR 的任何获益可能会以再次增加其他 ART 相关并发症（如卵巢扭转或出血）的风险为代价，同时还要考虑患者的意愿。

六、支持选择性胚胎冷冻保存的论据

在过去的 40 年里，IVF 已经取得了很大的进步，它从一个需要住院的复杂手术到一个相当简单的门诊技术。尽管有这些多方面的改进，但总体活产率仍低得令人失望。此外，即使在安全措施不断提高的情况下，卵巢刺激的应用仍然存在风险，而且自 2000 年以来 ART 并发症的发生率一直相对稳定 [39]。特别是严重并发症（如 OHSS）的发生率不应该被视为是无关紧要的，尤其是考虑到这些并发症经常被漏报[40]。此外，ART 还会增加其他并发症的发生率，如异位妊娠[41, 42]和新生儿发病率[43]，将这些风险降至最低的最佳策略仍有待确定。ART 有效性和安全性之间的这种微妙平衡正困惑着医护人员，他们现在认为所有胚胎的选择性冷冻保存可能在 ART 未来治疗中发挥重要作用（图 5-3）。

（一）选择性推迟胚胎移植是否会增加妊娠率

一项 1985—2014 年在美国注册数据库中分析 ART 结局趋势的研究（图 5-4）指出，尽管自 2000 年以来新鲜胚胎移植后的活产分娩率一直停滞在 30% 左右，但是随着冷冻胚胎移植（frozen embryo transfer，FET）技术的应用，活产率逐渐增加，2014 年已高达约 43%[44]。虽然随着时间推移出现这种改善的潜在原因尚不清楚，但已提出了许多假设，包括胚胎植入前非整倍体遗传学检测（preimplantation genetic testing for aneuploidy，PGT-A）的广泛应用、冷冻保存技术的优化（即玻璃化冷冻）及在 FET 之前多种评估子宫内膜容受性方法的问世。

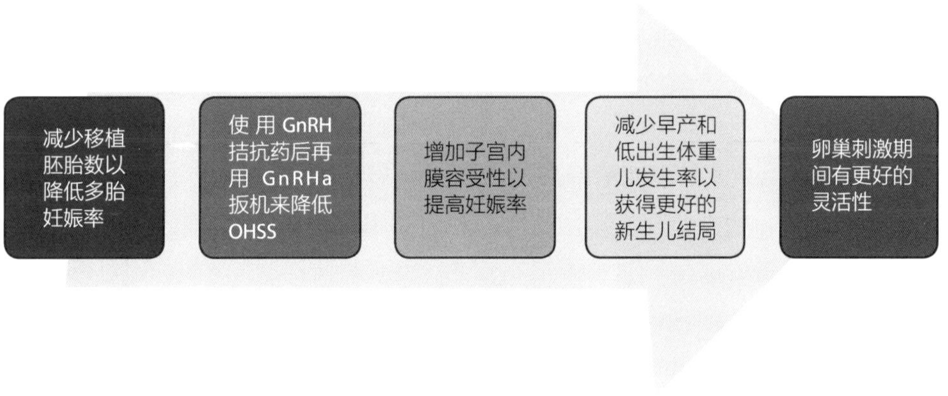

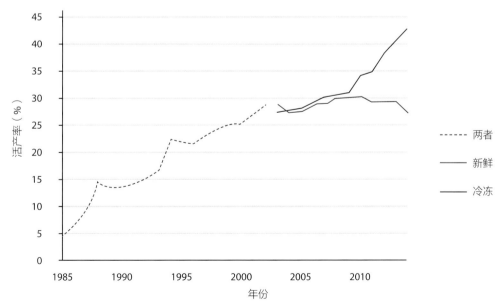

减少移植胚胎数以降低多胎妊娠率
使用 GnRH 拮抗药后再用 GnRHa 扳机来降低 OHSS
增加子宫内膜容受性以提高妊娠率
减少早产和低出生体重儿发生率以获得更好的新生儿结局
卵巢刺激期间有更好的灵活性

▲ **图 5-3　自 ART 诞生以来对所有胚胎选择性冷冻保存的潜在优势的观点总结**

ART. 辅助生殖技术；GnRH. 促性腺激素释放激素；OHSS. 卵巢过度刺激综合征

45
40
35
30
25
20
15
10
5
0
活产率（%）
1985
1990
1995
2000
2005
2010
年份
两者
新鲜
冷冻

▲ **图 5-4　根据辅助生殖技术协会数据库，按自身移植周期的年活产分娩率**

在 2002 年，研究结果被分为新鲜胚胎移植和冷冻胚胎移植［经许可转载，引自 Toner JP et al. *Fertil Steril*. 2016;106(3):541–6］

此外，许多作者推测，卵巢刺激过程中产生的超生理环境的激素可能会影响子宫内膜的容受性，并阻碍胚胎着床和影响新生儿结局。迄今为止，晚卵泡期孕酮的异常产生最常被认为是反映子宫内膜容受性的最佳指标，特别是晚卵泡期孕酮的升高与新鲜胚胎移植后妊娠率的降低有关[45]。尽管对于这种受阻的妊娠结局，其背后的完整机制仍不清楚，但一些研究者认为，选择性胚胎冷冻保存至少可以部分解决此问题。鉴于之前的研究显示，过早暴露于孕激素的子宫内膜在黄体期出现了异常的基因表达[46]。这使得许多中心改变了临床策略，即在扳机日当天测量血清孕酮水平，并且在卵巢刺激过程中当孕酮的产生被认为是"过量"时采取"全胚胎冷冻"策略。"孕激素过量"的定义一直是一个有争议的问题，一项大型的 Meta 分析表明，阈值低至 0.8ng/ml 可以从选择性冷冻保存中获益[45]。为了解决这个难题，Hill 等在有效性和成本效益方面评估了多个阈值（图 5-5），当孕酮水平在 1.50～2.00ng/ml，选择性胚胎冷冻保存具有比较合理的成本效益，在 1.50ng/ml 的阈值下，需要进行处理的人数为 13 个[47]。因此，随着卵巢刺激后子宫内膜容受性的重要性日渐增加，卵泡发育后期孕酮水平的升高及发生 OHSS 的风险成为选择性胚胎冷冻保存的主要指标之一。

多项研究初步表明，选择性全胚胎玻璃化冷冻可提高妊娠率。但第一个针对该假设的 Meta 分析提出了有争议的结果[48]。具体来说，该 Meta 分析包括当时仅有的三个可用 RCT，发现选择性 FET 与较高的持续妊娠率和相似的流产率相关。这篇综述的大部分数据（46%）来自某期刊，该期刊后来因发现该研究存在严重的方法缺陷而被撤回[49]，尽管对随后更新的 Meta 分析总体结果没有太大影响[50]。但是，来自同一研究组的其余两个 RCT 在选择研究人群的方法上有所不同。一项研究是在预测的正常反应者中进行[51]，另一项在预测的高反应者中进行[52]。在后一个试验中，尽管各组在第 5 天的移植率和剩余胚胎的数量上存在显著差异，但持续妊娠率没有明显差异。上述研究中发现的这些阳性结果缺乏充分的证明，因此需要设计更好的 RCT 来比较有和没有 OHSS 风险升高的女性新鲜胚胎移植和选择性 FET 的妊娠结局。在这方面，尽管最近一项 1500 多例患者的临床试验表明，对于 OHSS 高风险患者，实行选择性 FET 的疗效更好、更安全[53]，但不久后发表的另

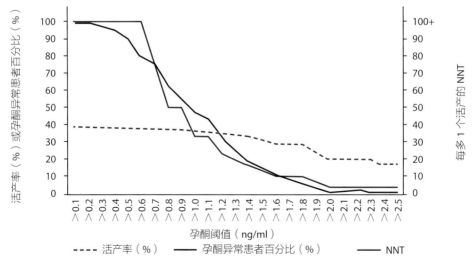

▲ 图 5-5　超过孕激素阈值的活产、超过孕激素阈值被列为异常的患者的百分比及在每个阈值下获得额外活产所需治疗的人数之间的关系

NNT. 需要治疗的数量（经许可转载，引自 Hill MJ et al. *Fertil Steril.* 2018;110[4]:671-9.e2）

外两项试验显示，该方法对正常反应的女性的 LBR 没有任何益处 [54, 55]，尽管它仍可能降低 OHSS 的风险 [55]。这些结果质疑了"全胚冷冻"策略对提高 ART 妊娠结局的总体有效性，尤其是一项 Meta 分析（图 5-6）显示，选择性 FET 似乎并没有增加累积 LBR [56]。

其他研究人员提出，选择性胚胎冷冻保存是否仅在延长培养的临床背景下可能有益 [57]，该结果需要进一步验证，并且在最近一项大型注册分析中选择性胚胎冷冻保存受到了间接的质疑，在这项分析中，对于反应不佳或正常的人来说，冷冻保存后的妊娠结局似乎更糟糕 [58]。

（二）胚胎 – 子宫内膜不同步的胚胎相关因素

在卵巢刺激过程中，由于孕激素过量产生而引起的子宫内膜提前转化可能不是新鲜胚胎移植过程中妊娠结局停滞的唯一原因。具体地说，先前的研究已经暗示了"生长缓慢的胚胎"也可能导致胚胎 – 子宫内膜的不同步，特别是囊胚的延迟扩张。一些研究者提出，在这种情况下，可以通过"抢救性"的全胚胎冷冻策略来恢复同步 [59]。虽然这似乎是一种有趣的方法，但最近的一项回顾性研究分析在评估每个起始 ART 周期的临床妊娠率时，未能证实"抢救性全胚胎冷冻"的疗效优于新鲜胚胎移植 [60]。

（三）更少的并发症和更好的新生儿结局

ART 相关并发症可分为与 ART 相关的医源性事件（如 OHSS、卵巢扭转、盆腔感染、盆腔损伤或出血）或妊娠早期（早期流产、异位妊娠和单卵双胎）、孕产妇（如妊娠糖尿病或先兆子痫）

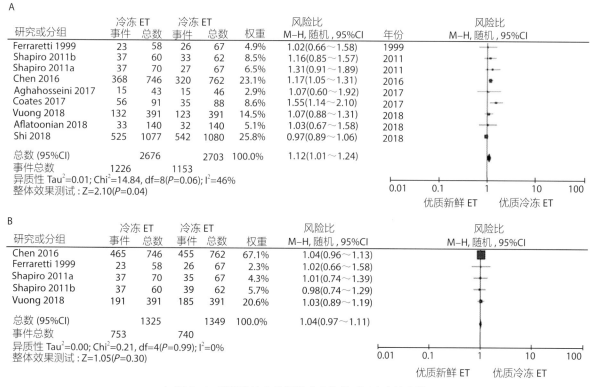

▲ 图 5-6 新鲜移植和选择性冷冻移植后活产率的森林图

A. 活产率；B. 1 年累积活产率的治疗 – 意向分析。ET. 胚胎移植（经许可转载，引自 Roque M et al. *Hum Reprod Update*. 2019; 25[1]:2–14)

或新生儿并发症（如多胎妊娠、先天畸形、早产、低出生体重、晚期流产或围产期死亡）。尽管这些并发症大多都不是 ART 所特有的，但在 ART 后更为常见。其中，异位妊娠和同卵双胎这两种特殊的早期妊娠并发症与 ART 有着内在联系，但由于其发生罕见，研究难度极大。

自从人类 IVF 治疗首次导致异位妊娠以来[61]，高达 8.6% 的异位妊娠率一直与 ART 有关[62]。尽管尚未完全了解 ART 后异位妊娠率增加的原因，但一些研究表明，这种关联可能主要与异位妊娠和不孕症其他已知危险因素的混杂影响有关，如输卵管疾病、吸烟和高龄产妇[63]。随着冷冻保存技术的改进，一些研究者推测，包括最近一项基于人群的研究显示[64]，相较于新鲜周期，FET 周期可能与略低的异位妊娠风险有关[41, 42]。然而，最近的另一项注册数据并没有证实这些发现，即在预防异位妊娠方面，FET 并没有显示出任何显著的优势[65]。

关于 ART 和胚胎分裂之间的关系，虽然引起的危险因素和机制尚不清楚，但有人认为特定的患者特征和 ART 步骤可能在单卵双胎的发展中发挥作用。最近的一项研究首次提出 FET 也可以减少单卵双胎的发生[66]。然而，这个结果最近受到了另外两个研究小组的质疑：这两个小组的结果一致表明 FET 并没有减少单卵双胎的发生[67]，甚至还增加风险[68]。这些报道值得进一步探讨，因为单卵妊娠与母亲和胎儿并发症（如胎儿生长受限、早产和围产期死亡率）的风险增加有关[66]。

另有报道显示 IVF 分段治疗的另一个潜在优势，即 FET 可以显著降低早产和低出生体重的发生率[69]（表 5–1）。尽管一些注册分析支持早产发生率显著下降[70]，但来自辅助生殖技术协会（SART）数据库的一项全国范围内最大的注册分析之一表明，冷冻和新鲜胚胎移植后的单胎早产率

表 5–1　冷冻胚胎移植后新生儿预后的累积 Meta 分析结果总结

结局风险	证　据	提供证据的年份	精度、幅度或方向无进一步变化	需要更多的观测数据
小于胎龄	FET 较低	2010	2014	否
低出生体重	FET 较低	1997	2014	否
极低出生体重	FET 较低	2013	2016	否
大于胎龄	FET 较高	2010	2014	否
高出生体重	FET 较高	2014	2016	否
极高出生体重	FET 较高	2013	2014	否
早产	FET 较低	2005	2014	否
极早产	FET 较低	2016	2016	否
产前出血	无差异	2010	2014	是
入住 NICU	无差异	2012	2013	是
先天畸形	无差异	2014	2016	是
围产期发病率	无差异	2014	2014	是
妊娠期高血压病	FET 较高	2015	2015	是

经许可转载，引自 Maheshwari A et al. *Hum Reprod Update*. 2018;24(1):35–58

FET. 冷冻胚胎移植；NICU. 新生儿重症监护室

无显著差异[71]。尽管产科护理有所进展，但早产仍是围产期发病率和死亡率的主要原因，也是 5 岁以下儿童死亡的第二大直接原因[72]。

对这些发现最合理的解释似乎是卵巢刺激对子宫内膜血管生成和胚胎植入有潜在的负面影响。尽管尚未建立该假设的确切机制，但在小鼠中进行的实验研究表明，卵巢刺激、IVF 和胚胎培养可能会改变胎儿和胎盘的发育[73]。因对胎儿生长有调节作用而闻名的印迹基因在超促排卵小鼠中表达的数量明显高于未受刺激的对照组[74]，这表明卵巢刺激可能通过影响植入胚胎的滋养细胞分化，进而影响胎盘发育，从而损害胎儿生长。然而，低出生体重婴儿的增加可能是由于外源性刺激对卵母细胞的表观遗传效应[75]。一项基于人群的研究中，互补配对分析结果似乎进一步证明了这一假设[71]。该研究表明，与新鲜胚胎移植相比，冷冻胚胎移植后出生的同胞单胎低出生体重显著降低，然后对于卵母细胞受卵者，新鲜周期移植和冷冻周期移植其同胞单胎的出生体重没有差异（在新鲜或冷冻周期中均未给予卵巢刺激）。

同样重要的是要承认，比较新鲜和冷冻周期历史数据的结果可能不能直接推断为冷冻所有胚胎的真实结果，因为这些研究中大多数都会受到"第二选择"效应的影响（例如任何时候获得的最优质胚胎都进行新鲜移植）。也就是说，最近三次 RCT 的数据显示，要么是新鲜和冷冻周期的新生儿结局具有可比性，要么是选择性胚胎冷冻保存对出生体重或早产风险的影响不大[53, 54, 76]。虽然早产和出生体重的结果似乎更加一致，然而围产期或新生儿死亡的结果更具争议性，同时 FET 的治疗结果从更好[69]到类似[77]甚至更差[55, 78]都有。

（四）治疗周期安排和其他已知优势

选择性 FET 策略因其与 ART 的有效性和安全性没有直接相关性而广受欢迎。具体来说，由于这一策略显著降低了刺激相关的 OHSS 发生率，它还使得治疗有更大的灵活性，允许医生延长卵巢刺激，避开节假日和周末取卵[79]。因此，选择性 FET 策略有助于采用更灵活的方法进行卵巢刺激，包括随机日启动卵巢刺激[80]、孕激素下调[81]和采取连续刺激周期的方式积攒卵母细胞 / 胚胎[82]，但是这些方法相对较新，在广泛应用前需要大量的验证，它们的出现与"全胚冷冻"方法越来越受欢迎密切相关（图 5-7）。

七、"全胚胎冷冻"时代需要谨慎的潜在原因

（一）巨大儿和宫内不良编程的风险

与新鲜周期移植或自然受孕后出生的单胎婴儿相比，FET 后出生的单胎婴儿，其出生体重和巨大儿或大于胎龄儿（large for gestational age，LGA）的发生率显著增加[43]。最新的 Meta 分析报道显示，FET（分别与新鲜周期和自然受孕相比）的 LGA 风险增加 1.5 倍和 1.3 倍，巨大儿的风险增加 1.7倍和 1.4 倍[83]。有趣的是，在一项关于玻璃化冷冻胚胎单胚移植后围产期结局的大型研究中，调整了潜在的混杂因素后，比较 FET 和新鲜周期单胚移植后的 LGA，在统计学上无显著差异[84]。此外，在供卵模型中（消除了卵巢刺激可能通过其对子宫的影响而对新生儿体重产生影响），将新鲜胚胎移植与 FET 进行比较时，无论是在出生体重水平上还是在所使用的冷冻保存方法功能方面均未发

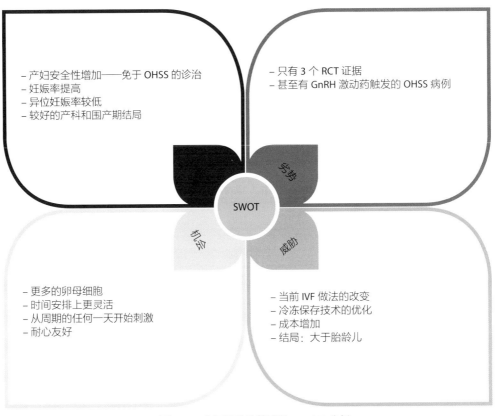

- 产妇安全性增加——免于 OHSS 的诊治
- 妊娠率提高
- 异位妊娠率较低
- 较好的产科和围产期结局

- 只有 3 个 RCT 证据
- 甚至有 GnRH 激动药触发的 OHSS 病例

劣势

SWOT

机会

威胁

- 更多的卵母细胞
- 时间安排上更灵活
- 从周期的任何一天开始刺激
- 耐心友好

- 当前 IVF 做法的改变
- 冷冻保存技术的优化
- 成本增加
- 结局：大于胎龄儿

▲ 图 5-7 全胚胎冷冻策略的 SWOT 分析

GnRH. 促性腺激素释放激素；IVF. 体外受精；OHSS. 卵巢过度刺激综合征；RCT. 随机对照试验；SWOT. 优势、劣势、机会和威胁（经许可转载，引自 Blockeel C et al. *Hum Reprod*. 2016;31[3]:491–7）

现差异[77, 85]。最后，最近比较了新鲜胚胎移植与选择性 FET 的三项 RCT 显示，总体 LGA 率没有增加，尽管其中两项试验确实报道了选择性 FET 组中新生儿平均出生体重增加[53-55]。

FET 容易导致巨大胎儿和 LGA 的原因尚不清楚。尽管尚未有证据显示出不育的具体病因和治疗类型在很大程度上影响出生体重，但已有研究表明其他因素与不良结局有关[86]，特别是出生体重、体重指数和产次等母体因素具有显著影响。然而，FET 中巨大儿 /LGA 风险的增加似乎不能完全由内在的母体因素解释，因为在调整出生顺序后的同胞队列研究中也证实了这一风险[87]。有报道称用于人类胚胎培养的不同培养基会影响出生体重，但这并不被普遍接受[88]。也有人提出，延长胚胎培养时间可能会促进 LGA 的发生[89]，但同样，这一结果在现有文献中也缺乏一致性[76]，甚至有相反的结论，尤其是较高的低出生体重风险与延长培养有关[90]。要解决这些争议，需要足够有力的 RCT 证据。

尽管巨大儿 /LGA 本身通常会增加死产、剖宫产、肩难产、胎儿缺氧、低血糖、呼吸窘迫和围产期死亡的风险，但 FET 出生的单胎婴儿的总体围产期风险要低于常规新鲜胚胎移植后出生的单胎婴儿[43]。最后，巨大儿 /LGA 风险的增加是否与长期健康风险相关还有待确定。需要对 FET 儿童进行更长时间的随访，因为表观遗传修饰对健康的影响可能在成年后才显现出来[[91]]。

（二）剖宫产率

与新鲜周期和自然受孕相比，FET 后的剖宫产率更高[69, 78]。这一观察结果很可能存在偏差，因为与自然受孕或新鲜胚胎移植的女性相比，冷冻胚胎移植组中可能有更多的女性有过剖宫产史。更重要的是，与自然受孕相比，IVF 后的单胎妊娠与产科和围产期并发症的风险增高有关。然而，最近也有报道称激素替代疗法的 FET 比自然周期的 FET 有更高的过期产率和剖宫产率[92]。这可能是子宫内膜准备本身或激素替代组的选择偏倚所致，其中包括排卵障碍患者的比例和产科不良结局的风险更高。

（三）先兆子痫

Maheshwari 等最近进行的一项累积 Meta 分析（表 5-1）纳入了 5 项关于妊娠期高血压疾病结局的研究，并得出 FET 组的相对风险更高，但没有明确的生物学解释[43]。然而，对于高发先兆子痫的赠卵妊娠，冻融胚胎移植似乎没有比新鲜胚胎移植带来更多早产和足月先兆子痫或妊娠高血压[93]的风险。此外，在最近评估选择性胚胎冷冻保存的 RCT 中，只有一个在多囊卵巢综合征女性中进行[53]的研究证实了上述结论[54, 55]。

（四）延迟怀孕时间

接受 ART 治疗的患者都渴望尽快怀孕，并且应尽可能避免不必要的延迟，因为这可能导致患者焦虑。FET 本身意味着延长了达到妊娠的时间。但是，在新鲜胚胎移植失败后，可以考虑立即进行 FET，因为已有过类似妊娠结局的报道[94]。此外，选择性进行 FET 的周期中，在刺激周期后立即进行 FET 的效果似乎与推迟一个月经周期或更长时间的 FET 相当[95, 96]。鉴于 GnRHa 扳机后加速黄体细胞凋亡，如果立即进行 FET 治疗，可以将这种情况下怀孕时间的延迟降至最短。

八、需要进一步研究的问题

胚胎冷冻保存已成为 ART 中一项重要的治疗策略。近年来，随着技术的不断改进，FET 的周期数和妊娠率均增加了，以至于已有人提出，作为提高 ART 成功率的一种手段，将来胚胎的选择可能会变得不那么重要了，因为几乎所有的胚胎都会在解冻过程中存活下来[97]。此外，随着选择性冷冻保存的证据和适应证扩展到生育力保存、反应不良者卵母细胞/胚胎的积累、植入前遗传学检测（PGT）和反复植入失败，实施选择性 FET 的"决策门槛"不断下降，在一些中心甚至成为常态。尽管现有证据经常被归类为低质量，并且与该方法的最终风险有关，但这种趋势仍然存在。为了最终解决这些问题，需要进行多次试验。目前，不仅在一般 ART 人群中（ACTRN12612000422820、ACTRN12616000643471、ISRCTN61225414、NCT02570386、NTR3187），而且还在特定的 ART 人群中进行许多研究，如在反复植入失败（NCT02681367）、选择性囊胚移植（NCT02712840、NCT02746562）、预测的高反应者（NCT02148393）、正常/不良反应者及进行 PGT 的夫妇中（NCT02000349、NCT02133950）。

除了评估选择性 FET 方法的有效性和安全性外，其他更实用的指标也需要在选择性 FET 中进行进一步的审查。具体而言，胚胎冷冻保存的最佳阶段，首次 FET 的最佳时机（NCT03201783），自然周期和人工周期 FET 是否都可以进行，妊娠时间如何影响，以及考虑直接和间接（如新生儿重症监护）成本时[50]，该方法的成本效益是否发生变化，这些都是目前缺少可靠数据的相关临床问题。

最后，需要进一步的基础研究以便更好地了解卵巢刺激对子宫内膜潜在的负面影响，以及它是否与着床和随后的胎盘形成有关[98, 99]。基础研究还应试图为观察到的 FET 后 LGA 和高血压疾病发病率的增加提供明确的解释。

参 考 文 献

[1] Jones HW, Jr. Twins or more. *Fertil Steril.* 1995;63(4):701–2.

[2] Trounson A, Mohr L. Human pregnancy following cryopreservation, thawing and transfer of an eight–cell embryo. *Nature.* 1983;305(5936):707–9.

[3] Zeilmaker GH, Alberda AT, van Gent I et al. Two pregnancies following transfer of intact frozen–thawed embryos. *Fertil Steril.* 1984;42(2):293–6.

[4] Puissant F, Van Rysselberge M, Barlow P et al. Embryo scoring as a prognostic tool in IVF treatment. *Hum Reprod.* 1987;2(8):705–8.

[5] Lassalle B, Testart J, Renard J–P. Human embryo features that influence the success of cryopreservation with the use of 1,2 propanediol. *Fertil Steril.* 1985;44(5):645–51.

[6] Cobo A, de los Santos MJ, Castello D et al. Outcomes of vitrified early cleavage–stage and blastocyst–stage embryos in a cryopreservation program: Evaluation of 3,150 warming cycles. *Fertil Steril.* 2012;98(5):1138–46.e1.

[7] Belva F, Bonduelle M, Roelants M et al. Neonatal health including congenital malformation risk of 1072 children born after vitrified embryo transfer. *Hum Reprod.* 2016;31(7):1610–20.

[8] Mukaida T, Nakamura S, Tomiyama T et al. Successful birth after transfer of vitrified human blastocysts with use of a cryoloop containerless technique. *Fertil Steril.* 2001;76(3):618–20.

[9] Schieve LA, Meikle SF, Ferre C et al. Low and very low birth weight in infants conceived with use of assisted reproductive technology. *N Engl J Med.* 2002;346(10):731–7.

[10] Helmerhorst FM, Perquin DA, Donker D, Keirse MJ. Perinatal outcome of singletons and twins after assisted conception: A systematic review of controlled studies. *BMJ.* 2004;328(7434):261.

[11] De Geyter C, Calhaz–Jorge C, Kupka MS et al. ART in Europe, 2014: Results generated from European registries by ESHRE: The European IVF–monitoring Consortium (EIM) for the European Society of Human Reproduction and Embryology (ESHRE). *Hum Reprod.* 2018;33(9):1586–601.

[12] Thurin A, Hausken J, Hillensjo T et al. Elective single–embryo transfer versus double–embryo transfer in in vitro fertilization. *N Engl J Med.* 2004;351(23):2392–402.

[13] European Society of Human Reproduction Embryology, Kupka MS, D'Hooghe T et al. Assisted reproductive technology in Europe, 2011: Results generated from European registers by ESHRE. *Hum Reprod.* 2016;31(2):233–48.

[14] Peeraer K, Debrock S, Laenen A et al. The impact of legally restricted embryo transfer and reimbursement policy on cumulative delivery rate after treatment with assisted reproduction technology. *Hum Reprod.* 2014;29(2):267–75.

[15] Saldeen P, Sundstrom P. Would legislation imposing single embryo transfer be a feasible way to reduce the rate of multiple pregnancies after IVF treatment? *Hum Reprod.* 2005;20(1):4–8.

[16] Doody KJ. Cryopreservation and delayed embryo transfer–assisted reproductive technology registry and reporting implications. *Fertil Steril.* 2014;102(1):27–31.

[17] Papanikolaou EG, Pozzobon C, Kolibianakis EM et al. Incidence and prediction of ovarian hyperstimulation syndrome in women undergoing gonadotropin–releasing hormone antagonist in vitro fertilization cycles. *Fertil Steril.* 2006;85(1):112–20.

[18] Engmann L, DiLuigi A, Schmidt D et al. The use of gonadotropin–releasing hormone (GnRH) agonist to induce oocyte maturation after cotreatment with GnRH antagonist in high–risk patients undergoing in vitro fertilization prevents the risk of ovarian hyperstimulation syndrome: A prospective randomized controlled study. *Fertil Steril.* 2008;89(1):84–91.

[19] Al–Inany HG, Youssef MA, Aboulghar M et al. Gonadotrophin–releasing hormone antagonists for assisted reproductive technology. *Cochrane Database Syst Rev.* 2011;(5):CD001750. https://libguides. jcu.edu.au/ama/articles/cochrane–review.

[20] Humaidan P. Agonist trigger: What is the best approach? Agonist trigger and low dose hCG. *Fertil Steril.* 2012;97(3):529–30.

[21] Youssef MA, Van der Veen F, Al–Inany HG et al. Gonadotropin–releasing hormone agonist versus hCG for oocyte triggering in antagonist–assisted reproductive technology. *Cochrane Database Syst Rev.* 2014;10(10):CD008046.

[22] Iliodromiti S, Blockeel C, Tremellen KP et al. Consistent high clinical pregnancy rates and low ovarian hyperstimulation syndrome rates in high–risk patients after GnRH agonist triggering and modified luteal support: A retrospective multicentre study. *Hum Reprod.* 2013;28(9):2529–36.

[23] Bodri D, Guillen JJ, Trullenque M et al. Early ovarian hyperstimulation syndrome is completely prevented by gonadotropin releasing–hormone agonist triggering in high–risk oocyte donor cycles: A prospective, luteal–phase follow–up study. *Fertil Steril.* 2010;93(7):2418–20.

[24] Barbieri RL, Hornstein MD. Assisted reproduction–in vitro fertilization success is improved by ovarian stimulation with exogenous gonadotropins and pituitary suppression with gonadotropin–releasing hormone analogues. *Endocr Rev.* 1999;20(3):249–52.

[25] Briggs R, Kovacs G, MacLachlan V et al. Can you ever collect too many oocytes? *Hum Reprod.* 2015;30(1):81–7.

[26] Sunkara SK, Rittenberg V, Raine–Fenning N et al.

Association between the number of eggs and live birth in IVF treatment: An analysis of 400 135 treatment cycles. *Hum Reprod*. 2011;26(7):1768–74.

[27] Baker VL, Brown MB, Luke B, Conrad KP. Association of number of retrieved oocytes with live birth rate and birth weight: An analysis of 231,815 cycles of *in vitro* fertilization. *Fertil Steril*. 2015;103(4):931–8.e2.

[28] Steward RG, Lan L, Shah AA et al. Oocyte number as a predictor for ovarian hyperstimulation syndrome and live birth: An analysis of 256,381 *in vitro* fertilization cycles. *Fertil Steril*. 2014;101(4):967–73.

[29] Devroey P, Polyzos NP, Blockeel C. An OHSS–Free clinic by segmentation of IVF treatment. *Hum Reprod*. 2011;26(10):2593–7.

[30] Maheshwari A, McLernon D, Bhattacharya S. Cumulative live birth rate: Time for a consensus? *Hum Reprod*. 2015;30(12):2703–7.

[31] Zegers–Hochschild F, Adamson GD, Dyer S et al. The international glossary on infertility and fertility care, 2017. *Fertil Steril*. 2017;108(3):393–406.

[32] Smith A, Tilling K, Nelson SM, Lawlor DA. Live–birth rate associated with repeat *in vitro* fertilization treatment cycles. *JAMA*. 2015;314(24):2654–62.

[33] McLernon DJ, Steyerberg EW, Te Velde ER et al. Predicting the chances of a live birth after one or more complete cycles of *in vitro* fertilisation: Population based study of linked cycle data from 113,873 women. *BMJ*. 2016;355:i5735.

[34] Polyzos NP, Drakopoulos P, Parra J et al. Cumulative live birth rates according to the number of oocytes retrieved after the first ovarian stimulation for *in vitro* fertilization/ intracytoplasmic sperm injection: A multicenter multinational analysis including approximately 15,000 women. *Fertil Steril*. 2018;110(4):661–70.e1.

[35] Drakopoulos P, Blockeel C, Stoop D et al. Conventional ovarian stimulation and single embryo transfer for IVF/ICSI. How many oocytes do we need to maximize cumulative live birth rates after utilization of all fresh and frozen embryos? *Hum Reprod*. 2016;31(2):370–6.

[36] Zhu Q, Chen Q, Wang L et al. Live birth rates in the first complete IVF cycle among 20,687 women using a freeze–all strategy. *Hum Reprod*. 2018;33(5):924–9.

[37] Verberg MF, Macklon NS, Nargund G et al. Mild ovarian stimulation for IVF. *Hum Reprod Update*. 2009;15(1): 13–29.

[38] Labarta E, Bosch E, Mercader A et al. A higher ovarian response after stimulation for IVF is related to a higher number of Euploid embryos. *Biomed Res Int*. 2017;2017:5637923.

[39] Kawwass JF, Kissin DM, Kulkarni AD et al. Safety of assisted reproductive technology in the United States, 2000– 2011. *JAMA*. 2015;313(1):88–90.

[40] Delvigne A. Request for information on unreported cases of severe ovarian hyperstimulation syndrome (OHSS). *Hum Reprod*. 2005;20(7):2033.

[41] Ishihara O, Kuwahara A, Saitoh H. Frozen–thawed blastocyst transfer reduces ectopic pregnancy risk: An analysis of single embryo transfer cycles in Japan. *Fertil Steril*. 2011;95(6):1966–9.

[42] Shapiro BS, Daneshmand ST, De Leon L et al. Frozen– thawed embryo transfer is associated with a significantly reduced incidence of ectopic pregnancy. *Fertil Steril*. 2012;98(6):1490–4.

[43] Maheshwari A, Pandey S, Amalraj Raja E et al. Is frozen embryo transfer better for mothers and babies? Can cumulative meta–analysis provide a definitive answer? *Hum Reprod Update*. 2018;24(1):35–58.

[44] Toner JP, Coddington CC, Doody K et al. Society for assisted reproductive technology and assisted reproductive technology in the United States: A 2016 update. *Fertil Steril*. 2016;106(3):541–6.

[45] Venetis CA, Kolibianakis EM, Bosdou JK, Tarlatzis BC. Progesterone elevation and probability of pregnancy after IVF: A systematic review and meta–analysis of over 60 000 cycles. *Hum Reprod Update*. 2013;19(5):433–57.

[46] Labarta E, Martinez–Conejero JA, Alama P et al. Endometrial receptivity is affected in women with high circulating progesterone levels at the end of the follicular phase: A functional genomics analysis. *Hum Reprod*. 2011;26(7):1813–25.

[47] Hill MJ, Healy MW, Richter KS et al. Defining thresholds for abnormal premature progesterone levels during ovarian stimulation for assisted reproduction technologies. *Fertil Steril*. 2018;110(4):671–9.e2.

[48] Roque M, Lattes K, Serra S et al. Fresh embryo transfer versus frozen embryo transfer in in vitro fertilization cycles: A systematic review and meta–analysis. *Fertil Steril*. 2013; 99(1):156–62.

[49] JARG Editor–In–Chief. Retraction note to: Can fresh embryo transfers be replaced by cryopreserved–thawed embryo transfers in assisted reproductive cycles? A randomized controlled trial. *J Assist Reprod Genet*. 2013; 30(9):1245.

[50] Roque M, Valle M, Kostolias A et al. Freeze–all cycle in reproductive medicine: Current perspectives. *JBRA Assist Reprod*. 2017;21(1):49–53.

[51] Shapiro BS, Daneshmand ST, Garner FC et al. Evidence of impaired endometrial receptivity after ovarian stimulation for *in vitro* fertilization: A prospective randomized trial comparing fresh and frozen–thawed embryo transfer in normal responders. *Fertil Steril*. 2011;96(2):344–8.

[52] Shapiro BS, Daneshmand ST, Garner FC et al. Evidence of impaired endometrial receptivity after ovarian stimulation for *in vitro* fertilization: A prospective randomized trial comparing fresh and frozen–thawed embryo transfers in high responders. *Fertil Steril*. 2011;96(2):516–8.

[53] Chen ZJ, Shi Y, Sun Y et al. Fresh versus frozen embryos for infertility in the polycystic ovary syndrome. *N Engl J Med*. 2016;375(6):523–33.

[54] Vuong LN, Dang VQ, Ho TM et al. IVF transfer of fresh or frozen embryos in women without polycystic ovaries. *N Engl J Med*. 2018;378(2):137–47.

[55] Shi Y, Sun Y, Hao C et al. Transfer of fresh versus frozen embryos in ovulatory women. *N Engl J Med*. 2018; 378(2): 126–36.

[56] Roque M, Haahr T, Geber S et al. Fresh versus elective frozen embryo transfer in IVF/ICSI cycles: A systematic review and meta–analysis of reproductive outcomes. *Hum Reprod Update*. 2019;25(1):2–14

[57] Zaca C, Bazzocchi A, Pennetta F et al. Cumulative live birth rate in freeze–all cycles is comparable to that of

a conventional embryo transfer policy at the cleavage stage but superior at the blastocyst stage. *Fertil Steril.* 2018;110(4):703–9.

[58] Acharya KS, Acharya CR, Bishop K et al. Freezing of all embryos in *in vitro* fertilization is beneficial in high responders, but not intermediate and low responders: An analysis of 82,935 cycles from the society for assisted reproductive technology registry. *Fertil Steril.* 2018;110(5): 880–7.

[59] Wirleitner B, Schuff M, Stecher A et al. Pregnancy and birth outcomes following fresh or vitrified embryo transfer according to blastocyst morphology and expansion stage, and culturing strategy for delayed development. *Hum Reprod.* 2016;31(8):1685–95.

[60] Van Landuyt L, Van De Velde H, Blockeel C et al. Fresh transfer of day 5 slowly developing embryos versus postponed transfer of vitrified fully-developed day 6 blastocysts: What is the best approach? *Reprod Biomed Online.* 2018;37:e10.

[61] Steptoe PC, Edwards RG. Reimplantation of a human embryo with subsequent tubal pregnancy. *Lancet.* 1976;1(7965):880–2.

[62] Clayton HB, Schieve LA, Peterson HB et al. Ectopic pregnancy risk with assisted reproductive technology procedures. *Obstet Gynecol.* 2006;107(3):595–604.

[63] Strandell A, Thorburn J, Hamberger L. Risk factors for ectopic pregnancy in assisted reproduction. *Fertil Steril.* 1999;71(2):282–6.

[64] Londra L, Moreau C, Strobino D et al. Ectopic pregnancy after *in vitro* fertilization: Differences between fresh and frozen-thawed cycles. *Fertil Steril.* 2015;104(1):110–8.

[65] Santos-Ribeiro S, Tournaye H, Polyzos NP. Trends in ectopic pregnancy rates following assisted reproductive technologies in the UK: A 12-year nationwide analysis including 160 000 pregnancies. *Hum Reprod.* 2016;31(2):393–402.

[66] Mateizel I, Santos-Ribeiro S, Done E et al. Do ARTs affect the incidence of monozygotic twinning? *Hum Reprod.* 2016;31(11):2435–41.

[67] Liu H, Liu J, Chen S et al. Elevated incidence of monozygotic twinning is associated with extended embryo culture, but not with zona pellucida manipulation or freeze-thaw procedure. *Fertil Steril.* 2018;109(6):1044–50.

[68] Ikemoto Y, Kuroda K, Ochiai A et al. Prevalence and risk factors of zygotic splitting after 937,848 single embryo transfer cycles. *Hum Reprod.* 2018;33(11):1984–91.

[69] Maheshwari A, Pandey S, Shetty A et al. Obstetric and perinatal outcomes in singleton pregnancies resulting from the transfer of frozen thawed versus fresh embryos generated through *in vitro* fertilization treatment: A systematic review and meta-analysis. *Fertil Steril.* 2012;98(2):368–77.e1–9.

[70] Pelkonen S, Koivunen R, Gissler M et al. Perinatal outcome of children born after frozen and fresh embryo transfer: The Finnish cohort study 1995–2006. *Hum Reprod.* 2010;25(4):914–23.

[71] Kalra SK, Ratcliffe SJ, Coutifaris C et al. Ovarian stimulation and low birth weight in newborns conceived through *in vitro* fertilization. *Obstet Gynecol.* 2011;118(4):863–71.

[72] Liu L, Johnson HL, Cousens S et al. Global, regional, and national causes of child mortality: An updated systematic analysis for 2010 with time trends since 2000. *Lancet.* 2012;379(9832):2151–61.

[73] Bloise E, Lin W, Liu X et al. Impaired placental nutrient transport in mice generated by *in vitro* fertilization. *Endocrinology.* 2012;153(7):3457–67.

[74] Mainigi MA, Olalere D, Burd I et al. Peri-implantation hormonal milieu: Elucidating mechanisms of abnormal placentation and fetal growth. *Biol Reprod.* 2014;90(2):26.

[75] Weinerman R, Mainigi M. Why we should transfer frozen instead of fresh embryos: The translational rationale. *Fertil Steril.* 2014;102(1):10–8.

[76] De Vos A, Santos-Ribeiro S, Van Landuyt L et al. Birthweight of singletons born after cleavage-stage or blastocyst transfer in fresh and warming cycles. *Hum Reprod.* 2018;33(2):196–201.

[77] Vidal M, Vellve K, Gonzalez-Comadran M et al. Perinatal outcomes in children born after fresh or frozen embryo transfer: A Catalan cohort study based on 14,262 newborns. *Fertil Steril.* 2017;107(4):940–7.

[78] Wennerholm UB, Henningsen AK, Romundstad LB et al. Perinatal outcomes of children born after frozen-thawed embryo transfer: A Nordic cohort study from the CoNARTaS group. *Hum Reprod.* 2013;28(9):2545–53.

[79] Blockeel C, Drakopoulos P, Santos-Ribeiro S et al. A fresh look at the freeze-all protocol: A SWOT analysis. *Hum Reprod.* 2016;31(3):491–7.

[80] Cakmak H, Katz A, Cedars MI, Rosen MP. Effective method for emergency fertility preservation: Random-start controlled ovarian stimulation. *Fertil Steril.* 2013;100(6):1673–80.

[81] Kuang Y, Chen Q, Fu Y et al. Medroxyprogesterone acetate is an effective oral alternative for preventing premature luteinizing hormone surges in women undergoing controlled ovarian hyperstimulation for *in vitro* fertilization. *Fertil Steril.* 2015;104(1):62–70 e3.

[82] Vaiarelli A, Cimadomo D, Trabucco E et al. Double Stimulation in the Same Ovarian Cycle (DuoStim) to maximize the number of oocytes retrieved from poor prognosis patients: A multicenter experience and SWOT analysis. *Front Endocrinol (Lausanne).* 2018;9:317.

[83] Berntsen S, Pinborg A. Large for gestational age and macrosomia in singletons born after frozen/thawed embryo transfer (FET) in assisted reproductive technology (ART). *Birth Defects Res.* 2018;110(8):630–43.

[84] Kato O, Kawasaki N, Bodri D et al. Neonatal outcome and birth defects in 6623 singletons born following minimal ovarian stimulation and vitrified versus fresh single embryo transfer. *Eur J Obstet Gynecol Reprod Biol.* 2012;161(1): 46–50.

[85] Galliano D, Garrido N, Serra-Serra V, Pellicer A. Difference in birth weight of consecutive sibling singletons is not found in oocyte donation when comparing fresh versus frozen embryo replacements. *Fertil Steril.* 2015;104(6):1411–8.e1–3.

[86] Romundstad LB, Romundstad PR, Sunde A et al. Effects of technology or maternal factors on perinatal outcome after assisted fertilisation: A population-based cohort study. *Lancet.* 2008;372(9640):737–43.

[87] Pinborg A, Henningsen AA, Loft A et al. Large baby syndrome in singletons born after frozen embryo transfer (FET): Is it due to maternal factors or the cryotechnique? *Hum Reprod.* 2014;29(3):618–27.

[88] De Vos A, Janssens R, Van de Velde H et al. The type of

culture medium and the duration of in vitro culture do not influence birthweight of ART singletons. *Hum Reprod*. 2015;30(1):20–7.

[89] Makinen S, Soderstrom–Anttila V, Vainio J et al. Does long *in vitro* culture promote large for gestational age babies? *Hum Reprod*. 2013;28(3):828–34.

[90] Dar S, Lazer T, Shah PS, Librach CL. Neonatal outcomes among singleton births after blastocyst versus cleavage stage embryo transfer: A systematic review and meta–analysis. *Hum Reprod Update*. 2014;20(3):439–48.

[91] Grace KS, Sinclair KD. Assisted reproductive technology, epigenetics, and long–term health: A developmental time bomb still ticking. *Semin Reprod Med*. 2009;27(5):409–16.

[92] Saito K, Miyado K, Yamatoya K et al. Increased incidence of post–term delivery and Cesarean section after frozen–thawed embryo transfer during a hormone replacement cycle. *J Assist Reprod Genet*. 2017;34(4):465–70.

[93] Blazquez A, Garcia D, Vassena R et al. Risk of pre–eclampsia after fresh or frozen embryo transfer in patients undergoing oocyte donation. *Eur J Obstet Gynecol Reprod Biol*. 2018;227:27–31.

[94] Santos–Ribeiro S, Siffain J, Polyzos NP et al. To delay or not to delay a frozen embryo transfer after a failed fresh embryo transfer attempt? *Fertil Steril*. 2016;105(5):1202–7 e1.

[95] Santos–Ribeiro S, Polyzos NP, Lan VT et al. The effect of an immediate frozen embryo transfer following a freeze–all protocol: A retrospective analysis from two centres. *Hum Reprod*. 2016;31(11):2541–8.

[96] Lattes K, Checa MA, Vassena R et al. There is no evidence that the time from egg retrieval to embryo transfer affects live birth rates in a freeze–all strategy. *Hum Reprod*. 2017;32(2):368–74.

[97] Mastenbroek S, van der Veen F, Aflatoonian A et al. Embryo selection in IVF. *Hum Reprod*. 2011;26(5):964–6.

[98] Haouzi D, Assou S, Mahmoud K et al. Gene expression profile of human endometrial receptivity: Comparison between natural and stimulated cycles for the same patients. *Hum Reprod*. 2009;24(6):1436–45.

[99] Bourgain C, Devroey P. The endometrium in stimulated cycles for IVF. *Hum Reprod Update*. 2003;9(6):515–22.

第 6 章　胚胎植入前遗传学筛查

Preimplantation Genetic Screening

M. Yusuf Beebeejaun　Sesh K. Sunkara　**著**

赵志明　**译**　郝桂敏　**校**

一、概述

在英国，每 7 对夫妇中就有 1 对难以获得妊娠。其中许多人需行体外受精的治疗，即国家卫生和医疗优化研究所（National Institute for Health and Care Excellence，NICE）推荐的对长期不能获得妊娠的不孕症的有效治疗方法。2014 年，英国共有 52 288 名女性进行了 67 707 个 IVF 周期。2014 年的 IVF 治疗周期较 2013 年增加了 4.8%。

尽管随着 IVF 技术不断进步和应用时间的增加，IVF 的总成功率仍然很低（2013 年英国每个治疗周期的活产率为 26.5%）。高龄女性行 IVF 的成功率更低，其主要原因是胚胎质量差，且胚胎非整倍体率随女性年龄的增长而增加。一些研究显示 30 岁及以下女性的胚胎非整倍体率约为 30%，而 42 岁以上女性则高达 85%。非整倍体胚胎也是高龄女性流产率较高的一个主要原因。

通过从胚胎中取出少量细胞（活检）并进行基因分析，即植入前遗传学筛查（preimplantation genetic screening，PGS），能够在 IVF 治疗过程中将染色体数目正常的整倍体胚胎移植到子宫内，从而改善胚胎种植、减少流产并增加活产。

自首次应用以来的 25 年间，在 IVF 周期中应用 PGS 技术呈上升趋势。本章中，我们将探讨 PGS 技术的传统和新兴适应证、植入前遗传学诊断（PGD）的细胞取样方法及其诊断准确性。PGD 有可能暴露胚胎的全部遗传信息，在以此解决某些伦理难题的同时也会产生其他新的争议，对此本章也将进行讨论。

二、植入前遗传学检测

虽然人们一直认为植入前遗传学检测十分新颖，但早在 1968 年 Gardner 和 Edwards 就作了首次设想。他们对一枚家兔囊胚进行了活检和 X 染色质分析，并认为这种检测方法也适用于人类 X 连锁隐性特征的分析。然而，直到 1978 年首次体外受精成功，人类胚胎植入前遗传学诊断才得到进一步发展。1990 年 Handyside 对第 3 天胚胎（卵裂期）进行了首次卵裂球活检，用于有鸟氨酸转氨酶（OTC）缺乏（一种 X 连锁疾病）风险胚胎的性别鉴定。1992 年，该技术被进一步应用于囊性纤维化的检测。目前，常用比较基因组杂交（CGH）阵列技术检测染色体异常。

三、植入前遗传学检测的类型

随着 PGS 领域的不断发展，各种 PGS 技术的命名也发生了变化。植入前遗传学检测（preimplantation genetic testing，PGT）分为三类。

(1) 单基因疾病的植入前遗传学检测（PGT–M）：PGT–M 旨在鉴定妊娠是否受特定的遗传特征影响，如生物学父母一方或双方携带的、已知的遗传基因突变；还可以用于鉴定作为移植供体的胚胎，如具有特定性别或相容性人类白细胞抗原复合体的胚胎。

(2) 染色体结构重排的植入前遗传学检测（PGT–SR）：PGT–SR 的目的是鉴定胚胎是否存在染色体结构异常，如易位、缺失或重复。

(3) 非整倍体的植入前遗传学检测（PGT–A）：PGT–A 曾称为植入前遗传学筛查（PGS，旨在鉴定非整倍体胚胎），前提是正确识别这些胚胎并进行移植，从而降低流产的风险，避免妊娠失败相关并发症的发生，并缩短从移植到获得活胎妊娠的时间。

四、植入前遗传学筛查的指征

PGS 的最常见指征是检测染色体异常，其中以非整倍体最常见。

1. 临床上，PGS 的主要适应证如下。

(1) 单基因疾病，如常染色体隐性遗传病、常染色体显性遗传病或 X 连锁疾病。

(2) 染色体结构异常（如平衡易位）。

2. 在以下情况下，PGS 是提高持续妊娠率的常用方法。

(1) 复发性流产。

(2) IVF 助孕失败（超过两个周期）。

(3) 女方高龄。

(4) 既往育有染色体异常子女，或有染色体异常妊娠史。

(5) 染色体易位。

(6) 染色体结构异常疾病家族史。

(7) X 连锁疾病家族史。

(8) 家族遗传性疾病。

五、PGS 用于染色体非整倍性的检测

用于细胞遗传学分析的 PGD 首次是通过荧光原位杂交实现的。这项技术每周期能够评估的染色体数量十分有限，通常为 5～9 个。鉴于这一局限性，通常需要进行多个荧光原位杂交周期才能评估较多数量的染色体。此技术耗时较长且需要依赖操作人员的经验。

阵列 CGH 是一种基于 CGH 的、能够对整个基因组进行全面分析的细胞遗传学技术。阵列技术也可以应用于产前绒毛活检。

六、染色体重排

染色体重排包括易位或倒位，可能产生遗传物质不平衡的配子，进而形成遗传物质不平衡的受精卵。易位是复发性流产的常见病因之一。通常使用阵列 CGH 检测染色体易位。这些病例有必要借助 PGS 技术降低继发于染色体异常的自然流产风险。

2004 年 Goddijn 等的研究显示，有染色体易位的夫妇获得自然妊娠所需的平均时间为 4～6 年。

2006 年 Otani 等评估了 PGD 在这类临床情况中的使用情况，认为通过 PGS 和非整倍体筛查，该人群的自然流产率可以降低到 5%。使用 PGD 的终生累积妊娠率为 57.6%，平均仅需 1.24 个周期即可获得妊娠。

七、单基因疾病

目前，大约有 1/4 的患者为检测单个突变基因接受植入前遗传学诊断（PGD）。被检测的基因一般包括血红蛋白病、囊性纤维化、脆性 X 综合征和 Duchenne 肌营养不良。

八、DNA 样本的获取

经过 10 年的发展，实验室常规胚胎培养已经达到囊胚期（由 100～150 个细胞组成的胚胎），从而允许从滋养外胚层（囊胚的外层细胞）取出少量（5～10 个）细胞进行活检。而过去的卵裂球活检技术，则是从第 3 天卵裂期（4～8 个细胞）的胚胎中取出仅 1 个或 2 个细胞进行活检。

除了能够提供更多的细胞和遗传物质进行分析外，滋养外胚层活检已被证明比卵裂球活检更安全。此外，与早期仅能分析有限数量的染色体的荧光原位杂交技术相比，全面基因检测技术的发展允许同时分析全部染色体（23 对），这使 PGS 比以前更加可靠。基于这些进展，人们对使用滋养外胚层活检和全面染色体筛查（CCS）的新一代 PGS 技术在 IVF 中的应用再次产生了兴趣。

基于胚胎发育天数和活检指征，可以通过以下三种方法获取 DNA 样本进行分析。

(1) 极体活检。

(2) 第 3 天胚胎的卵裂球活检。

(3) 第 5～6 天胚胎的滋养外胚层活检。

（一）极体活检

极体通常被认为是卵母细胞减数分裂过程中的副产物。因此，可以通过分析第一极体和第二极体推断卵母细胞的遗传信息。在人类卵母细胞中，极体通常在形成后 17～24h 凋亡，所产生的碎片仍遗留在透明带以内。

作为 PGS 的一部分，极体活检在某些禁止进行胚胎活检的国家中非常实用。在这种情况下，基于卵母细胞遗传信息的可预测性，对极体的遗传分析也可以作为评估胚胎遗传信息的一种方法。

就本质而言，极体是完全由母体遗传，因此极体活检（polar body biopsy，PBB）仅限于评估卵母细胞发育过程中由母体遗传的突变或减数分裂错误。因此，极体检测无法评估父亲的基因型，如果父亲患有常染色体显性遗传疾病，则无法使用 PBB 进行诊断。第一极体和第二极体的活检提供的信息仅能反映卵母细胞的遗传信息组成。

如果母体是携带某个已知的突变基因的杂合体，则二倍体初级卵母细胞在减数第一次分裂时可能产生一个正常的次级卵母细胞和一个携带与母体相同突变的第一极体。因此，如果 PBB 检测结果为该基因正常无突变，则可以推测卵细胞携带该突变基因。相反，如果 PBB 检测到该突变基因，则可以推测卵细胞不携带该突变基因，这时卵母细胞就可用于 IVF。

极体为纯母方来源，PBB 因而存在以下局限性：如果母亲患有某种常染色体隐性遗传疾病（纯合子），而父亲也是携带者，则 PBB 价值是有限的，因为所有卵母细胞和极体都会携带这种突变。因此，有必要进行囊胚活检，从而同时检测胚胎的母方和父方基因。

另一个局限性在于减数分裂过程中同源染色体间发生基因重组。当要检测的基因靠近染色体的端粒（远端）区域时，PBB 的检测能力会进一步受到限制，因为这些区域发生交叉互换的可能性更大。为了克服这一局限性，可能需要改进 PGT-M 的规程，将连锁标记、短串联重复序列（STR）或简单重复序列（SSR）纳入其中。但是，由于胚胎染色体三体通常来源于母体减数分裂错误，因此 PBB 检测可以满足 90%～95% 的 PGD 病例的需要。

还有一个局限性是在得到 PBB 检测报告之前必须先对卵母细胞进行体外受精或冷冻保存。这种情况下，超过 30% 的卵母细胞不能成功受精（即形成两个原核），或受精后不能继续发育。PBB 还存在遗传局限性，即它检出的一些减数第一次分裂的异常有可能在后续的减数第二次分裂中自我校正。

此外，PBB 对配子融合后发生的遗传异常的预测能力有限。这些有丝分裂异常通常发生在雌雄原核融合之后。

（二）卵裂期胚胎（8 细胞期卵裂球活检）

在第 3 天对卵裂期胚胎进行活检，此时的胚胎大约由 8 个细胞组成，被包绕在透明带以内。在此阶段，可以穿过透明带取出细胞进行 PGT 检测。第 3 天活检需要一次从卵裂球中取出一个细胞。

Cohen 等和 DeVos 等研究了单细胞和两细胞活检对胚胎存活率的影响，结果显示活检一个细胞和两个细胞后的活产率分别为 37.4% 和 22.4%。

因为卵裂期活检只能检测一个细胞，所以其局限性和诊断难题是胚胎嵌合。尽管嵌合可以发生在各种组织中，但胚胎形成早期阶段的遗传嵌合被认为是胚胎遗传自我校正的结果。

九、滋养外胚层活检

囊胚于受精后 5～6 天形成，通常包含 100 多个细胞。

在此阶段，可以取出更多的细胞用于诊断。滋养外胚层是一组位于囊胚外层的细胞。由于滋养外胚层后续发育成胎盘，因此从技术角度而言，胎儿组织并没有被活检。吸取滋养外胚层细胞的方法是使用微型移液器吸取细胞或向胚胎开口处轻压囊胚。为了减轻对胎盘发育的影响，一次滋养外胚层活检通常吸取 5～8 个细胞。在各种 PGS 技术中，囊胚活检技术对胚胎后续发育的影响最小，而为检测提供的 DNA 量最多，从而降低了诊断错误的概率。

十、冷冻保存

由于出具活检结果报告所需时间较长，通常先将胚胎或卵母细胞玻璃化冷冻保存，直到获得遗传分析结果。值得注意的是，如果有必要，可以进行重复检测或验证性分析。可以对在囊胚期接受过活检的冷冻胚胎解冻、再次活检和再次玻璃化冷冻。然而，被解冻并做第二次活检的胚胎的存活率可能略低。

十一、植入前遗传学筛查的局限性

迄今，在受精后第 3 天行胚胎移植仍然是 IVF 的常规操作。在体外培养条件下，大约 50% 的胚胎能够存活并发育到第 3 天，但是只有大约 25% 的胚胎能够存活到第 5 天或第 6 天并发育为囊胚。相对第 5～6 天活检而言，第 3 天活检的局限性明显（如前所述），如果为行 PGS 需要延长体外培养至囊胚期，那么没有可用于活检或移植胚胎的患者的比例可能增加。这将进一步导致可用于检测、移植或冷冻保存的胚胎数量减少。

此外，观察性研究指出延长体外培养时间至囊胚期可能会增加单卵双胎和男性新生儿的概率，同时与表观遗传修饰相关的新生儿不良结局风险可能升高。

然而，越来越多的 IVF 方案采用第 5 天胚胎移植，即使不进行 PGT 者也是如此。在这种情况下，延长体外培养时间至囊胚期的原因是，移植第 5 天胚胎的活产率比移植第 3 天胚胎更高。在美国，大约 60% 的 IVF 方案是在受精后第 5 天将胚胎移植到子宫，只有 30% 在第 3 天移植。

十二、染色体嵌合

胚胎嵌合体是 PGS 的主要局限性之一，常被认为是假阳性误差的最主要来源。染色体嵌合是指同一胚胎中的不同细胞具有不同数目染色体，这在 IVF 来源的人类胚胎中非常常见。

由于胚胎嵌合体的特性及出现非整倍体的风险，胚胎嵌合体可能会降低单个助孕周期的总妊娠率。

多达 50% 的胚胎都可能出现嵌合现象，后者通常继发于受精后有丝分裂错误，从而形成兼有整倍体细胞和非整倍体细胞的独特细胞群。胚胎内染色体数目异常细胞的比例与有丝分裂错误发生时胚胎所处的发育阶段有关。

发生错误时胚胎所处的阶段越早，异常细胞的比例越高。因为非整倍体细胞系的分裂速度比整倍体细胞慢，所以可能会发生"自我校正"，胚胎中非整倍体细胞的百分比可能随时间推移而逐渐降低。值得注意的是，尚有 1%～2% 的妊娠期绒毛活检发现了嵌合体。因此，通过前文所述途径获取 DNA 后发现嵌合体可能并不能代表胚胎动态发育过程中其余细胞的实际染色体构成。

移植这种嵌合体胚胎能否获得正常活产儿目前尚不清楚。最近的一项研究对 3802 个胚胎在囊胚期进行活检，在其中 181 枚（4.8%）胚胎中检测到了染色体嵌合现象。这项研究中有 18 名女性没有整倍体囊胚，并同意移植一个非整倍体嵌合胚胎，最终获得 8 例临床妊娠和 6 例单胎足月活产。

参 考 文 献

[1] Cohen J, Wells D, Munné S. Removal of 2 cells from cleavage-stage embryos is likely to reduce the efficacy of chromosomal tests that are used to enhance implantation rates. *Fertil Steril.* 2007;87:496–503.

[2] DeVos A, Staessen C, De Rycke M et al. Impact of cleavage-stage embryo biopsy in view of PGD on human blastocyst implantation: A prospective cohort of single embryo transfers. *Hum Reprod.* 2009;24:2988–96.

[3] Bolton H, Graham SJ, Van der Aa N et al. Mouse model of chromosome mosaicism reveals lineage-specific depletion of aneuploid cells and normal developmental potential. *Nat Commun.* 2016;7:11165.

[4] Carson SA, Gentry WL, Smith AL, Buster JE. Trophectoderm microbiopsy in murine blastocysts: Comparison of four methods. *J Assist Reprod Genet.* 1993;10(6):427.

[5] Cieslak-Janzen J, Tur-Kaspa I, Ilkevitch Y et al. Multiple micromanipulations for preimplantation genetic diagnosis do not affect embryo development to the blastocyst stage. *Fertil Steril.* 2006;85:1826–9.

[6] Demko ZP, Simon AL, McCoy RC et al. Effects of maternal age on euploidy rates in a large cohort of embryos analyzed with 24-chromosome single-nucleotide polymorphism-based preimplantation genetic screening. *Fertil Steril.* 2016;105:1307–13.

[7] Fragouli E, Wells D. Aneuploidy in the human blastocyst. *Cytogenet Genome Res.* 2011;133(2–4):149–59.

[8] Franasiak JM, Forman EJ, Hong KH et al. The nature of aneuploidy with increasing age of the female partner: A review of 15,169 consecutive trophectoderm biopsies evaluated with comprehensive chromosomal screening. *Fertil Steril.* 2014;101:656–63.

[9] Fritz MA, Schattman G. Reply of the Committee: Parental translocations and need for preimplantation genetic diagnosis? Distorting effects of ascertainment bias and the need for information rich families. *Fertil Steril.* 2008;90:892–3.

[10] Gardner RL, Edwards RG. Control of sex ratio at full term in the rabbit by transferring sexed blastocysts. *Nature.* 1968;218:346–9.

[11] Goddijn M, Joosten JHK, Knegt AC et al. Clinical relevance of diagnosing structural chromosome abnormalities in couples with repeated miscarriage. *Hum Reprod.* 2004;19:1013–7.

[12] Greco E, Minasi MG, Fiorentino F. Healthy babies after intrauterine transfer of mosaic aneuploid blastocysts. *N Engl J Med.* 2015 Nov 19;373(21):2089–90.

[13] Griffin DK, Handyside AH, Penketh RJ et al. Fluorescent in-situ hybridisation to interphase nuclei of human preimplantation embryos with X and Y chromosome specific probes. *Hum Reprod.* 1991;6:101–5.

[14] Handyside AH. 24-chromosome copy number analysis:

A comparison of available technologies. *Fertil Steril.* 2013;100:595–602.

[15] Handyside AH, Harton GL, Mariani B et al. Karyomapping: A universal method for genome wide analysis of genetic disease based on mapping crossovers between parental haplotypes. *J Med Genet.* 2010;47:651.

[16] Handyside AH, Kontogianni EH, Hardy K, Winston RM. Pregnancies from biopsied human preimplantation embryos sexed by Y-specific DNA amplification. *Nature.* 1990;244:768–70.

[17] Harper J. *Preimplantation Genetic Diagnosis.* 2nd ed. Cambridge, UK: Cambridge University Press; 2009.

[18] Hu L, Cheng D, Gong F et al. Reciprocal translocation carrier diagnosis in preimplantation human embryos. *EBioMedicine.* 2016;14:139.

[19] Human Fertilisation and Embryology Authority. Fertility treatment in 2014: Trends and figures. http:// www.hfea.gov.uk/10243.html (accessed March 18, 2018).

[20] Kuliev A, Rechitsky S, Verlinsky O. *Atlas of Preimplantation Genetic Diagnosis.* 3rd ed. Boca Raton, FL: CRC Press; 2014.

[21] Longo FJ. *Fertilization.* New York, NY: Chapman & Hall; 1997.

[22] Moutou C, Goossens V, Coonen E et al. ESHRE PGD consortium data collection XII: Cycles from January to December 2009 with pregnancy follow-up to October 2010. *Hum Reprod.* 2014;29:880–903.

[23] National Collaborating Centre for Women's and Children's Health. Fertility: Assessment and Treatment for People with Fertility Problems. *Clinical guideline* 2013. National Institute for Health and Care Excellence. http://www.nice.org.uk/guidance/cg156/evidence (accessed March 15, 2018).

[24] Oakley L, Doyle P, Maconochie N. Lifetime prevalence of infertility and infertility in the UK: Results form a population based survey of reproduction. *Hum Reprod.* 2008;23:447–50.

[25] Otani T, Roche M, Mizuike M et al. Preimplantation genetic diagnosis significantly improves the pregnancy outcome of translocation carriers with a history of recurrent miscarriage and unsuccessful pregnancies. *Reprod Biomed Online.* 2006;13:879–94.

[26] Practice Committees of the American Society for Reproductive Medicine and the Society for Assisted Reproductive Technology. Blastocyst culture and transfer in clinical-assisted reproduction: A committee opinion. *Fertil Steril.* 2013;99(3):667–72.

[27] Preimplantation Genetic Screening and Diagnostic Testing Preimplantation Genetic Diagnosis International Society (PGDIS). Guidelines for good practice in PGD: Programme requirements and laboratory quality assurance. *Reprod*

Biomed Online. 2008;16:134–47.

[28] Scott RT Jr, Upham KM, Forman EJ et al. Cleavage–stage biopsy significantly impairs human embryonic implantation potential while blastocyst biopsy does not: A randomized and paired clinical trial. *Fertil Steril*. 2013;100(3):624–30.

[29] Simpson JL. Preimplantation genetic diagnosis at 20 years. *Prenat Diagn*. 2010;30:682–85.

[30] Taylor TH, Gitlin SA, Patrick JL et al. The origin, mechanisms, incidence and clinical consequences of chromosomal mosaicism in humans. *Hum Reprod Update*. 2014 Jul;20(4):571–81.

[31] Taylor TH, Patrick JL, Gitlin SA et al. Outcomes of blastocysts biopsied and vitrified once versus those cryopreserved twice for euploid blastocyst transfer. *Reprod*

Biomed Online. 2014;29(1):59.

[32] United States Centers for Disease Control and Prevention. Assisted reproductive technology: National summary report. 2015. https://www.cdc.gov/art/pdf/2015–report/ART–2015–National–Summary–Report. pdf#page=43 (accessed March 21, 2019).

[33] Verlinsky Y, Rechitsky S, Verlinsky O et al. Prepregnancy testing for single–gene disorders by polar body analysis. *Genet Test*. 1999;3(2):185.

[34] Verlinsky Y, Rechitsky S, Verlinsky O et al. Preimplantation diagnosis for sonic hedgehog mutation causing familial holoprosencephaly. *N Engl J Med*. 2003;348(15):1449.

第 7 章　单胚胎移植的应用

The Use of Single Embryo Transfer

Abha Maheshwari　**著**

王　玮　**译**　　郝桂敏　**校**

一、背景

在短短 40 多年的时间里，全世界通过体外受精方式出生的新生儿高达 700 多万。尽管 IVF 的治疗非常成功，但其最突出的并发症就是多胎妊娠率高。原因是人们为了至少有一个胚胎能植入，所以进行了多胚胎移植。由此带来的后果是：为了最大限度地提高妊娠率而移植多个胚胎，导致多胎妊娠的比例呈指数级上升。研究发现，减少多胎妊娠的唯一方法是移植单个胚胎。1998 年[1]人类受精和胚胎学管理局（Human Fertilisation and Embryology Authority，HFEA）的数据显示，将移植胚胎数从 3 个减少到 2 个，妊娠率没有降低，但三胎妊娠的发生率却降低了。自此双胚胎移植被广泛认可并常规使用。

虽然减少了三胎妊娠，但双胎妊娠率仍然居高不下。在 2004—2005 年，双胞胎在美国辅助生殖技术相关活产中占 30%[2]，在欧洲占 21%[3]，相比之下，自然受孕出生的双胞胎仅占活产数的 1.6%[4]。随着 IVF 的广泛应用，双胎妊娠率也在显著增加。双胎妊娠可能会导致新生儿出现近期或远期的健康问题，增加母亲在妊娠和分娩期间的风险，并产生巨额的医疗费用，因此必须采取措施降低多胎妊娠的相关风险。单胚胎移植（SET）被认为是解决该问题的一大方向。

SET 指仅移植一个胚胎，可分为选择性单胚胎移植（elective single embryo transfer，eSET）与非选择性单胚胎移植。eSET 指患者在一个治疗周期内有多个可移植胚胎，但为了降低多胎妊娠的风险只选择一个胚胎移植。非选择性单胚胎移植是指只有一个胚胎可供移植。本章仅讨论 eSET 的应用，下文均以 SET 来表示。双胚胎移植（double embryo transfer，DET）是指将两枚胚胎同时移植到一位女性的子宫内。

虽然 SET 理论上是合理的，但将其付诸应用还是花费了很长时间。由于受到多种因素的影响，尤其出于对妊娠率下降的担忧，SET 的应用在世界范围内仍存在广泛的差异[5]。

二、临床有效性的证据

衡量 IVF 成功率的方法有很多种。临床有效性的评估取决于成功率的分子和分母，以及判断临床疗效的时间范围（表 7-1）。在此有几种排列 / 组合的方式。

表 7-1 体外受精临床有效性的测量参数

分 子	分 母	时间范围
• 妊娠率 • 临床妊娠率 • 活产率 • 健康新生儿率 • 累积活产率	• 每启动刺激周期 • 每个胚胎移植周期 • 每个移植胚胎 • 每取卵周期	• 在第 n 年中

有几项随机对照试验比较了单胚胎移植和双胚胎移植。对 8 项随机对照试验（$n=1367$）患者个体化数据的 Meta 分析[6]显示，新鲜 IVF 周期中 SET 的活产率（27%）低于 DET（42%；校正后 OR=0.50，95%CI 0.39～0.63），多胎妊娠率（2% vs. 29%）也是如此。然而，在另一组冻胚移植周期中，SET 与 DET 获得了相似的累积活产率（38% vs. 42%），但 SET 导致多胎的累积风险大大降低（1% vs. 32%）。SET 后足月单胎活产的概率是 DET 后的 5 倍[6]（这些数据发表于 2010 年，但试验的实施却远早于此）。

三、成本效益的证据

和临床效果一样，建立 SET 与 DET 的成本效益评价模型也存在一定难度。成本效益的计算取决于衡量的角度（医疗保健中心、患者本人、提供 IVF 治疗的诊所或社会）、追踪的时间范围（5 年、10 年或终生）及衡量的内容。值得注意的是，通常大多数 IVF 的治疗由患者自费，只有治疗过程中出现并发症时才由公共系统承担费用（表 7-2）。

成本效益研究的结果相互矛盾，主要是因为衡量的内容不同。Hernandez 等（2015 年）指出，与 DET 相比，单胚胎冷冻移植的 SET 并不是一种划算的策略[7]。然而，另一项研究表明，在年龄较低组中，SET 的实施具有显著的成本效益。从卫生保健者的角度出发，采用决策树模型对 32 岁以下女性进行评估，若有可供使用的冷冻胚胎，则使用冻融周期 SET 比 DET 成本更低，效果更好[8]。

最近马尔科夫的研究模型[9]表明，当使用儿童质量调整生命年（quality adjusted life-years，QALY）作为结果的衡量标准时，用 SET 取代 DET 从长远来看是不符合成本效益的。从计划生育

表 7-2 单胚胎移植和双胚胎移植成本效益的测量参数

角 度	追踪时间范围	测量内容
• 患者 • 医疗保健中心 • 社会	• 活产时 • 5 年 • 10 年 • 终生	• 增量成本效益比 • 质量调整寿命年 • 支付意愿

的角度给想再次生育一个孩子的夫妇继续提供助孕治疗是更加可取且折中的办法。同时，作者建议扩大成本效益衡量标准，纳入家庭成员的 QALY。涉及新生命孕育问题时，QALY 是否是衡量成本效益的良好指标仍存争议，因此，出于这一点，它不应该在这种情况下使用。

目前，关于 SET 成本效益的争论仍在继续。

四、单胚胎移植应用的全球差异

虽然在 ART 安全性方面所具备的明显的优势使 SET 成为世界各国胚胎移植的趋势，但其普及程度远不及 DET。这一结果的出现可能有以下几个原因[5]。

（一）缺乏良好的预测模型

为了最大限度地提高妊娠率、减少并发症的发生，人们想要绘制一种理想化模型来预测哪些患者是多胎妊娠的高发人群。遗憾的是目前还没有精确的预测模型能够确定这一点。女性的年龄是妊娠率最重要的预测因素，人们往往认为年轻的女性更有可能多胎妊娠。因此，最初的算法基于此来预测多胎妊娠（依据英国生育协会，临床胚胎学家协会指南）。然而按照这一算法，DET 在年龄较高的人群中应用得更多。这会产生双重不良影响，因为高龄人群本就具有发生产科并发症的高风险，而多胎妊娠将进一步增加这些风险的发生率。

（二）观念

尽管 SET 的实施有证据支持，但只有当证据、观念和专家意见都一致时，SET 的应用才能实现（图 7-1）。如今仍然有人认为，移植一个以上的胚胎会更有利于提高妊娠率。尽管有证据反驳上述观念，但患者甚至一些临床医生仍对此坚信不疑[10-13]。因此，在胚胎移植时优先选用 SET 经历了漫长的时间（十多年）。这与人类乳头瘤病毒（human papillomavirus，HPV）疫苗接种策略的接受过程形成了鲜明对比，相较于 SET 的应用，后者推广过程中证据、观念和专家意见的整合要快得多（图 7-2）。关于短期获益（妊娠）和长期利益（新生儿的远期健康、妊娠期间的并发症）间的矛盾将长期存在。

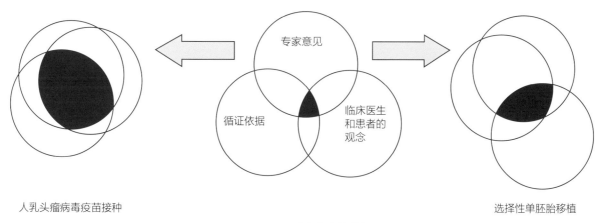

▲ 图 7-1　改变实践的前提

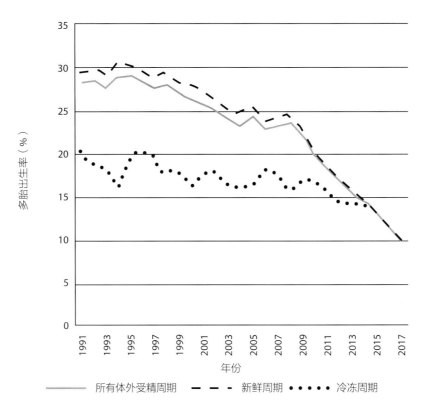

▲ 图 7-2　1991—2017 年所有体外受精治疗周期的多胎出生率
数据引自 Human Fertilisation and Embryology Authority

（三）冷冻备用胚胎的成本和资金

SET 的应用与否取决于能否冷冻备用胚胎。若在一个治疗周期中冷冻胚胎，患者及生殖中心均需承担冻融胚胎及监测胚胎发育的相关费用。由于 IVF 项目资金来源的不同，冷冻备用胚胎可能无法得到资助 [5]。缺少资金支持可能会成为阻碍夫妇双方选择 SET 的因素，特别是只有两个胚胎的时候（即分别用于冷冻和移植）。

（四）缺乏成熟的冷冻保存技术

并不是所有的生殖机构都有成熟的冷冻胚胎保存技术，这一现实问题也对 SET 的应用产生了重大影响。如果解冻存活率很低，那么与一次移植两个新鲜胚胎相比，先后移植一个新鲜胚胎和一个冻融胚胎并不具有优势。1984 年第一例冷冻胚胎移植婴儿出生后，人们对胚胎冷冻保存技术进行了不断地学习和实践，期间虽然出现过波动或倒退，但总体来说仍使该技术取得了重大进展。

（五）自主原则

个人自主原则认为患者可以自行选择移植胚胎数。Dixon 等 [14] 认为胚胎移植策略的选择受到四个因素的作用：母亲的年龄、SET 选择的相关性、对活产的重视程度，以及对不良结局的相对重视程度。对于每个患者来说，移植策略是权衡活产期望值和花费成本后的选择。因此，需要考虑的因素有很多。生殖中心的数据、国家大数据及提供给患者的恰当信息将有助于患者做出知情选择，行使自主权。由于临床数据和提供的信息各不相同，患者最终的决策也不尽相同。

五、是什么促成了这一转变

多年来，经过众多争论，SET 被推广应用的趋势显而易见。

在美国，2003 年的双胎妊娠率为 33%，2013 年降至 28%，2017 年继续下降至 13%（https://www.sartcorsonline.com）。同样，在英国，多胎妊娠率从 2008 年的 24% 下降到 2017 年的 10%（图7-2）。

然而，近年来仍然有很大一部分胚胎移植以 DET 的形式进行（图 7-3）。

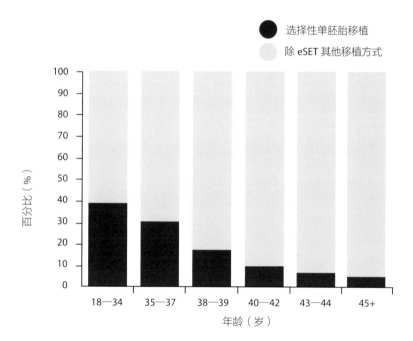

▲ 图 7-3　2014 年选择性单胚胎移植占所有胚胎移植的比例
引自 Human Fertilisation and Embryology Authority

六、单胚胎移植使用率增加的原因

在过去的 10 年中，SET 逐渐普及的原因有以下几点。

（一）证据

虽然早期的证据表明，与 DET（每次胚胎移植）相比，SET 的妊娠率较低，但最近的证据提示这两种方式的妊娠率没有区别，尤其是在囊胚阶段进行胚胎移植的情况下，几乎不存在妊娠率的差别（图 7-4）。

HFEA 的最新非随机数据显示（图 7-4），当分母为每移植周期时，无论是在卵裂期还是囊胚阶段移植，与 DET 相比，SET 都有更高的妊娠率。

（二）国家和国际指导

所有学术团体 [美国生殖医学会 [15]、欧洲人类生殖与胚胎学学会（ESHRE Capri 研讨会）、英

胚胎数目	选择性单胚胎移植		双胚胎移植	
期别： 年龄组	卵裂胚	囊胚	卵裂胚	囊胚
18—34	35.9%	50.7%	38.3%	50.7%
35—37	31.4%	47.4%	33.5%	49.3%
38—39	23.6%	40.9%	25.7%	41.6%
40—42			17.7%	32.8%
43—44	6.8%	30.0%		
45+			7.3%	19.3%
所有年龄组	32.6%	48.5%	30.5%	45.2%

▲ 图 7-4　单胚胎移植与双胚胎移植的妊娠率比较
引自 Human Fertilisation and Embryology Authority（HFEA）trends and figures 2019

国生育学会]、英国皇家学院（皇家妇产科学院、皇家儿科和儿童健康学院、皇家护理学院）和其他教育机构都提供了关于降低辅助生殖后多胎妊娠率的有效的实践指南。

（三）宣教和意识

通过增强主动性和积极性，如英国"一次一个"的倡议及其他宣教活动和资料，提高了人们对 SET 的认识，也为该技术的推广实践提供了帮助[16]。一旦临床医生充分认识到 SET 的益处，便可以利用与患者交流的机会强调其优势。就诊过程中这种一致而明确的信息传递有助于患者做出决定。

英国创建了一个由相关人员组成的多学科团体（https://www.hfea.gov.uk/about-us/our-campaign-to-reduce-multiple-births）。该机构举办了多种讲习班作为临床医生的专业论坛，使专业从业者能够交流经验及心得，讨论最佳的实践方法。这些举措旨在为英国的生殖中心和国家本身设定短期、中期和长期的目标，即将 IVF 导致的多胎妊娠率从 25% 降至 15%，并最终保持在 10% 以下。实际上英国在 2017 年之前就实现了上述目标[17]。尽管这一倡议是由 HFEA 主导的，但它不是一个强制性政策。

（四）报告成功率

尽管定义 IVF 成功率的理想指标一直备受争议，但人们普遍认为活产是最合适的分子。然而，对于分母的选择尚未达成共识，学者的意见包括以每新鲜 IVF 周期、每取卵周期、每次胚胎移植，或每位患者的活产率为最终结果来呈现[18]。所有可行 IVF 的生殖中心都应受到监管，所有利益相关者都有权知晓其成功率。当生殖机构将每个胚胎移植周期作为分母计算 SET 的成功率时（表 7-1），对于 SET 来说其评价标准有失偏颇。然而，当计算每个移植胚胎的成功率或累计活产率时，SET 的结果反而更好。对于患者而言，进行 IVF 的生殖中心排名是其选择治疗机构的一大参考。英国和美国的生殖机构注册中心最近都改变了 IVF 成功率的报告制度，以便对安全性和有效性进行问责。这一改变对 SET 结局的公平衡量产生了重大影响，那些应用 SET 的中心因此不会在排行上受到不公平对待。

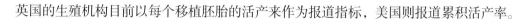

英国的生殖机构目前以每个移植胚胎的活产来作为报道指标，美国则报道累积活产率。

（五）冷冻技术

冷冻 / 复苏技术的改进及在冷冻和复苏过程中对胚胎存活把握度的增加，意味着临床医生更愿意推荐冷冻备用胚胎而非直接移植新鲜胚胎，因为现有证据表明，冷冻胚胎移植的成功率与新鲜胚胎移植相当。甚至有不断更新的证据表明，就妊娠率而言，冷冻胚胎移植实际上可能比新鲜胚胎移植更具优势[19]。

（六）胚胎选择

多胚胎移植的另一个原因是我们无法判断哪一枚胚胎会着床。囊胚培养技术的发展使得选择更具植入潜力的胚胎成为可能。此外，其他有创性（植入前基因测试）和非侵入性（时差成像技术、培养液筛查）的方法来也可用来筛选最优质的胚胎进行移植。其中一些方法已被证明有效，而另一些方法则需要更多的研究。然而，随着胚胎选择技术的进步，SET 的应用也在增多。

七、单胚胎移植的未来

双胎妊娠不应再是可被接受的 IVF 并发症。自然受孕后的多胎妊娠率是 2%，毫无疑问，如果完全遵循 SET 政策，多胎妊娠率应不超过这个数字。有研究认为 SET 只适用于年轻女性，然而高龄女性的多胎妊娠与更高的产科风险相关，为此更加有理由尽可能避免多胚胎移植。因此 SET 的全面推广是必要且有意义的。

一些人认为，当患者胚胎质量不佳时，可以一次移植两个胚胎。然而，尚不清楚的是，一个胚胎的植入是否会受到另一个胚胎的影响。在这样的情况下有以下两种策略：①若有两个质量不佳的 3 天胚胎，如果其中任何一个有发育到囊胚的潜力，则延长至囊胚期移植；②若有两个质量不佳的 3 天胚胎，继续培养至第 6 天，若至少其中一个形成囊胚，也可将其冷冻，后续进行胚胎解冻来移植。这对预测着床能力不佳的胚胎有重要意义。但也有将质量不佳的胚胎直接移植，最终形成双胎妊娠的报道。

随着胚胎选择技术的进步，通过玻璃化冷冻和解冻胚胎能力的提高，以及对体外受精和胚胎 – 子宫内膜同步性的理解逐渐深入，一些学者认为任何年龄及胚胎质量都不是进行多胚胎移植的有力指征。因此，未来只有 SET 会被广泛采用。这是降低多胎妊娠率的唯一方法，无关成本效益。

生殖中心的排名应反映在每个移植胚胎的成功率，而不是每次胚胎移植的成功率。医疗补助机构应该考虑到这一点，并且选择 SET 的患者不必额外付费。报告需包含的另一项指标是每取卵周期的累积活产率，这将使所有 SET 处于公平的竞争环境。

患者、生殖中心、政府、资助机构和政策制定者需要共同努力，来制定一项广泛适用的 SET 政策。

显然只有 SET 才能防止多胎妊娠，与其研究 SET 本身，不如着眼于如何以最佳方法选择可移植的优质胚胎，从而降低妊娠前的时间成本。

八、结论

毋庸置疑，在长期的有效性评估管理下，SET 是更安全且同样高效。因此，我们需要提倡统一的 SET 政策，从而保证 ART 治疗后的多胎妊娠率不高于自然受孕的比例。要实现这一点，需要临床医生、政策制定者、资助机构和患者共同采取行动。

参 考 文 献

[1] Templeton A, Morris JK. Reducing the risk of multiple births by transfer of two embryos after in vitro fertilization. *N Engl J Med*. 1998;339(9):573-7.

[2] Luke B, Brown MB, Grainger DA et al. A Society for Assisted Reproductive Technology Writing Group. Practice patterns and outcomes with the use of single embryo transfer in United States. *Fertil Steril*. 2010;93:490-8.

[3] ESHRE. The European IVF monitoring programme (EIM), for the European Society of Human Reproduction and Embryology (ESHRE). Assisted reproductive technology in Europe, 2005. Results generated from European Registers by ESHRE. *Hum Reprod Hum Reprod*. 2009;24:1267-87.

[4] ESHRE Capri Workshop Group. Multiple gestation pregnancy. *Hum Reprod*. 2000;15:1856-64.

[5] Maheshwari A, Grifiths S, Bhattacharya S. Global variations in the uptake of single embryo transfer. *Hum Reprod*. 2011;17(1):107-20.

[6] McLernon DJ, Harrild K, Bergh C et al. Clinical effectiveness of elective single versus double embryo transfer: Meta-analysis of individual patient data from randomised trials. *BMJ*. 2010;341:c6945.

[7] Hernandez TE, Navarro-Espigares JL, Clavero A et al. Economic evaluation of elective single-embryo transfer with subsequent single frozen embryo transfer in an in vitro fertilization/intracytoplasmic sperm injection program. *Fertil Steril*. 2015;103(3):699-706.

[8] van Loendersloot LL, Moolenaar LM, van Wely M et al. Cost-effectiveness of single versus double embryo transfer in IVF in relation to female age. *Eur J Obstet Gynecol Reprod Biol*. 2017;214:25-30.

[9] van Heesch MM, van Asselt AD, Evers JL et al. Cost-effectiveness of embryo transfer strategies: A decision analytic model using long-term costs and consequences of singletons and multiples born as a consequence of IVF. *Hum Reprod*. 2016;(11):2527-40.

[10] Gleicher N, Campbell DP, Chan CL et al. The desire for multiple births in couples with infertility problems contradicts present practice patterns. *Hum Reprod*. 1995;10:1079-84.

[11] Van Wely M, Twisk M, Mol BW, Van der Veen F. Is twin pregnancy necessarily an adverse outcome of assisted reproductive technologies? *Hum Reprod*. 2006;21:2736-38.

[12] Gleicher N, Barad D. The relative myth of elective single embryo transfer. *Hum Reprod*. 2006;21:1337-44.

[13] Van Peperstraten AM, Hermens RP, Nelen WL et al. Perceived barriers to elective single embryo transfer among IVF professionals: A national survey. *Hum Reprod*. 2008;23:2718-23.

[14] Dixon S, Faghih Nasiri F, Ledger WL et al. Cost-effectiveness analysis of different embryo transfer strategies in England. *BJOG*. 2008;115(6):758-66.

[15] American Society of Reproductive Medicine. Practice Committee Opinion. Guidance on limits to the number of embryos to transfer: A Committee opinion. *Fertil Steril*. 2017;107:901-3.

[16] Van Peperstraten AM, Hermens RPMG, Nelen WLDM et al. Deciding how many embryos to transfer after in vitro fertilisation: Development and pilot test of a decision aid. *Patient Educ Couns*. 2010;78(1):124-9.

[17] Human Fertilisation and Embryology Authority (HFEA). Fertility treatment 2017: Trends and figures, May 2019.

[18] Bhattacharya S. Defining success in assisted reproduction. In: *Single Embryo Transfer* eds Gerris J, Adamson GD, Racowsky C. Cambridge UK, Cambridge University Press; 2009: 231.

[19] Chen ZJ, Shi Y, Sun Y et al. Fresh versus frozen embryos for infertility in the polycystic ovary syndrome. *N Engl J Med*. 2016;375(6):523-3.

第 8 章 黄体支持

Use of Luteal Phase Support

Laura Melado　Barbara Lawrenz　Human Fatemi　**著**

崔　娜　**译**　郝桂敏　**校**

一、概述

月经周期中的黄体期指的是排卵到妊娠或下次月经来潮之间的时期。自然月经周期中，在黄体生成素的影响下，排卵后会形成黄体。黄体的特征在于产生孕酮和雌二醇。在黄体期，孕酮诱导子宫内膜向分泌期转化，并促进局部血管舒张和子宫平滑肌松弛[1]。

二、生理学

（一）自然周期和刺激周期中卵巢类固醇激素的产生

在月经周期中，卵巢会产生类固醇激素——雌二醇和孕酮。它们对于胚胎植入是不可或缺的，即使没有卵巢的女性也可在雌二醇及孕酮准备子宫内膜后，通过供卵受孕[2]。

在自然周期中，随着优势卵泡（dominate follicle）的生长，雌二醇的合成逐渐增多并触发 LH 峰。在 LH 峰出现之前，略微上升的孕酮水平反映了 LH 脉冲式分泌的幅度和频率的增加。持续 24～36h 的 LH 峰足以再次启动卵母细胞减数分裂，并促进颗粒细胞黄素化、排卵和黄体的初步形成。LH 峰出现或给予人绒毛膜促性腺激素后，颗粒细胞和卵泡膜细胞开始黄素化，孕酮和 17α- 羟孕酮（17α–hydroxyprogesterone，17α–OHP）血浆浓度迅速增加[3]。与颗粒细胞一样，卵泡膜细胞也产生大量的孕酮。黄体每天可产生多达 40mg 的孕酮，此外还会产生大量的雄激素和雌二醇。这是包括人类在内的许多灵长类动物黄体所特有的现象[4]。

孕酮的生物合成需要两个酶促步骤：首先，胆固醇被细胞色素 $P_{450}scc$ 催化，转化为孕烯醇酮（pregnenolone，P5），随后在 3β- 羟基类固醇脱氢酶（3β–hydroxy–steroid–dehydrogenase，3βHSD）催化下转化为孕酮[5]。在 LH 的影响下，17α- 羟化酶在卵泡膜细胞中进一步将孕酮代谢为雄激素，此步骤仅在卵泡膜细胞中进行。然而，在早卵泡期，缺乏将 17- 羟孕酮转化为雄烯二酮所需的酶，或其活性极低，这使得孕酮和雌二醇的浓度随着卵泡直径的增加而升高[6]。

在自然周期中，随着卵泡的发育，FSH 水平逐步下降，只有单个优势卵泡发育至排卵[7]。而在体外受精的卵巢刺激周期中，通过每日给予高浓度促性腺激素可实现多卵泡发育。除患者因个体反应需要改变剂量外，刺激剂量通常在整个刺激周期中保持不变。因此，卵巢刺激将导致大量卵泡生长，并且每个卵泡的发育都会使体循环中的孕酮水平升高。孕酮浓度通常反映排卵前卵泡的数量，雌二醇浓度高的患者卵母细胞明显较多，孕酮浓度明显较高[8]。

在未妊娠的自然周期中，黄体因缺乏 hCG 支持而发生溶解。随着黄体功能和结构完整性的丧失[9]，黄体逐渐退化，导致孕酮生成减少。在妊娠情况下，滋养层细胞产生 hCG，可防止黄体退化并刺激黄体产生孕酮，在胎盘产生充足的孕酮前，这对于维持妊娠是十分必要的。尽管在排卵后约第 8 天（胚胎着床期）才可检测到血清 hCG，但事实上，妊娠和非妊娠周期的激素特性在黄体早期即可体现出明显不同。与非妊娠周期相比，在妊娠周期中，出现尿 LH 峰后第 4 天和第 5 天，LH 和 E_2 的水平均显著升高[10]。

（二）植入

妊娠后，发育中的胚胎分泌 hCG，hCG 与 LH 结构相似并可激活相同的受体。hCG 的作用是维持黄体结构及其分泌功能，直到在妊娠第 9 周左右胎盘代替黄体分泌孕酮[11]。

着床需要具备良好的子宫内膜容受性、发育潜能良好的囊胚及胚胎和子宫内膜之间发育的同步性[12]。如果子宫内膜容受性和（或）与胚胎发育的同步性异常，就会导致不孕不育，这也是限制 IVF 治疗成功的因素之一。

子宫内膜在受到雌激素充分作用后，其容受性主要受孕激素刺激时间的影响。"植入窗"（WOI），即子宫内膜可以接受并支持滋养层 – 子宫内膜相互作用的时间范围非常有限。假设所有女性的 WOI 时间都是恒定的，那么在自然且理想的 28 天周期中，其子宫内膜种植窗在周期的 22～24 天出现[13]。但是，在不孕患者，尤其是反复种植失败的患者中，WOI 移位并不是罕见的病因（图 8-1）[14]。

（三）孕激素在自然周期和刺激周期中对子宫内膜的影响

孕激素的生理作用主要通过与孕激素受体的相互作用来介导。PR 有两种经典的亚型，PR-A 和 PR-B。正常功能的卵巢和子宫需要 PR-A[15]。它们的结构相同，不同之处在于 PR-B 亚型包含一个含 164 个氨基酸的 N- 末端序列，而 PR-A 亚型则缺少该序列[16]。与核受体结合后，类固醇激素激活其转录基因。

孕激素在内膜间质中的致有丝分裂作用通过上调孕激素受体 PR-A 和 PR-B 亚型水平来实现[17,18]。

Noyes 等在 1950 年就研究了子宫内膜在雌激素或孕激素作用下的不同组织学表现[19]。雌激素作用下的增殖期子宫内膜无论是在增殖期早期、中期和晚期均没有明显差别，但分泌期子宫内膜逐渐发生了改变。在排卵后 36～48h 内，子宫内膜未见变化。此后在孕激素的影响下，内膜腺体和血管继续生长，血管变成螺旋状，而子宫内膜厚度相对不变，导致子宫内膜更加致密。此研究依据组织学上观察到的子宫内膜在排卵后每日的形态变化，建立了经典的子宫内膜时相测定标准，该标准至今仍然是临床评估黄体功能的金标准[20]。子宫内膜活检显示组织学日期与排卵后实际天数之间相差超过 2 天则认为是"不同步"的[21]。

比较自然周期与促性腺激素释放激素激动药或人绝经期促性腺激素刺激的 IVF 周期的子宫内膜激素受体和增殖指数，可发现两者间子宫内膜成熟度存在明显差异。与自然周期排卵当日的子宫内膜成熟度相比，刺激周期取卵日的分泌期子宫内膜成熟度较高，同时雌激素受体和 PR 较少，腺体

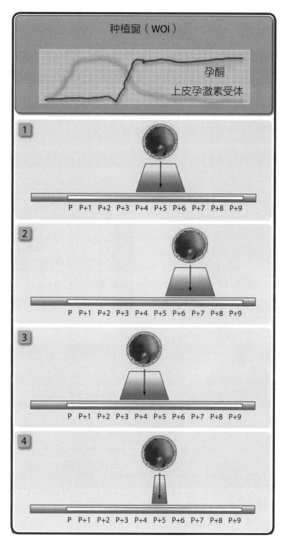

▲ 图 8-1 WOI 的移位

假设所有女性的 WOI 时间都是恒定的 [1]。然而，子宫内膜的基因组特征表明多达 25% 的患者存在 WOI 移位，可以延迟 [2]、提早 [3] 或比预期的时间短 [4]。"P+x" 是指孕激素给药后的天数 [14][经许可转载，引自 Galliano D et al. *Hum Reprod Update*. 2015;21(1): 13–8]

和间质的增殖指数较低。

尽管在组织学上成熟度相似，但与自然周期中排卵后第 2 天的子宫内膜活检相比，刺激周期中取卵（ovum pick-up，OPU）后第 2 天活检的子宫内膜激素受体和增殖程度进一步减少，可以推测刺激周期中超生理水平的激素会导致 ER 和 PR 数量减少及腺体和间质的增殖指数降低。这些功能性子宫内膜改变可能会影响子宫内膜的增殖潜能 [22]。然而，仅根据血清孕激素浓度和（或）血清孕激素绝对值的增加，无法预测刺激周期中 OPU 当日子宫内膜的确切发育程度 [23]。

除了上述子宫内膜成熟度改变外，扳机日孕激素水平高于 1.5ng/ml 的患者与低于该值的患者相比，子宫内膜基因表达谱也存在差异（图 8-2）[24]。这些变化可以解释孕激素水平升高对子宫内膜容受性的影响，文献中较低的妊娠率也反映了这一现象 [25]。

Labarta 等还分析了孕激素水平升高对子宫内膜基因表达的影响 [26]，他们在一项研究中比较了 12 位健康供卵者的子宫内膜着床窗口期时间以及期间的基因表达。其中 6 名患者的孕激素水平高于

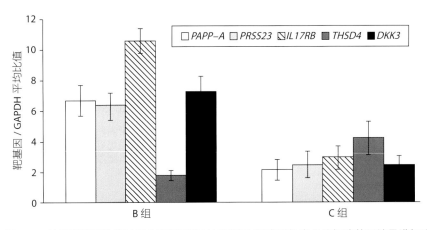

▲ 图 8-2 　 使用微阵列的实时聚合酶链反应对与子宫内膜容受性有关的候选基因结果进行验证

发现在扳机日孕激素水平高于 1.5ng/ml 的患者（C 组），与低于此阈值的患者（B 组）相比，子宫内膜基因表达谱存在差异。这些变化可能解释了孕激素水平升高对子宫内膜容受性的损害，这种损害表现为妊娠率较低。B 组：hCG 给药当日孕激素水平为 1～1.5ng/ml 的患者。C 组：hCG 给药当日孕激素水平大于 1.5ng/ml 的患者（经许可转载，引自 Van Vaerenbergh I et al. *Reprod Biomed Online*. 2011;22:263–71）

阈值 1.5ng/ml。对于高孕酮水平的女性，在 370 个基因中有 140 个基因表达失调，其表达增高了 2 倍多。这些基因大多与细胞黏附、免疫系统功能调节和器官发育等生物学过程密切相关。因此，这些基因的表达失调可能影响子宫内膜容受性和胚胎植入过程。

有趣的是，扳机后第 7 天，扳机日孕激素水平升高组中并没有发现子宫内膜的进一步转化。之前的研究显示，在取卵后第 3 天进行胚胎移植时，如果子宫内膜转化超过 3 天则无法妊娠 [23, 27]。然而，当推迟到囊胚期移植时，扳机日孕激素水平升高产生的不利影响就会减弱 [28]。这表明子宫内膜在植入期窗口有自我修复的能力。

（四）IVF 周期中取卵后的内分泌特征取决于扳机类型

IVF 促排卵方案中，GnRH 激动药方案必须通过注射 hCG 来模拟 LH 峰，而在 GnRH 拮抗药方案中可使用 GnRH 激动药促进卵母细胞最终成熟。后者的优点是降低了卵巢过度刺激综合征的风险。由于 hCG 和 GnRH 激动药的作用方式不同，取卵后会出现不同的内分泌特征。与仅用 GnRHa 扳机的患者相比，单独使用 hCG 或 GnRH 激动药加 1500U hCG 联合扳机的患者其 LH 水平较低。比较取卵后第 5 天的孕激素水平时，单用 hCG 或 GnRH 激动药加 1500U hCG 联合扳机的患者血清孕激素水平最高，而仅使用 GnRHa 扳机且不添加任何黄体支持的患者孕激素水平最低。这种差异是由于 hCG 的半衰期超过 24h，应用 hCG 后其 LH 活性可刺激卵泡膜细胞至少在 5 天内持续产生孕激素 [29, 30]。GnRHa 扳机后，由于内源性 LH 含量低，则孕激素水平低，可导致严重的黄体功能不全（图 8-3）[31]。子宫内膜基因的表达谱也因扳机类型的不同而有所差异（图 8-4）[32]。

三、辅助生殖技术中黄体支持的用药

如前所述，在正常无刺激周期中，LH 峰出现后，黄体会分泌孕酮。1949 年首次报道孕酮可用

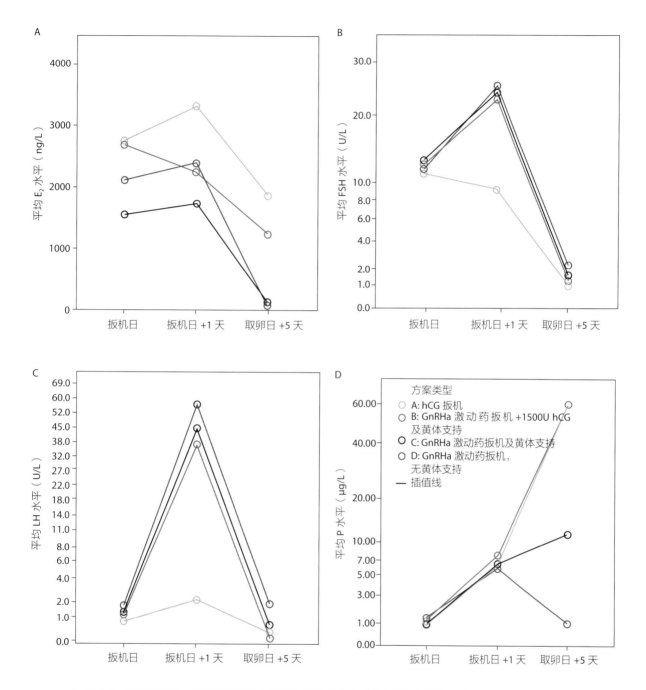

▲ 图 8-3　IVF 周期中，使用重组卵泡刺激素和拮抗药方案对患者进行卵巢刺激时的黄体早期内分泌情况

这些内分泌情况包括雌二醇、孕酮、黄体生成素和卵泡刺激素水平，受最终促使卵母细胞成熟的扳机方式和所用黄体支持方案的影响（经许可转载，引自 Fatemi HM et al. *Fertil Steril*. 2013;100:742-7）

于纠正黄体功能不全患者的黄体期缩短和经前出血[33]，如果黄体中期血清孕酮水平低于 10ng/ml，则定义为黄体功能不全[34]。在正常排卵的原发或继发不孕患者中，自然周期黄体功能不全（luteal phase defect，LPD）的发生率约为 8.1%[35]。然而，2012 年美国生殖医学会认为，不能用黄体中期的孕酮水平来诊断 LPD，临床上尚缺乏可重复的、生理相关的和切实可行的标准来诊断 LPD 或区分可正常生育和不孕女性[36]。而且维持妊娠所必需的孕酮水平的最低阈值尚不清楚，即使在最初

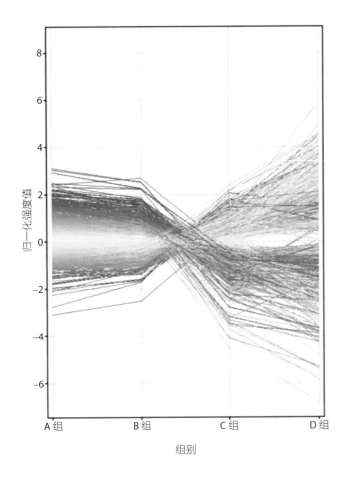

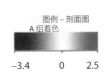

▲ 图 8-4　供卵者子宫内膜基因表达的研究

对同一供卵者采用了四种不同方式的扳机和黄体支持的方案：① 10 000U 人绒毛膜促性腺激素，标准黄体支持；②促性腺激素释放激素激动药曲普瑞林 0.2mg，然后在扳机后 35h 给予 1500U hCG 和标准黄体支持；③曲普瑞林 0.2mg，标准黄体支持；④曲普瑞林 0.2mg，无黄体支持。子宫内膜基因表达的差异由轮廓图显示。轮廓图是一种图形数据分析技术，用于检测多变量数据中所有变量的相对影响。该数据用线条显示了所有有显著表达差异的探针位点或基因。每条线代表一个基因，每条线根据其在 A 组中的表达进行着色。因此，可以在四个治疗组中追踪每个基因的表达。该分析表明，A 组和 B 组的基因表达相似，而 C 组和 D 组在彼此之间以及与 A 组和 B 组比较时，在基因表达上存在更多差异。在 D 组中，一些基因表现出极端的上调或下调。在 D 组中上调的基因有：INHBA（抑制素 – ba）、MMP1、MMP3（基质金属蛋白酶 1 和 3）、LEFTY2[子宫内膜出血相关因子（左 – 右决定，因子 A）转化生长因子 β（TGF-b）超家族]。在 D 组中下调的基因有：CXCL13[趋化因子（C-X-C 基序）配体 13]、MMP26 和 SCGB1D2（分泌珠蛋白家族 1D 成员 2 或脂蛋白 B）[32]（经许可转载，引自 Humaidan P et al. Hum Reprod 2012; 27 [11]: 3259–72）

14 天的孕酮水平从未超过 15nmol/L 的情况下，也有成功妊娠的报道 [37]。在进行 IVF/ 卵细胞质内精子注射促排卵治疗后，胚胎植入当日孕酮水平超过 30ng/ml、雌二醇水平超过 100pg/ml 的患者与激素水平低于这些阈值的患者相比，似乎更有可能获得持续的妊娠 [38]。

在 IVF 刺激周期中，几乎所有的患者都会出现黄体功能不全 [23, 27, 39]，不同假说已经讨论过其原因 [40]。然而，控制性卵巢刺激后出现黄体期功能不全的原因似乎是卵泡期的多卵泡发育，导致黄体超生理水平的 P 和 E_2 通过下丘脑 – 垂体轴水平的负反馈作用抑制垂体分泌 LH [41-45]。除了超生理水平雌二醇和孕酮导致的黄体功能不全外，IVF 周期的植入窗可能比自然周期更短 [46]。

为了抵消卵巢刺激后黄体期功能不全的影响，可以采用不同的黄体支持方法——通过不同的给药途径直接进行孕酮替代治疗，或者通过刺激剩余的黄体以维持孕酮的产生，间接替代孕酮。

随着对患者进行个体化治疗的认识逐渐加强，必须摒弃"对所有 IVF 患者黄体支持一视同仁"的旧观念，而应根据扳机的类型和卵巢反应，将个性化的黄体支持方法落实到日常临床工作中。

（一）黄体支持所用黄体酮

1. 口服黄体酮

天然黄体酮在口服后可迅速代谢，已被证明在诱导子宫内膜向分泌期充分转化方面尚存在不足。合成的孕酮衍生物在脂质代谢[47]和精神方面[48]的不良反应限制了其使用。黄体酮微粒降低了颗粒大小，提高了吸收率和生物利用度[49]。口服 200mg 微粒化黄体酮后，黄体期的孕酮浓度在 2~4h 内达到最大值，并会持续升高 6~7h[50]。不过即便更高剂量的微粒化黄体酮也不能诱导子宫内膜向分泌期充分转化。肝脏的首过效应产生的黄体酮代谢物会引起交叉反应，也因此导致孕酮水平升高。

2. 肌内注射黄体酮

黄体酮在肌内注射后被迅速吸收，约 2h 后血浆孕酮浓度升高，约 8h 后达到峰值。使血清孕酮浓度达到自然周期黄体期的水平需要注射 25mg 黄体酮。有人认为，肌内注射局部的脂肪组织可作为"仓库"蓄积孕酮，从而更持久地维持血清孕酮浓度[51]。肌内注射黄体酮的缺点是注射疼痛，且需要频繁注射才能维持足够的孕酮浓度。此外，肿胀、发红，甚至无菌脓肿形成也是常见不良反应。

肌内注射黄体酮进行黄体支持出现的一种罕见但更严重甚至危及生命的并发症是嗜酸性粒细胞肺炎，这是由于对在该药物中充当赋形剂的油性载体产生的过敏反应所致[52]。

3. 皮下用黄体酮

皮下植入黄体酮耐受性好，在 IVF 黄体支持中的疗效不逊于阴道用黄体酮。它可以为那些不愿进行肌内注射和经阴道途径用药的女性提供另一种选择[52]。

4. 阴道用黄体酮

血浆孕酮浓度在阴道用药后 3~8h 达到最高水平，然后在接下来的 8h 内持续下降。与肌内注射黄体酮相比，它可以更快地从循环中清除。经阴道用药时，需要更高剂量的黄体酮来达到黄体期的激素水平，在大多数情况下，每天应分成 2~3 次[53]，共给予 300~600mg 黄体酮，具体取决于药物制剂类型，如片剂、乳膏或栓剂。阴道黏膜可吸收蛋白质和脂质，但吸收程度受药物剂型的影响，雌激素预处理后黄体酮阴道吸收增强[54]。

黄体酮阴道给药后，血清孕酮水平低于肌内注射，有时甚至低于自然周期中的水平。然而，尽管血清水平较低，仍实现了充分的分泌型子宫内膜转化（图 8-5）[55]。这表明经阴道给药的黄体酮在进入体循环之前对子宫内膜产生了直接的局部效应，即"子宫首过"效应。子宫首过效应背后的机制尚不完全清楚，研究者对于其作用途径也看法不一：黄体酮被吸收到丰富的阴道静脉或淋巴系统并（或）可能在子宫阴道淋巴管、静脉或动脉之间逆流转移，药物在组织中直接扩散，或者类似于精子运输，即从阴道到子宫腔内的管腔转移。由于阴道途径可有效提供足够的黄体支持，并且不良反应最小，因此是一种有价值且首选的黄体酮给药途径[56]。

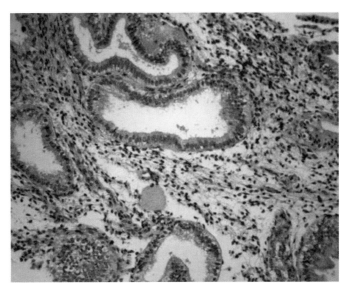

▲ 图 8-5 经阴道使用微粒化黄体酮后的子宫内膜活检

盘绕的腺体分泌活跃，残留空泡极少。间质水肿。缺乏有丝分裂活动。成熟度相当于黄体期第 6 天（HES×200）[经许可转载，引自 Fatemi HM. *Facts Views Vis Obgyn.* 2009; 1(1): 30–46]

最后，似乎黄体酮给药途径对 ART 结局没有影响，因此可以在考虑患者的喜好和倾向后决定黄体支持的黄体酮给药途径[57]。

（二）人绒毛膜促性腺激素用于黄体支持

应用 hCG 时不会发生黄体溶解，因为黄体会受到 hCG 刺激并持续产生孕激素。长期以来，给予 hCG 一直作为标准的黄体支持方案。然而，这种方法的缺点是存在发生 OHSS 的可能，尤其对于卵巢高反应患者[58]。

基于 GnRHa 扳机后给予低剂量 hCG 提供黄体支持而积累的经验，Andersen 等[59]设计了一个数学模型，用于计算保证黄体期孕激素水平所需的每日 hCG 剂量。初步结果表明，在由胚胎产生的内源性 hCG 起主要作用之前，每天使用 100U hCG 而不额外给予外源孕激素似乎足以维持黄体功能。该方法可能为个体化黄体支持进一步提供了方案。然而，市面上尚无上述小剂量 hCG，这使得该黄体支持方案很难在临床中实施。

四、使用孕激素行黄体支持的时机

在 ART 周期中给予黄体支持的时机至关重要，因为黄体支持必须在内源性孕激素水平开始或已经降低之前启动。如前所述，排卵前子宫内膜暴露于孕激素可能会对子宫内膜容受性产生负面影响。

与从取卵日开始行黄体支持相比，在取卵前即开始黄体支持者获得妊娠的可能性降低。从取卵日当晚开始给予孕激素与从取卵后的第 1~3 天开始给予孕激素的临床妊娠率（PR）未发现存在差异。但是，从取卵后第 6 天再开始给予孕激素，患者妊娠率降低。因此，比较理想的黄体支持方案是从取卵日当晚至取卵后第 3 日之间开始补充孕激素[60]。

五、黄体支持的持续时间

早孕期胚胎持续迅速产生大量的 hCG，它可以弥补卵巢刺激后可能出现的内源性 LH 缺乏。随后，在妊娠 7～9 周时，孕激素合成的部位将从黄体转移到胎盘。一项评估孕激素给药持续时间的研究显示，未发现在妊娠试验检测阳性后停用孕激素或继续使用孕激素 3 周对流产率和活产率存在任何影响 [61, 62]。

六、GnRHa 扳机后的黄体支持

卵巢高反应患者常使用 GnRH 激动药促进卵母细胞成熟，因为这种扳机方案几乎可以完全避免 OHSS 的发生。首个在 GnRH 拮抗药方案中使用 GnRH 激动药促进卵母细胞最终成熟的大规模随机对照试验报道称，该方案的妊娠结局很差。有假说认为通过"单一"孕激素给药进行标准的黄体支持不能够抵消 GnRH 激动药诱导的严重的黄体溶解 [63]。给予 hCG 或高剂量类固醇激素 [64] 被认为对预防黄体溶解至关重要。

对于这种情况下黄体支持是否足够的争论持续存在。

灵长类动物黄体溶解发生于 LH 撤退后 3 天或更长时间 [65]，因此，如果在 3 天之内重新给予 LH，就能够恢复黄体功能。这表明在无 LH 支持的情况下，黄体活性至少可以维持 72h [66]。为了使黄体持续产生孕激素，目前已经研究了不同的治疗方案。

依据通过给予 hCG 逆转 GnRHa 诱导的黄体溶解这一理论，在黄体期可以给予低剂量的 hCG。但是，研究发现在失去促性腺激素作用 3 天后，能否挽救黄体与所使用的 hCG 剂量相关，给予 1500U 或更多剂量的 hCG 才可以有效挽救黄体 [67]。GnRHa 扳机后 35h 给予 1500U hCG 的方案与仅使用 hCG 扳机方案的妊娠率相当，但在此剂量下高反应患者组有 OHSS 发生 [67, 68]。其他研究证明 [69] 在 GnRHa 扳机后的黄体期应用不同剂量的低剂量 hCG 可有效改善生殖结局。尽管给予 hCG 的剂量很低，仍然不能完全避免 OHSS 的发生。

一项概念验证研究评估了如下黄体支持方案：从 OPU 当日开始每日应用低剂量 hCG（125U 重组 hCG），且不使用外源性孕激素。该研究观察到试验组与对照组在黄体期存在显著差异，即每天接受低剂量 hCG 补充的试验组的孕酮水平显著高于对照组 [70]。然而，即使在应用该低剂量 hCG 方案的情况下，仍有 3% 的患者发生 OHSS，但无须住院治疗。

应用 GnRHa 扳机后，在不使用外源性孕激素的情况下，通过给予 GnRH 激动药（每天两次，每次 200mgGnRH 激动药鼻喷剂，总计 400mg/ 天）作为黄体支持（LPS），几乎可以完全避免 OHSS 的发生，而黄体中期孕酮水平可以达到约 190nmol/L（约 59.7ng/ml）[71]。

现在已从这些发现中认识到，并非所有使用 GnRHa 扳机的患者都需要接受积极的强化黄体支持，因此不应采用"千篇一律"的方法进行治疗。"黄体滑行"的概念是基于个体的黄体溶解模式建立的，该概念主张根据黄体早期和中期测得的孕激素水平应用 hCG，同时可额外加用甚至不加用外源性孕激素 [72]。根据取卵后 48h 的孕酮水平，在黄体早期一次性给予 hCG375～1500U 能够维持充足的孕激素水平，这种方法可以在很大程度上提高妊娠率，同时降低与在黄体期补充高剂量 hCG 相关的 OHSS 风险 [73]。必须反复验血测定孕酮水平是该方法最重要的缺点。

人工授精周期的黄体支持

宫腔内人工授精（IUI）是一项常用于提高生育能力低下或不明原因不孕夫妇妊娠率的技术。然而，只有少数研究解释了 IUI 后黄体支持的必要性。

在自然周期中或使用枸橼酸氯米芬或促性腺激素的刺激周期中均可施行 IUI。

可以推测自然周期 IUI 后不存在黄体功能不全。因此，没有生物学或经验证据表明在黄体期使用 hCG 或孕激素治疗具有必要性或能够提高妊娠率 [74]。然而，即使尚无任何有力证据支持其有效性，在临床实践中使用孕酮、hCG 和（或）其他药物已成为常规 [75]。

可以推测由于卵巢微刺激周期 IUI 患者的激素水平超出生理范围，其内源性 LH 较低，从而导致黄体功能不全。

然而，区分所给予卵巢刺激的类型至关重要。给予枸橼酸氯米芬后，LH 脉冲频率的增加会导致血清 E_2 和孕酮水平显著升高，并伴随黄体期延长。一项研究评估了在枸橼酸氯米芬刺激的 IUI 周期中，给予正常排卵患者孕激素是否带来有益影响。研究发现 IUI 后接受孕激素治疗的患者其持续妊娠率并不高于未接受任何黄体支持的患者 [76]。然而，在使用促性腺激素行卵巢刺激后，与 IVF 的卵巢刺激同理，超出生理范围的激素水平会抑制内源性 LH，因此可能发生黄体功能不全。研究表明，促性腺激素刺激周期行 IUI 后，应用孕激素可使妊娠率和活产率提高 [77]。

七、冷冻胚胎移植周期的黄体支持

随着玻璃化冷冻技术的发展，IVF 实验室的胚胎冷冻保存技术得到改善，冷冻胚胎移植（FET）周期的应用在世界范围内越来越普及 [78]。冷冻胚胎移植日趋流行是人们对于超生理范围激素水平，特别是高孕激素水平对子宫内膜容受性影响产生争议的结果。此外，冷冻胚胎移植使得在囊胚期进行非整倍体的植入前遗传学检测（PGT-A）成为可能，而取卵后第五日进行 PGT-A 是不能按时移植新鲜胚胎的。

为了尽可能提高妊娠率，胚胎发育与子宫内膜转化的同步至关重要。下面列举了多种准备内膜并使其与胚胎发育同步的方法：

(1) 自然周期：自然周期是利用发育中卵泡合成的内源性雌激素准备子宫内膜的一种简便方法。在这种情况下，必须监测 LH 峰值，从而确定胚胎解冻和胚胎移植的正确时机。另一种选择是注射 hCG 触发排卵（改良自然周期）。一项旨在比较自然周期和改良自然周期妊娠率的研究表明，监测 LH 峰值的自然周期的妊娠率明显高于后者 [78]。与自然周期相比，给予 hCG 触发排卵会显著降低妊娠率。推测 hCG 可能对子宫内膜容受性产生负面影响 [79, 80]（表 8-1）。

(2) 激素替代周期：该方案利用外源性雌孕激素，较前述方案更为常用。该方案的优点是能够避免周期变异所致的干扰，并且可以用于规划胚胎移植时间，从而使 IVF 实验室的工作流程更加顺畅。激素替代周期既可以与 GnRH 激动药联合使用，也可以单独施行 [81]。

表 8-1　旨在比较自然周期（自发性 LH 组）和改良自然周期（hCG 组）妊娠率的研究结果显示，监测 LH 峰值的自然周期的妊娠率明显高于后者

	自发性 LH（*n*=61）	hCG 组（*n*=63）	差异，%（95%CI）	*P* 值
持续妊娠率 –ET（%）	31.1（19）	14.3（9）	16.9（2.1～30.9）	0.025
流产率 –ET（%）	0（0）	3.2（2）	–3.2（–10.9～3.2）	NS
生化率 –ET（%）	3.3（2）	3.2（2）	0.1（–7.9～8.3）	NS
hCG 阳性率 –ET（%）	34.4（21）	20.6（13）	13.8（–1.9～28.7）	NS

资料来源：引自 Fatemi HM et al. *Fertil Steril*. 2010;94:2054–8；Le Lannou D et al. *Reprod Biomed Online*. 2006;13:368–75
注意：与自然周期相比，给予 hCG 触发排卵显著降低妊娠率
缩写：CI. 置信区间；ET. 胚胎移植；hCG. 人绒毛膜促性腺激素；LH. 黄体生成素；NS. 不显著

迄今为止，FET 的最佳方法依然悬而未决，亟须通过随机对照试验对比正规指导且正确检测 LH 峰的自然周期与激素替代周期的疗效。

八、结论

根据患者的具体特征、需求和愿望及其所接受的治疗类型制定个体化的黄体支持策略是生殖医学专家的任务。

使用 hCG 促进卵母细胞最终成熟后，以阴道片剂、乳膏剂或栓剂等剂型给予外源性孕激素是金标准，足以维持足够的黄体支持。口服药物可能能够作为一种替代方案，但尚需更多数据支持。每天使用低剂量 hCG 是一种无孕激素的替代方案，然而迄今为止，该方案临床应用受限，因为目前市面上尚没有经推荐的低剂量 hCG。

应用个体化黄体支持策略的最佳指征是对于卵巢高反应患者进行 GnRHa 扳机，后续可依据患者黄体溶解的具体情况制定黄体支持方案，并将非必要的高剂量 hCG 导致 OHSS 的风险降到最低。病例系列分析表明，根据患者的孕酮水平甚至既往黄体支持方案来降低 hCG 剂量是可行的。未来的研究应当致力于开发一种算法，以根据机体的孕激素水平来计算 hCG 的最低需要量。

参 考 文 献

[1] Bulletti C, de Ziegler D. Uterine contractility and embryo implantation. *Curr Opin Obstet Gynecol*. 2005;17:265–76.

[2] Csapo AI, Pulkkinen MO, Ruttner B et al. The significance of the human corpus luteum in pregnancy maintenance. I. Preliminary studies. *Am J Obstet Gynecol*. 1972;112:1061–7.

[3] Simon C, Martin JC, Pellicer A. Paracrine regulators of implantation. *Baillieres Best Pract Res Clin Obstet Gynaecol*. 2000;14:815–26.

[4] Bergh PA, Navot D. The impact of embryonic development and endometrial maturity on the timing of implantation. *Fertil Steril*. 1992;58:537–42.

[5] Ruiz-Alonso M, Galindo N, Pellicer A, Simón C. What a difference two days make: "Personalized" embryo transfer (pET) paradigm: A case report and pilot study. *Hum Reprod*. 2014;29:1244–7.

[6] Devroey P, Pados G. Preparation of endometrium for egg donation. *Hum Reprod Update*. 1998;4:856–61.

[7] Christenson LK, Devoto L. Cholesterol transport and steroidogenesis by the corpus luteum. *Reprod Biol Endocrinol*. 2003;10:90.

[8] Devoto L, Fuentes A, Kohen P et al. The human corpus luteum: Life cycle and function in natural cycles. *Fertil Steril*. 2009;92:1067–79.

[9] Chaffin CL, Dissen GA, Stouffer RL. Hormonal regulation

of steroidogenic enzyme expression in granulosa cells during the peri-ovulatory interval in monkeys. *Mol Hum Reprod.* 2000;6:11-8.

[10] Yding Andersen C, Bungum L, Nyboe Andersen A, Humaidan P. Preovulatory progesterone concentration associates significantly to follicle number and LH concentration but not to pregnancy rate. *Reprod Biomed Online.* 2011;23:187-95.

[11] Fleming R, Jenkins J. The source and implications of progesterone rise during the follicular phase of assisted reproduction cycles. *RBMonline.* 2010;21:446-9.

[12] Kyrou D, Al-Azemi M, Papanikolaou EG et al. The relationship of premature progesterone rise with serum estradiol levels and number of follicles in GnRH antagonist/recombinant FSH-stimulated cycles. *Eur J Obstet Gynecol Reprod Biol.* 2012;162:165-8.

[13] Stocco C, Telleris C, Gibori G. The molecular control of corpus luteum formation, function and regression. *Endocr Rev.* 2007;28:117-49.

[14] Chen J, Oiu O, Lohstroh PN et al. Hormonal characteristics in the early luteal phase of conceptive and nonconceptive menstrual cycles. *J Soc Gynecol Investig.* 2003;10:27-31.

[15] Kastner P, Krust A, Turcotte B et al. Two distinct estrogen-regulated promoters generate transcripts encoding the two functionally different human progesterone receptor forms A and B. *EMBO J.* 1990;9:1603-14.

[16] Wei LL, Gonzalez-Aller C, Wood WM et al. "5"-Heterogeneity in human progesterone receptor transcripts predicts a new amino-terminal truncated "C"-receptor and unique A-receptor messages. *Mol Endocrinol.* 1990;4: 1833-40.

[17] Salmi A, Pakarinen P, Peltola AM, Rutanen EM. The effect of intrauterine levonorgestrel use on the expression of c-JUN, oestrogen receptors, progesterone receptors and Ki-67 in human endometrium. *Mol Hum Reprod.* 1998;4: 1110-5.

[18] Tseng L, Zhu HH. Regulation of progesterone receptor messenger ribonucleic acid by progestin in human endometrial stromal cells. *Biol Reprod.* 1997;57:1360-6.

[19] Noyes RW, Hertig AT, Rock J. Dating the endometrial biopsy. *Fertil Steril.* 1950;1:3-25.

[20] Noyes RW, Hertig AT, Rock J. Dating the endometrial biopsy. *Am J Obstet Gynecol.* 1975;122:262-3.

[21] Wentz AC. Endometrial biopsy in the evaluation of infertility. *Fertil Steril.* 1980;33:121-4.

[22] Bourgain C, Ubaldi F, Tavaniotou A et al. Endometrial hormone receptors and proliferation index in the periovulatory phase of stimulated embryo transfer cycles in comparison with natural cycles and relation to clinical pregnancy outcome. *Fertil Steril.* 2002;78:237-44.

[23] Ubaldi F, Bourgain C, Tournaye H et al. Endometrial evaluation by aspiration biopsy on the day of oocyte retrieval in the embryo transfer cycles in patients with serum progesterone rise during the follicular phase. *Fertil Steril.* 1997;67:521-6.

[24] Van Vaerenbergh I, Fatemi HM, Blockeel C et al. Progesterone rise on hCG day in GnRH antagonist/rFSH stimulated cycles affects endometrial gene expression. *Reprod Biomed Online.* 2011;22:263-71.

[25] Bosch E, Valencia I, Escudero E et al. Premature luteinization during gonadotropin-releasing hormone antagonist cycles and its relationship with in vitro fertilization outcome. *Fertil Steril.* 2003;80:1444-9.

[26] Labarta E, Martínez-Conejero JA, Alamá P et al. Endometrial receptivity is affected in women with high circulating progesterone levels at the end of the follicular phase: A functional genomics analysis. *Hum Reprod.* 2011;26:1813-25.

[27] Kolibianakis EM, Devroey P. The luteal phase after ovarian stimulation. *Reprod Biomed Online.* 2002a;5:26-35.

[28] Papanikolaou EG, Kolibianakis EM, Pozzobon C et al. Progesterone rise on the day of human chorionic gonadotropin administration impairs pregnancy outcome in day 3 single-embryo transfer, while has no effect on day 5 single blastocyst transfer. *Fertil Steril.* 2009;91:949-52.

[29] Damewood MD, Shen W, Zacur HA et al. Disappearance of exogenously administered human chorionic gonadotropin. *Fertil Steril.* 1989;52:398-400.

[30] Yen SS, Llerena O, Little B et al. Disappearance rates of endogenous luteinizing hormone and chorionic gonadotropin in man. *J Clin Endocrinol Metab.* 1968;28:1763-7.

[31] Fatemi HM, Polyzos NP, van Vaerenbergh I et al. Early luteal phase endocrine profile is affected by the mode of triggering final oocyte maturation and the luteal phase support used in recombinant follicle-stimulating hormone-gonadotropin-releasing hormone antagonist in vitro fertilization cycles. *Fertil Steril.* 2013;100:742-7.

[32] Humaidan P, Van Vaerenbergh I, Bourgain C, Alsbjerg B, Blockeel C, Schuit F, Van Lommel L, Devroey P, Fatemi H. Endometrial gene expression in the early luteal phase is impacted by mode of triggering final oocyte maturation in recFSH stimulated and GnRH antagonist co-treated IVF cycles. *Hum Reprod.* 2012;27(11):3259-72.

[33] Jones GES. Some new aspects of management of infertility. *JAMA.* 1979;141:1123.

[34] Jordan J, Craig K, Clifton DK, Soules MR. Luteal phase defect: The sensitivity and specificity of diagnostic methods in common clinical use. *Fertil Steril.* 1994;62:54-62.

[35] Rosenberg SM, Luciano AA, Riddick DH. The luteal phase defect: The relative frequency of, and encouraging response to, treatment with vaginal progesterone. *Fertil Steril.* 1980;34:17-20.

[36] Practice Committee of the American Society for Reproductive Medicine. Current clinical irrelevance of luteal phase deficiency: A committee opinion. *Fertil Steril.* 2015;103:e27-32.

[37] Csapo AI, Pulkkinen M. Indispensability of the human corpus luteum in the maintenance of early pregnancy. Luteectomy evidence. *Obstet Gynecol Surv.* 1978;33:69-81.

[38] Liu HC, Pyrgiotis E, Davis O, Rosenwaks Z. Active corpus luteum function at pre-, peri- and postimplantation is essential for a viable pregnancy. *Early Pregnancy.* 1995;1:281-7.

[39] Macklon NS, Fauser BC. Impact of ovarian hyperstimulation on the luteal phase. *J Reprod Fertil.* 2000;55:101-8.

[40] Fatemi HM, Popovic-Todorovic B, Papanikolaou E et al. An update of luteal phase support in stimulated IVF cycles. *Hum Reprod Update.* 2007;13:581-90.

[41] Beckers NG, Macklon NS, Eijkemans MJ et al. Nonsupplemented luteal phase characteristics after

the administration of recombinant human chorionic gonadotropin, recombinant luteinizing hormone, or gonadotropin–releasing hormone (GnRH) agonist to induce final oocyte maturation in in vitro fertilization patients after ovarian stimulation with recombinant follicle–stimulating hormone and GnRH antagonist cotreatment. *J Clin Endocrinol Metab.* 2003;88:4186–92.

[42] Fatemi HM. The luteal phase after 3 decades of IVF: What do we know? *Reprod Biomed Online.* 2009;19:4331.

[43] Fauser BC, Devroey P. Reproductive biology and IVF: Ovarian stimulation and luteal phase consequences. *Trends Endocrinol Metab.* 2003;14:236–42.

[44] Tavaniotou A, Devroey P. Effect of human chorionic gonadotropin on luteal luteinizing hormone concentrations in natural cycles. *Fertil Steril.* 2003;80:654–5.

[45] Tavaniotou A, Albano C, Smitz J, Devroey P. Comparison of LH concentrations in the early and mid–luteal phase in IVF cycles after treatment with HMG alone or in association with the GnRH antagonist Cetrorelix. *Hum Reprod.* 2001;16:663–7.

[46] Bourgain C, Devroey P. The endometrium in stimulated cycles for IVF. *Hum Reprod Update.* 2003;9:515–22.

[47] Hirvonen E, Mälkönen M, Manninen V. Effects of different progestogens on lipoproteins during postmenopausal replacement therapy. *N Engl J Med.* 1981;304:560–3.

[48] Dennerstein L, Burrows GD, Hyman GJ, Sharpe K. Hormone therapy and affect. *Maturitas.* 1979;1:247–59.

[49] Norman TR, Morse CA, Dennerstein L. Comparative bioavailability of orally and vaginally administered progesterone. *Fertil Steril.* 1991;56:1034–9.

[50] Nillius SJ, Johansson ED. Plasma levels of progesterone after vaginal, rectal, or intramuscular administration of progesterone. *Am J Obstet Gynecol.* 1971;110:470–7.

[51] Bouckaert Y, Robert F, Englert Y et al. Acute eosinophilic pneumonia associated with intramuscular administration of progesterone as luteal phase support after IVF: Case report. *Hum Reprod.* 2004;19(8):1806–10.

[52] Baker VL, Jones CA, Doody K et al. A randomized, controlled trial comparing the efficacy and safety of aqueous subcutaneous progesterone with vaginal progesterone for luteal phase support of *in vitro* fertilization. *Hum Reprod.* 2014;29(10):2212–20.

[53] Devroey P, Palermo G, Bourgain C et al. Progesterone administration in patients with absent ovaries. *Int J Fertil.* 1989;34:188–93.

[54] Villanueva B, Casper RF, Yen SS. Intravaginal administration of progesterone: Enhanced absorption after estrogen treatment. *Fertil Steril.* 1981;35:433–7.

[55] Fatemi HM. Assessment of the luteal phase in stimulated and substituted cycles. *Facts Views Vis Obgyn.* 2009;1(1):30–46.

[56] Tavaniotou A, Smitz J, Bourgain C, Devroey P. Comparison between different routes of progesterone administration as luteal phase support in infertility treatments. *Hum Reprod Update.* 2000;6:139–48.

[57] van der Linden M, Buckingham K, Farquhar C et al. Luteal phase support for assisted reproduction cycles. *Cochrane Database Syst Rev.* 2015 Jul 7;(7):CD009154.

[58] Ludwig M, Diedrich K. Evaluation of an optimal luteal phase support protocol in IVF. *Acta Obstet Gynecol Scand.* 2001;80:452–66.

[59] Andersen CY, Fischer R, Giorgione V, Kelsey TW. Micro–dose hCG as luteal phase support without exogenous progesterone administration: Mathematical modelling of the hCG concentration in circulation and initial clinical experience. *J Assist Reprod Genet.* 2016;33(10):1311–8.

[60] Connell MT, Szatkowski JM, Terry N et al. Timing luteal support in assisted reproductive technology: A systematic review. *Fertil Steril.* 2015;103:939–46.

[61] Nyboe AA, Popovic–Todorovic B, Schmidt KT et al. Progesterone supplementation during early gestations after IVF or ICSI has no effect on the delivery rates: A randomized controlled trial. *Hum Reprod.* 2002;17:357–61.

[62] Schmidt KL, Ziebe S, Popovic B et al. Progesterone supplementation during early gestation after *in vitro* fertilization has no effect on the delivery rate. *Fertil Steril.* 2001;75:337–41.

[63] Humaidan P, Bredkjaer HE, Bungum L et al. GnRH agonist (buserelin) or hCG for ovulation induction in GnRH antagonist IVF/ICSI cycles: A prospective randomized study. *Hum Reprod.* 2005;20:1213–20.

[64] Engmann L, Benadiva C. Agonist trigger: What is the best approach? Agonist trigger with aggressive luteal support. *Fertil Steril.* 2012;97:531–3.

[65] Hutchison JS, Zeleznik AJ. The rhesus monkey corpus luteum is dependent on pituitary gonadotropin secretion throughout the luteal phase of the menstrual cycle. *Endocrinology.* 1984;115;1780–6.

[66] Hutchison JS, Zeleznik AJ. The corpus luteum of the primate menstrual cycle is capable of recovering from a transient withdrawal of pituitary gonadotropin support. *Endocrinology.* 1985;117:1043–9.

[67] Dubourdieu S, Charbonnel B, Massai MR et al. Suppression of corpus luteum function by the gonadotropin–releasing hormone antagonist Nal–Glu: Effect of the dose and timing of human chorionic gonadotropin administration. *Fertil Steril.* 1991;56:440–512.

[68] Humaidan P. Luteal phase rescue in high–risk OHSS patients by GnRHa triggering in combination with low–dose hCG: A pilot study. *Reprod Biomed Online.* 2009;18:630–4.

[69] Seyhan A, Ata B, Polat M et al. Severe early ovarian hyperstimulation syndrome following GnRH agonist trigger with the addition of 1500 U hCG. *Hum Reprod.* 2013;28:2522–8.

[70] Castillo JC, Dolz M, Bienvenido E et al. Cycles triggered with GnRH agonist: Exploring low–dose hCG for luteal support. *Reprod Biomed Online.* 2010;20:175–81.

[71] Andersen CY, Elbaek HO, Alsbjerg B et al. Daily low–dose hCG stimulation during the luteal phase combined with GnRHa triggered IVF cycles without exogenous progesterone: A proof of concept trial. *Hum Reprod.* 2015;30:2387–95.

[72] Bar–Hava I, Mizrachi Y, Karfunkel-Doron D et al. Intranasal gonadotropin–releasing hormone agonist (GnRHa) for luteal–phase support following GnRHa triggering, a novel approach to avoid ovarian hyperstimulation syndrome in high responders. *Fertil Steril.* 2016;106:330–3.

[73] Kol S, Breyzman T, Segal L, Humaidan P. "Luteal coasting" after GnRH agonist trigger—Individualized, hCG–based, progesterone–free luteal support in "high responders": A case series. *Reprod Biomed Online.* 2015;31:747–51.

[74] Lawrenz B, Samir S, Garrido N et al. Luteal coasting and individualization of human chorionic gonadotropin dose after gonadotropin–releasing hormone agonist triggering for final oocyte maturation—A retrospective proof–of–concept study. *Front Endocrinol.* 2018;9:33.

[75] Ragni G, Vegetti W, Baroni E et al. Comparison of luteal phase profile in gonadotrophin stimulated cycles with or without a gonadotrophin–releasing hormone antagonist. *Hum Reprod.* 2001;16:2258–62.

[76] ESHRE Capri Workshop Group. Intrauterine Insemination. *Hum Reprod Update.* 2009;15:265–77.

[77] Kyrou D, Fatemi HM, Tournaye H, Devroey P. Luteal phase support in normo–ovulatory women stimulated with clomiphene citrate for intrauterine insemination: Need or habit? *Hum Reprod.* 2010;25:2501–6.

[78] Oktem M, Altinkaya SO, Yilmaz SA et al. Effect of luteal phase support after ovulation induction and intrauterine insemination. *Gynecol Endocrinol.* 2014;30:909–12.

[79] Le Lannou D, Griveau JF, Laurent MC, Gueho A, Veron E, Morcel K. Contribution of embryo cryopreservation to elective single embryo transfer in IVF–ICSI. *Reprod Biomed Online.* 2006;13:368–75.

[80] Fatemi HM, Kyrou D, Bourgain C, Van den Abbeel E, Griesinger G, Devroey P. Cryopreserved–thawed human embryo transfer: Spontaneous natural cycle is superior to human chorionic gonadotropin–induced natural cycle. *Fertil Steril.* 2010;94:2054–8.

[81] Montagut M, Santos–Ribeiro S, De Vos M et al. Frozen–thawed embryo transfers in natural cycles with spontaneous or induced ovulation: The search for the best protocol continues. *Hum Reprod.* 2016;31:2803–10.

第 9 章　体外受精技术安全性与有效性的评价

Measuring Safety and Efficiency in In Vitro Fertilization

Nicole C. Michel　Natalie Shammas　Shima Elbakhit Albasha　**著**

张　杰　**译**　　郝桂敏　**校**

近年来，规范辅助生殖机构的规定明显增加，认证机构在实施对等的改进计划时也更加严格。发生这些变化的主要原因为：①辅助生殖技术的快速创新；②媒体对于在体外受精临床工作中可能发生的事故无处不在的关注。

本章将介绍当前最有效的诊所管理策略，对于读者学习现代的理念很有价值。本章的编写受益于 Mortimer 和 Mortimer 为建立全球性的标准所做的工作[1]。

一、目前存在的争议

目前围绕体外受精实验室的安全和有效性的争议主要是管理方法是否具有建设性。

在深入研究各种方法之前，有必要对一些关于质量和风险的概念进行区分。要探讨特定的方法是否优于其他方法，必须阐明该方法所涉及的核心要素。

质量和风险评论

在医学上，"质量"可以被定义为医疗服务的责任，与服务质量相关。从本质上讲医疗质量是一个复杂的概念，包括治疗效果和对患者及后代的远期影响。此外，质量的概念还涵盖实现预期结果的费用和物资成本[2]。

在实验室中，质量控制（quality control，QC）包括确保工作顺利完成、仪器正常运行和检测准确进行。这保证了结果接近预期。质量保证（quality assurance，QA）确保系统的设计使其能够增加流程按计划进行的可能性，提高系统一致性和总体性能。

"质量"的目标是满足伴随着消费者日益增长的期望而变化的需求。试管婴儿服务应使大众更容易获得，并在一个愉快的环境中为患者提供个性化的服务。质量体系中致力于不断提高效率的部分称为质量改进（quality improvement，QI）。

全面质量管理（total quality management，TQM）将质量控制、保证和改进同化为一种有凝聚力的管理理念。许多专家认为 TQM 是一种科学的经营方式，可用于试管婴儿诊所的运营[3]。

由于 TQM 是一个将 QC、QA 和 QI 整合到一个重复流程中的综合质量体系，因此它不是一项短期的工作，而是一种对发展永无止境的追求。它的实现没有捷径可走。一个组织需要做到如下内容：

(1) 制订一套与本组织其他需求相一致的精确、长期的计划。

(2) 拟订一套全面的政策以满足本组织各领域的需要。这些政策构成了 TQM 的基础，并将包括需求和供应。这些政策应该由那些负责将计划转化为现实的人员一起参与制定。

(3) 在组织的各级人员中推行这些政策。

(4) 在最基本的层面上对所有进程进行系统分析。

(5) 推进预防性活动。这往往需要认知的改变，需要成员认识到从发现错误到承认错误的变化是工作改进的机会。

(6) 开展 QI 能够遵循的有针对性的质量保证流程。

为了提高质量，团队必须具有完成目标所需的熟练程度、专业知识和设备 [2]，高效有力的管理和领导也是必不可少的 [3-6]。研究表明，注重鼓励和促进工作人员在服务中以患者为中心的领导风格是服务的决定性因素 [7]。总的来说，改进小组应该由各种领导或利益相关者组成。利益相关者是一个对某一特定工作有热情并能决定其成败的人。有效的利益相关者分担相应的工作并完成以下职位：团队领导、技术专家、临床领导、改进顾问和赞助商 [8]。

接下来，要讨论的另一个因素是"风险"。风险可以被定义为对危险、伤害或损失的易感性。在临床工作中，风险是指可能影响常规工作的所有潜在事件。风险管理通过对经济和物资风险的预见来规避或减轻它们的影响，并涵盖识别和对抗风险的策略 [3, 9-11]。

近年来，试管婴儿诊所面对着更复杂的风险问题，因而需要更严格的管理 [9-12]。成功的风险管理团队善于发现、检查和消除潜在威胁以避免不利事件的发生。例如，在执行任何新程序之前，所有相关人员必须完成培训并通过考核。设备的操作资质必须在操作前进行认证；保证即使在不理想的环境中，设备运行也是可靠有效的。必须尽可能严格地控制所有设备的温度、渗透压、pH 和污染等因素。这些因素必须在胚胎操作的同一地点进行测量。采取这些预防措施是有效风险管理的重要部分 [2]。

我们可以选择各种方法来实施质量和风险管理。我们将在下文介绍如何对这些方法进行评估，即对其工作机制和优缺点进行简要介绍。

二、每种方法的支持证据

（一）实现认证

认证是承认一个组织遵守了标准的一系列协同行动。标准是保证各项操作在适当水平上正常运行的准则。

认证项目是促进以患者为中心的服务的最重要因素。已经证实的是如果认证以循证医学为依据，那么它有助于实现对患者的优质护理 [7]。此外，认证机构对于确保质量控制的环境非常重要。例如，认证机构建议拟行试管婴儿治疗的患者接受标准化的预治疗咨询，使试管婴儿成功率增加了 15% [13]。

到目前为止，获得认证是实现质量管理的一个选择，它通过自我和同行评估确定实验室是否符合预设的标准 [3]。获得认证必须有一个动态的文档，因为我们的认知随着时间的推移和实践而变化。有效的认证计划由三个基本特征阶段组成（图 9-1）。

第一阶段：组织各方面的自我评估。自评过程的目标包括以下内容。

(1) 确定认证条件的履行情况。

(2) 评价组织与其信念的一致性。

(3) 提高成果和效力。

(4) 确定需要改进的领域。

第二阶段：同行调查。组织一个小组了解资产情况，召集管理层，采访相关人员，并审查数据，以衡量是否符合认证机构预先安排的标准。

第三阶段：报告和建议。为促进薄弱领域的改进和发展优势领域提供建议。

（二）质量周期

在"计划 – 执行 – 研究 – 行动"（plan-do-study-act，PDSA）的质量循环（图 9-2）中，每发现一个问题，就会确定一个解决方案，实施后检查结果以确认问题已经解决。科学家们很容易发现 PDSA 循环是基本科学方法的简单表现。现已证明，在保健系统内实施 PDSA 循环可将安全性提高 12% [14]。

（三）快速循环变化

尽管大多数核心团队都熟悉 PDSA 方法，但直到最近人们还不知道如何对变化进行更细微的测试并传达进展。McQuillan 等提出将一系列 PDSA 循环合并在一个称为快速的周期变化的过程中。这是一个持续的过程，第一个循环的结果指导下一个循环，以此类推，直到达成最终目标（图 9-3）。与盲目执行大量干预相比，这种方法是非常明智的，因为盲目执行干预会导致不必要的

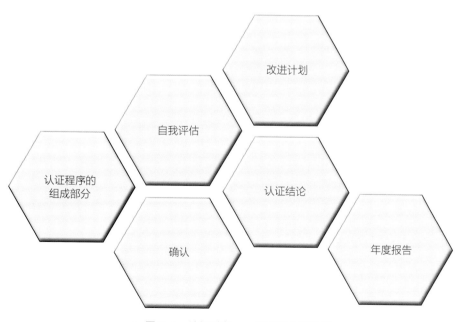

▲ 图 9-1　认证过程，一般需要 3 年时间

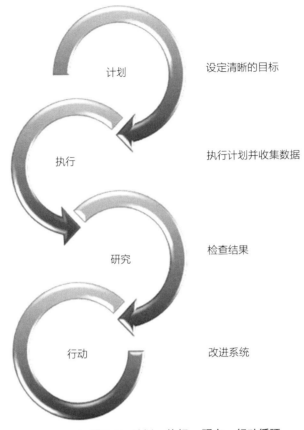

▲ 图 9-2　计划 - 执行 - 研究 - 行动循环

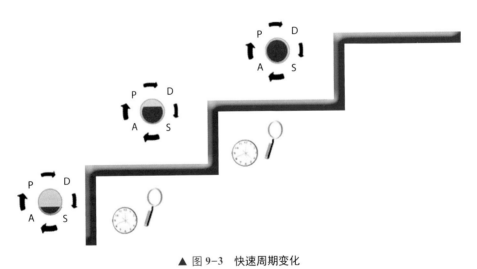

▲ 图 9-3　快速周期变化

几个计划 - 执行 - 研究 - 行动的周期被用来将一个想法转化为具体的结果

支出和无意义的后果[15]。

（四）改进模型

　　PDSA 和快速循环变化都是改进模型的组成部分。改进模型是通过吸取经验和果断行动而实现目标的一种手段。该模型将质量改进压缩为三个问题（图 9-4）。改善模式的基本原则是，并非所

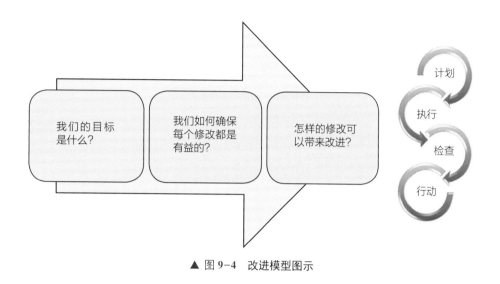

▲ 图 9-4 改进模型图示

有的改变都是改善，但所有的改善都需要改变[8]。

（五）系统映射方法

理解流程是理解系统最简单的方法。流程是产生结果的一系列转换，是一个单独的、简单的进程。系统是由许多元素组成的集合，它们相互作用使得各事件有条不紊地运行。与流程相比，系统的规模更大，它是由一组先后或同时发生的流程组成的，其中一个的输出是另一个的输入。

然而，要理解整个系统，就必须熟悉各个流程和作用于每个流程的外部因素。为了更好地掌握各系统中的风险，需要通过以下模式获得知识：①对人员的了解；②事件报告；③系统映射方法（system mapping approaches，SMA）[16]。这种分析通常通过过程映射以图解的方式进行。系统被描绘成每一个步骤都被清楚阐明的流程图。该方法的好处是对现有过程的细化和自动化[17]。流程图也被证明有助于加强失效模式和影响分析（FMEA）的风险识别过程[16]。试管婴儿过程中的详细内容无疑是广泛的，文中（图 9-5）只是所涉及的实质性步骤的简要概述。虽然已经使用熟悉的流程图工具对这些范式进行了示例，但其实还存在其他几个复杂的工具，如泳道分析和自顶向下的过程映射[3]，它们适合于不同的场景。例如，泳道分析帮助参与者理解系统中的角色和责任，自顶向下的过程图是从头开始创建标准操作程序（standard operating procedure，SOP）的特殊手段。评价表明，风险识别中最有用的 SMA 工具是系统图。系统图传达了系统中各部分之间的相互作用。评估表明系统图是风险识别中最重要的 SMA，可以推测使用几张图的综合是确定风险的有效手段[16]。

制作一个可靠的流程图将产生如下效果。

(1) 制订患者护理的集体协议。

(2) 促进协议的遵守，从而尽量减少因信息交流不当而造成的不良事件。

(3) 注意异常和缺陷，从而及早发现未预防的问题。

(4) 理解信息流，从而确定信息系统再造和互操作性的要求和规范[17]。

一旦流程结束，所得信息将被分享给整个组织。相关信息可以在没有任何矛盾或误读的前提下提供给下一代。

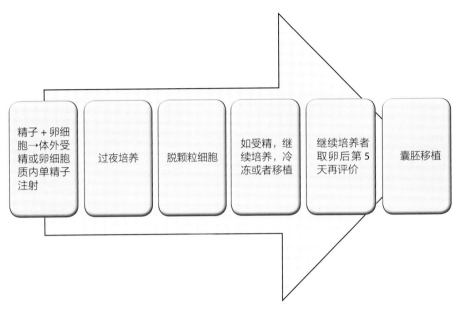

▲ 图 9-5 体外受精胚胎实验室流程图

（六）流程控制图表

流程控制是一种用来监督流程运行的方法。从本质上讲，流程控制方法通过与其正常的功能水平比较让我们区分一个系统是否正常运行。最常用的工具是流程控制图表，其中被关注的数据被称为指标（图 9-6）。

如果流程控制表的输入指标保持在控制范围内，则认为流程处于正常状态。相反，如果出现下列情况，则需要采取措施。

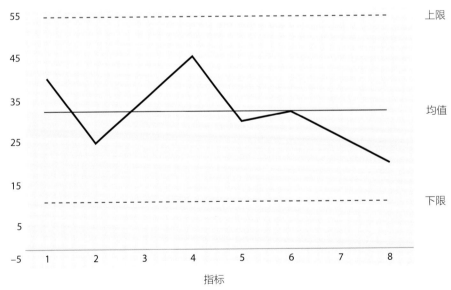

▲ 图 9-6 一般流程的控制图模型

结果用指标来衡量，首先需要提供基线数据用以计算均值和标准差（SD）。它们被用来形成"控制均值"、上限和下限。上限和下限＝均值（Mean）±3SD。计算控制限值所需的基线数据量不是随机预置的。数字必须足够充分以形成适当范围。也不应太多以至于限制范围变得太窄

(1) 该指标向不利方向超出控制极限：必须采取紧急行动，以确定是否存在真正的问题，若存在则必须解决该问题。

(2) 该指标在不利方向上超过了其警告限制：必须采取行动，以确定问题是否正在发生或可能出现。

(3) 该指标在不利方向发生三个连续变化，但没有超过警告或控制限制：必须采取行动确定是否可能出现问题。

(4) 该指标在有利的方向上超过了其控制极限：必须对系统进行检查，以了解其发生的原因以及该变化是否真实和稳定（图 9-7）。

妊娠率虽然是一个有意义的指标但不够具体。与妊娠率相比，种植率是更有意义的提示指标 [2]。实验室绩效指标（laboratory performance indicator，LPI）是强制性的，每个指标通过控制图

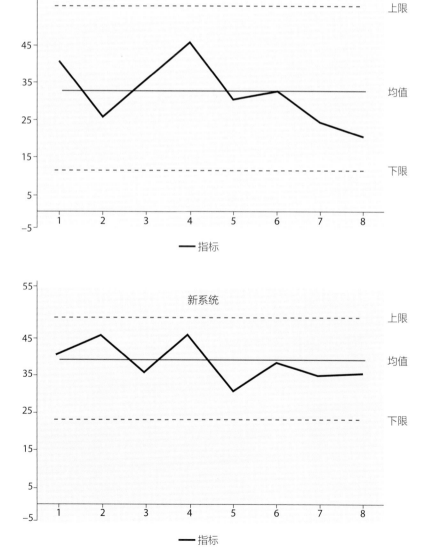

▲ 图 9-7　控制图可以用来评价对系统的修改是否产生了积极的影响
新系统中控制均值的增高表明了系统的改进。控制范围的缩小说明了新系统的稳定性得到了提高

监督相应的流程 [3, 18]。例如，胚胎在培养的预定时间点达到特定发育阶段的比例可能是一个更合适的指标 [2]。保持一个包容性的 LPI 数据组有助于诊所迅速应对任何问题。如果所有 LPI 都在控制范围内，则表示没有检测到任何变化。如果一个问题出现，那么实验室将能依据 LPI 及时发现它。

（七）故障排除

文中（图 9-8）显示了一个基本的故障排除过程，并演示了如何以科学方法为核心来成功运行 [3, 11]。如果出现问题，查询常规记录可对不同时间段的参数进行比较 [19]。程序的正规化保证经验不足的人员对技术的正确应用，同时也提供了文件记录的框架。

（八）失效模式及影响分析（failure modes and effects analysis，FMEA）

FMEA 是一种可以帮助识别和弥补流程设计中缺陷的动态工具。该方法基于对严重程度和失败频率的预期，使用协调的策略来检测需要升级的部分，它的适用性使它成为一个在全球广泛使用的工具。

实施 FMEA 需要采取以下行动。

(1) 绘制流程图表：确定后续操作。

(2) 识别故障模式：识别操作中可能出现的失误。

(3) 实现效果：了解每个失败模型的后果。

(4) 识别促成因素：考虑识别每种失败模型的所有潜在根本原因。

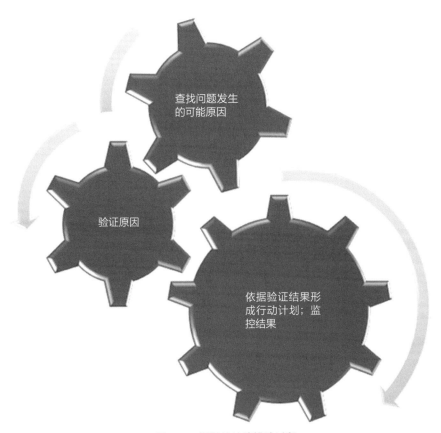

▲ 图 9-8　问题的故障排除过程

(5) 对每种故障模式的可能性及其后果的严重程度进行评级：使用习惯评级量表（图 9-9）。

(6) 计算每个失败模式的界值：将发生概率与后果评级相乘得到。

(7) 将分数绘制成风险矩阵：将临界分数划分为以下分类：小风险、显著风险和严重风险。

(8) 识别现有控件：解析过程映射。确定观测系统并衡量它们对既定界值的影响。

(9) 制定一项行动计划：能评估每一项变化所带来的影响的系统非常重要。

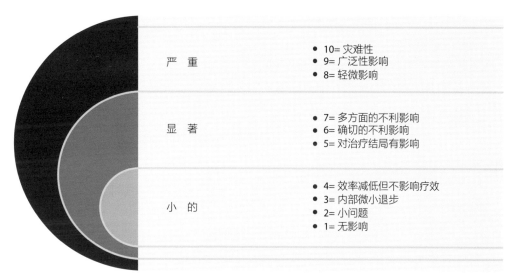

▲ 图 9-9　失效模式与影响分析的失效评分

（九）根本原因分析

　　根本原因分析（root cause analysis，RCA）是查找不良事件的根本原因从而避免其再次发生的一系列过程。RCA 传统上被用于医疗保健领域以查找医疗错误的来源，最近它更普遍用于缩小医疗保健质量方面的差距和提高医疗效果。值得注意的是，快速循环变化方法的使用可以减少对抗变化的阻力——以轻微的修改开始，然后明确有效的改变 [15]。根据 Mortimer 和 Mortimer 的说法，对变化的抵制来自于人类对变化的天然厌恶。他们还证明自信、明智的人们认为改变是积极的。他们知道随之而来的挑战可以促进成功 [1]。RCA 是质量改进不可或缺的工具。使用 RCA 的核心概念是通过调查可能对结果部分有影响的基本要素来阐明特定的结果。RCA 的工作目标是描述正在发生的情况，确定结果发生的原因并制定避免不利结果重复发生的策略 [20]。

　　运行 RCA 实际上是一个回顾性 FMEA。可以按照如下步骤进行总结。

(1) 揭示事件的本质：找出事件的一切可能，集中注意找出可能导致事件发生的因素。

(2) 创建一个促成因素的图形表示：询问"为什么？"或"如何？"，以便每个因素都可以被划分为"促成因素"或"非促成因素。"

(3) 启动行动计划：该计划应至少针对每个已知的促成因素进行一次改进。

(4) 执行计划：执行纠正措施。

(5) 完成计划：利用监测评估纠正措施的有效性。如果问题尚未完全解决，可能需要对这一进程进行微调和重复。

需要强调我们的目的是尽可能多地了解事件，并避免其重复发生。每一个不能进一步深化的影响因素都被视为"根本原因"。RCA 报告表应包括针对每个根本原因的后续计划。

(1) 采取恢复性行动。

(2) 任命将采取这些行动的个人，对每一项任务进行监督，确保这些任务顺利完成并取得有利结果。

(3) 设定行动最后期限，制定时间计划将使该行动看起来切实可行并减轻人员的懒惰。

(4) 评价工具的使用。我们应该能够辨别改变是否产生了影响。以下清单概述了评价质量改进的方法 [8, 15]：①收益评估：评估纠正行动对患者的临床影响；②过程评估：评估系统的有效性和可能变化；③协调评估：检查纠正措施的其他影响。

(5) 任命专人对每项纠正措施进行追踪随访。

(6) 确定重新评估的日期，我们的预期可能已经取得了重大进展。

三、每种方法的反对证据

（一）取得认证

越来越多的诊所按照 ISO9001:2000 质量管理标准和 ISO15189 医疗实验室标准 [1, 4, 21, 22] 进行认证。虽然这些标准在改进系统方面有显著作用，但并不一定能提供质量保证。一个诊所即使不能成功地完成 IVF-ET 治疗并使患者及其家庭获得健康的后代，在理论上也可以获得 ISO9001:2000 认证。

此外，由于认证是各地通过立法规范实施的，在全球范围内存在差异，这就造成了实验室间较高的不一致性。虽然许可证通常是在检查证实实验室符合规范后才授予的，但仍然建议取得质量管理体系（quality management system，QMS）认证 [23, 24]。获得 QMS 认证表明该实验室的管理体系符合国际规范 [25]。

（二）质量周期

这种方法只为我们提供了过于简化的质量改进过程，许多细节可能被忽略。该方法不考虑修改后的过程，故项目的最终命运往往是未知的 [26]。

（三）快速循环变化

如果该系统一开始就在制造设计不佳的产品，那么本项干预可能会使该过程加快。此外，由于改革如此仓促，没有足够的时间来充分衡量每一个新发展的范围，在此之后做出的每一项决定都可能无意中导致项目朝着错误的方向发展。

（四）改进模式

这一模式的缺点与质量周期的缺点几乎完全相同：这一进程没有涉及成果的后续处理。

（五）系统映射方法

该方法需要艰苦的工作来分解系统的基本组成部分，以便探索影响每个组成部分的影响因素。

试管婴儿治疗由于包含大量的子流程，故不能完全通过这种方式进行分析。

（六）流程控制图表

指标是支撑质量体系的关键。必须能够充分测量才能实现控制。一个业务繁忙的试管婴儿诊所必须进行繁重、一致的测量，才能明确地发挥数据系统的关键作用。

（七）故障排除

由于故障排除是一个基本的过程，故其不适用于处理复杂的、多方面的问题。此外，任何步骤的运行都取决于前一个步骤的结果。因此，做出决策的过程可能一再停滞不前。

（八）失效模式及影响分析

FMEA 只是一个评估工具，并不解决问题，此外，因为有无数的可能失败模式需要考虑而很难保证其完整性。

（九）根本原因分析

RCA 往往会发现比预期更多的促成因素。影响因素太多，预算无法完全覆盖时可能出现财务问题。此外，这种方法侧重于诱因，但它没有指定任何人负责有效地解决每个可能的原因[27]。

四、进一步研究的领域

总之，TQM 是体外受精实验室必须进行的工作。正如 Mortimer 和 Mortimer 所说，一旦原则得到实现方法就会进化[1]。虽然 TQM 不一定带来回报，但它可以保证工作运行顺利和生产效率。一个管理得当的组织能迅速识别问题，然后，TQM 可以为去除不利因素提供方法。风险管理类似于质量管理，两者相互同步。见证过 TQM 正确实践的人可以证实它的普遍通用性优势。

进一步的研究可能有助于阐明哪些具体的方法是在实践中是最有价值的。对本章提到的各种方法进行 Meta 分析可能是未来研究的一个领域。使用 Meta 分析方法的一个关键优势是，它较高的统计效力使我们在选择对运行试管婴儿实验室最有利方法时更具有说服力。

参 考 文 献

[1] Mortimer D, Mortimer ST. Quality and risk management in the IVF laboratory. In: *Infertility and Assisted Reproduction*. New York, NY: Cambridge University Press; 2008:548–61.

[2] Banker M, Olofsson J, Sjoblom L. Quality management systems for your *in vitro* fertilization clinic's laboratory: Why bother? *J Hum Reprod Sci*. 2013;6(1):3–8.

[3] Centola GM. Quality and risk management in the IVF laboratory: by Mortimer D, Mortimer ST, Cambridge, United Kingdom: Cambridge University Press. *J Androl*. 2005:232 p.

[4] Buchta C, Coucke W, Mayr WR, Müller MM, Oeser R, Schweiger CR, Kömözi GF. Evidence for the positive impact of ISO 9001 and ISO 15189 quality systems on laboratory performance—Evaluation of immunohaematology external

quality assessment results during 19 years in Austria. *Clin Chem Lab Med (CCLM)*. 2018;56(12):2039–46.

[5] Weintraub P, Mckee M. Leadership for innovation in healthcare: An exploration. *Int J Health Policy Manag*. 2018;8(3):138–44.

[6] Antes AL, Mart A, Dubois JM. Are leadership and management essential for good research? An interview study of genetic researchers. *J Empirical Res Hum Res Ethics*. 2016;11(5):408–23.

[7] Hijazi HH, Harvey HL, Alyahya MS, Alshraideh HA, Abdi RM, Parahoo SK. The impact of applying quality management practices on patient centeredness in Jordanian public hospitals: Results of predictive modeling. *INQUIRY. J Health Care*

Organ Provision Financing. 2018;55:1–15.

[8] Silver SA, Harel Z, Mcquillan R, Weizman AV, Thomas A, Chertow GM, Chan CT. How to begin a quality improvement project. *Clin J Am Soc Nephrol.* 2016;11(5):893–900.

[9] Ziegler DD, Gambone JC, Meldrum DR, Chapron C. Risk and safety management in infertility and assisted reproductive technology (ART): From the doctors office to the ART procedure. *Fertil Steril.* 2013;100(6):1509–17.

[10] Kennedy CR, Mortimer D. Risk management in IVF. Best practice and research. *Clin Obstet and Gynaecol.* 2007;21(4):691–712.

[11] Mortimer D. Setting up risk management systems in in–vitro fertilization laboratories. *Clin Risk.* 2004;10: 128–37.

[12] Alper MM. Experience with ISO quality control in assisted reproductive technology. *Fertil Steril.* 2013;100(6):1503–8.

[13] Salam M. Success of in vitro fertilization: A researched science or a performance indicator. *J Clin Gynecol Obstet.* 2017;6(3–4):53–7.

[14] Demirel A. Improvement of hand hygiene compliance in a private hospital using the Plan–Do–Check–Act (PDCA) method. *Pak J Med Sci.* 2019;35(3):721–5.

[15] Mcquillan RF, Silver SA, Harel Z, Weizman A, Thomas A, Bell C, Nesrallah G. How to measure and interpret quality improvement data. *Clin J Am Soc Nephrol.* 2016;11(5): 908–14.

[16] Simsekler MC, Ward JR, Clarkson PJ. Evaluation of system mapping approaches in identifying patient safety risks. *Int J Qual Health Care.* 2018;30(3):227–33.

[17] Bonacina S, Pozzi G, Pinciroli F, Marceglia S, Ferrante S. A design methodology for medical processes. *Appl Clin Inform.* 2016;07(01):191–210.

[18] Neuburger J, Walker K, Sherlaw–Johnson C, Meulen JV, Cromwell DA. Comparison of control charts for monitoring clinical performance using binary data. *BMJ Qual Saf.* 2017;26(11):919–28.

[19] Elder K, Van de Bergh M, Woodward B (n.d.). Troubleshooting ICSI Procedures. In: *Troubleshooting and Problem-Solving in the IVF Laboratory* (Vol. 1). 2015: 171–88. doi:10.1017/CBO9781107294295

[20] Harel Z, Silver SA, Mcquillan RF, Weizman AV, Thomas A, Chertow GM, Bell CM. How to diagnose solutions to a quality of care problem. *Clin J Am Soc Nephrol.* 2016;11(5):901–7.

[21] Alsan, D. Which skills are needed and how they should be gained by laboratory medicine professionals for successful ISO 15189 accreditation. *EJIFCC*, 2018;29(4), 264–73.

[22] Schneider F, Maurer C, Friedberg RC. International Organization for Standardization (ISO) 15189. *Ann Lab Med.* 2017;37(5):365–70.

[23] Carey RB, Bhattacharyya S, Kehl SC, Matukas LM, Pentella MA, Salfinger M, Schuetz AN. Implementing a quality management system in the medical microbiology laboratory. *Clin Microbiol Rev.* 2018;31(3):1–17.

[24] Grizzle WE, Gunter EW, Sexton KC, Bell WC. Quality management of biorepositories. *Biopreserv Biobank.* 2015;13(3):183–94.

[25] Vendrell X, Carrero R, Alberola T, Bautista–Llácer R, García–Mengual E, Claramunt R, Pérez–Alonso M. Quality management system in PGD/PGS: Now is the time. *J Assist Reprod Genet.* 2009;26(4):197–204.

[26] Reed JE, Card AJ. The problem with Plan–Do–Study–Act cycles. *BMJ Qual Saf.* 2015;25(3):147–52.

[27] Peerally MF, Carr S, Waring J, Dixon–Woods M. The problem with root cause analysis. *BMJ Qual Saf.* 2016;26(5): 417–22.

第 10 章　采卵时是否需要卵泡冲洗

To Flush Follicles during Egg Collection or Not

Hans-Peter Steiner　著

许月明　译　　郝桂敏　校

一、概述

毫无疑问，卵细胞采集技术是体外受精的重要组成部分。自 40 年前试管婴儿问世以来，卵细胞采集过程中是否进行卵泡冲洗一直是人们热议的话题。在本章中，我们试图解答这个问题，为以正确方式进行卵泡冲洗提供依据。如果在过去使用了正确的卵细胞采集技术，并遵循一些简单的物理规则，或许原本可以收获数百万个卵母细胞，并有数千个婴儿诞生。

二、体外受精采卵发展史

最初的取卵（OPU）方法为经腹腹腔镜[1]。紧随其后的是经腹部超声引导下取卵术[2]。1980 年 12 月，Suzan Lenz 成为第一位在 IVF 中进行超声引导 OPU 的医生。她选择使用经膀胱卵泡抽吸技术，并在丹麦哥本哈根的 Rigs 医院进行了该操作。1984 年，首次发表了有关在经腹超声引导下经阴道抽吸取卵术的论文[3]。1985 年，Wikland 和 Hamberger 首次实施并报道了经阴道超声引导下的 OPU[4]，至今仍是 OPU 的标准操作。

Brinsden 在 1992 年说："我们相信，阴道超声的使用使获卵技术得以改进，使之成为我们在可预见的未来得以实现的创伤最小、痛苦最轻、最精确、最简单的方法"[5]。

从那时起，用注射器进行手动抽吸的技术已经被用泵进行电子抽吸的技术所取代，后者可以使抽吸压力稳定在 120mmHg 左右。值得注意的是，哥本哈根的 Rigs 医院是为数不多的仍在使用注射器而不是抽吸泵进行 OPU 的 IVF 中心之一。在卵泡冲洗时，双腔针头或带有三通阀的单腔针头已被广泛用于最大限度地提高获卵率。

过去 30 年进行的一系列研究比较了相同外径的单腔针头和双腔针头在卵泡冲洗方面的有效性。然而，作者没有考虑内针内径显著变窄对抽吸和冲洗双腔针头所需的周围空间的影响[6-11]。Knight 等[9]检测了卵泡冲洗和不进行卵泡冲洗对获卵总数和妊娠率的影响。在 1139 个治疗周期中，作者发现获卵总数和妊娠率没有统计学差异，但注意到冲洗组需要增加手术时间和追加麻醉。根据这些观察结果，Knight 得出结论认为冲洗是"多余的"。出于这个原因，目前 80% 的 IVF 医生使用单腔针头，而且大多数在取卵时不会冲洗卵泡。

三、采卵的前沿技术

目前，IVF 中心 80% 的研究人员"不相信"卵泡冲洗，20% 的人"相信卵泡冲洗的效果"。然而，如前所述，这些信念——一种更准确地使用在宗教或哲学背景下的表达方式——是基于一个错误的结论，该结论忽略了发生在这些针头内的流体动力学的基本考虑。值得一提的是，比利时一家享誉全球的 IVF 诊所常规使用 17 号单腔针手动冲洗卵泡，将冲卵液注入针头系统的硅胶塞子中。这是我们关注这一问题的基础，因为如果使用这种技术，在此过程中已经位于硅胶塞子附近的卵冠丘复合体可能会被冲回已塌陷的卵泡[12]。

四、管道中抽吸和冲洗液体的流体力学

1989 年，Reeves 就"IVF 中在采卵过程中使用的针头内液体的流动"作了一个重要的陈述。

适用于诸如采卵针等装置的物理定律是与流体通过管道的流动有关的定律，特别是泊肃叶定律，这一定律考虑了管腔直径和管道的长度，后者在采卵时也就是将卵细胞运送到收集容器的针和管道的长度。其他参数是流体的黏滞度和施加的力，在采卵时为真空。显然，判断这项操作成功与否在于收集到的卵细胞数量与可用的卵泡数量之间的关系。然而，用于取卵的物理定律经常被忽视或未被考虑[13]。

泊肃叶定律是指在恒定驱动压力下，液体通过毛细管的流量与毛细管半径的 4 次方成正比，与毛细管的长度和液体的黏度成反比（图 10-1）。因此，采卵时无论使用单腔还是双腔针冲洗卵泡，仔细考虑这一定律的含义对于 IVF 医生来说尤为重要。

另一个必须考虑的重要因素是雷诺数。在与流体力学有关的物理学分支中雷诺数被描述为一个无量纲数，它给出了惯性力与黏性力之比的度量，从而量化了这两种力在给定流动条件下的相对重要性。

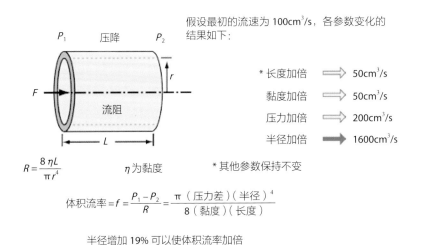

▲ 图 10-1　泊肃叶定律
经许可转载，引自 HyperPhysical, http://hyperphysics.phy-astr.gsu.edu

关于卵泡冲洗和采卵，IVF 医生必须同时考虑泊肃叶定律和雷诺数，因为只有考虑冲卵液相对于针头半径和长度的流速和黏度的影响，以及在特定冲洗环境（即针头和被冲洗的卵泡）中惯性力对黏性力的影响，才能达到适当的冲洗效果。该冲洗环境由所使用的针头（理想情况下具有最佳内径）、冲卵液的特性及冲洗注射器的脉冲运动来定义，冲洗注射器在手动或由医生脚踏的机械或电子冲洗泵的帮助下启动。由于卵泡冲洗被许多医生草率地认为是"多余的"，导致这一领域的研究鲜有报道，IVF 中优化采卵的极大可能性也随之被忽视了 [14]。

五、支持优化采卵系统的证据

通过仔细考虑前述的因素，基于物理学考虑，作者已经开发出一种可用于实践中的优化的采卵系统。具体地说，该系统包括以下组件。

(1) 独特的单管腔针头（STEINER-TAN 针），使卵泡被冲洗时能够通过尽可能窄的开口，以最大限度地减少患者的痛苦，降低出血的发生率，同时还能实现最佳的冲洗效果。详情如下所示。

(2) 硅胶塞子附近有一个三通旋塞，可以通过将其位置从"吸入"改为"冲洗"来改变液体流动的方向。该旋塞由助手手动操作或在冲洗泵上操作，后者使医生可以通过脚踏板来改变其位置，而不需要辅助。

(3) 系统中存在的无效腔已缩短了 7cm 或针头的最大长度。

(4) 可使用由医生脚踏启动的 STEINER 机械式冲洗泵（图 10-2）或组合为单个设备的 STEINER 电子抽吸和冲洗泵（图 10-3）。这些泵包括一个集成的加温元件，可确保冲洗液温度恒定，并防止污染和温度损失（如果手持冲洗注射器可能会发生这种情况）。

使用该系统需要考虑的其他因素包括说服同事必须确保实验室和手术室之间的声音通信。生物学家应该有能力在面对低反应患者的情况下传达命令，即只要在标本中仍能发现颗粒细胞，就可以继续冲洗。

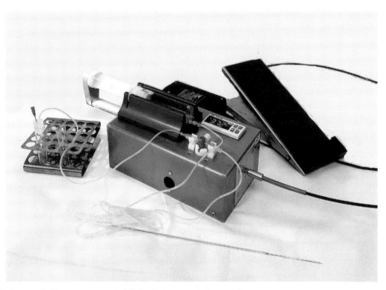

▲ 图 10-2　带升温元件的 STEINER 机械式冲洗泵，此处所示为 17 号 STEINER-TAN 针及泵上的三通旋塞

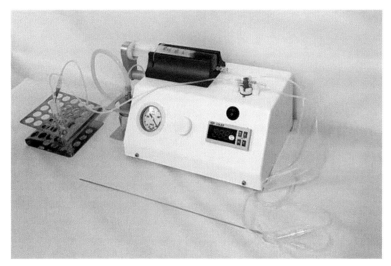

▲ 图 10-3　STEINER 组合泵，此处显示带有 17 号 STEINER-TAN 针头的经典泵

　　有时人们会混淆"冲洗"一词的确切含义。冲洗意味着在几秒钟内将卵泡再次完全充满。因为每个冲洗环境本质上是不同的，所以用某些中心执行的 3ml 预设体积进行冲洗在逻辑上毫无意义。所有的卵泡，即使有 20 个或更多，也均应该每个至少冲洗一次以增加成功的机会（即获得可利用的卵母细胞），但目前在大多数 IVF 中心这并不是标准。使用新鲜或冷冻卵母细胞后的累积妊娠率应该是 IVF 是否成功的衡量标准。

六、新型采卵针：STEINER-TAN 针

　　在距针尖 7cm 处，将单腔针插入塑料管中。在卵泡塌陷后，允许冲洗液沿着针的外部流动，然后通过两个钻孔进入针腔，重新填充塌陷的卵泡（图 10-4）。该针头优化了抽吸和冲洗过程中的液

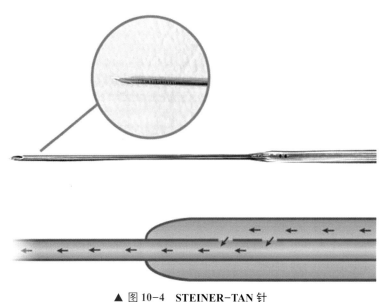

▲ 图 10-4　STEINER-TAN 针
欲了解更多信息，请查看 YouTube 上的动画，使用关键词：Steiner 计算机动画

体湍流[15]（图 10-5）。此外，针头中的无效腔已被最小化，以便科学家可以单独研究每个卵泡的液体[16]。针尖极锋利（后斜角），并且有一个回声尖端（图 10-6）。

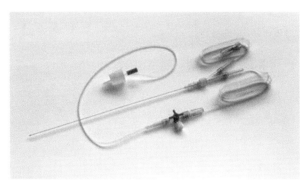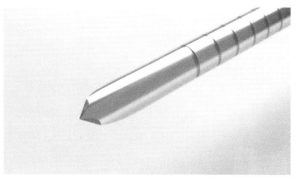

▲ 图 10-5　STEINER-TAN 型针头：17 号、19 号和 21 号准 DL 型号（A），均带有靠近硅胶塞子的三通旋塞，与特殊穿刺架一起使用（B）
注：最佳后斜角角度

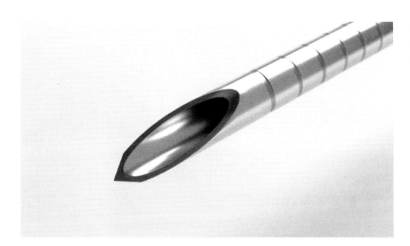

◀图 10-6　经典 STEINER-TAN 针
针的无效腔长度（可与任何穿刺架一起使用）

七、STEINER 机械式冲洗泵

通过启动踏板，医生可以用脚踩踏板来选择冲洗液的流速和量。加温元件确保冲洗液保持恒温。该泵可与市面上任何一种 DL 针或 STEINER-TAN 针配合使用。

八、STEINER 组合泵

这是一种集电子抽吸泵和冲洗泵于一体的装置。按右踏板抽吸，按左踏板冲洗。加温元件确保冲洗液保持恒温。STEINER 组合泵可与市面上任何一种 DL 针或 STEINER-TAN 针配合使用。在 YouTube 上有一段很有帮助的视频，标题是 "IVF 中使用 STEINER 组合泵采卵"（日期：2019 年 12 月 7 日）。

九、17 号和 19 号 STEINER-TAN 针冲洗效果的比较

我们比较了使用 17 号和 19 号 STEINER–TAN SL 针头时观察到的冲洗效果相对于 16 号 VITROLIFE 和 17 号 COOK DL 针的冲洗效果（图 10–7）。为了获得有对比性的结果，我们使用冲洗管路进行抽吸。比较是在恒定真空（120mmHg）条件下进行的，抽吸时间为 20s。

与 17 号 COOK 或 16 号 VITROLIFE DL 针相比，17 号 STEINER–TAN SL 针的冲洗能力几乎高出 4 倍。19 号 STEINER–TAN SL 针的冲洗能力是 COOK DL 17 号针和 VITROLIFE DL 16 号针的 2 倍。此外，我们对比发现这些针头的流动特性非常不同（图 10–8）。

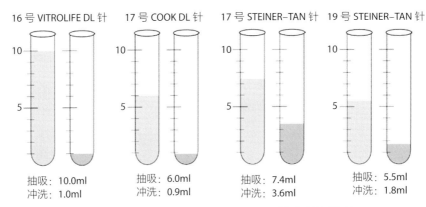

▲ 图 10–7　17 号和 19 号 STEINER–TAN 针冲洗效果比较

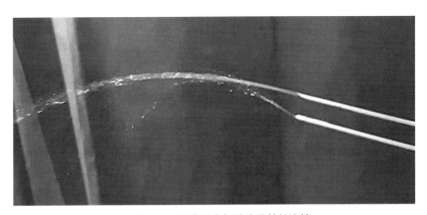

▲ 图 10–8　两个针之间的流量特性比较

上针：17 号 STEINER–TAN 针；下针：17 号 COOK DL 针。由于针的技术特性，17 号 COOK DL 针没有观察到线性流动（有关更多信息，请参阅 YouTube 上提供的视频，关键字为：Steiner，冲洗）

十、如何对不同类型针的冲洗效果进行分类

在选择采用新的针头技术之前，可以进行一个简单的冲洗检查，以便做出最佳决定。

任意 SL 或 DL 针头的经验性冲洗检查。

使用装满水的 50ml 注射器（上部针头）产生至少 15～20cm 的水平流动，确保在大约 5s 内重

新充满（冲洗）塌陷的卵泡（直径 18～20mm）。

（一）冲洗与不冲洗卵泡的初步研究

我们在世界范围内首次对冲洗和不冲洗卵泡的效果进行了对比研究，主要目的是检测使用单个针头对单个卵泡的冲洗效果。以前进行的研究总是比较不同针头的冲洗效果，而不是不冲洗与冲洗本身的效果。我们使用了外径 1.2mm、内径 0.8mm 的 18 号 STEINER–TAN 针及内径 1.5mm 的 90cm 长的针管。因为针头的无效腔只有 7cm，所以首次可用一根针来比较卵泡冲洗和不冲洗的效果。在卵泡塌陷后，可以使用温和的冲洗方法冲洗近端 3/4 长度的针头和针管，而不需要使用这种 STEINER–TAN 针重新填充卵泡。与此同时，"抽吸"功能开启。每个卵泡都类似于选择性地被抽吸和冲洗[16]。穿刺 31 例患者的共 543 个卵泡（平均每个患者 17.5 个卵泡，卵泡 DM ≥ 10mm），共获得卵母细胞 339 个。

文中（表 10-1）显示了这项研究的结果：通过两次冲洗卵泡，获得的卵母细胞数量可以增加 1 倍以上。

表 10-1　试点研究 – 卵泡冲洗与不冲洗

特　征	数　量	百分比（%）	累积妊娠率
未抽吸卵母细胞	204/543	（37.6）	
抽吸卵母细胞	339/536	（62.4）	
未冲洗	152/339	（44.8）	（44.6）
冲洗 2 次	158/339	（46.6）	（91.4）
冲洗 4 次	29/339	（8.6）	（100.0）

（二）病例报告 – 超短刺激 IVF：未来 PCO 患者进行 IVF 无卵巢过度刺激综合征风险

由于卵巢过度刺激综合征等严重不良反应发生率高，多囊卵巢综合征（PCO）是辅助生殖技术面临的重要挑战之一。这份病例报告展示了我们可能如何避免这种有时甚至危及患者生命的并发症的发生。

患者年龄 29 岁，重度 PCO，AMH 7.5ng/ml，右侧卵巢约 50 个卵泡，左侧卵巢至少 30 个窦卵泡。治疗如下：（前一个周期：口服避孕药）。

周期第 3 天：150μg Elonva（伊诺娃）（绒促卵泡素 α 注射液）。

第 9 天：采卵：抽吸和冲洗右侧卵巢一半卵泡后取消采卵，因仅有散在的颗粒细胞，且取到 3 个未成熟卵母细胞（1MI，2×GV）。

第 9 天晚：激动药 2 个安瓿扳机。达必佳 0.1mg/ml（100μg 醋酸曲普瑞林）。

第 11 天：采卵：激动药扳机后 36h。双侧卵巢共获得 16 个卵母细胞，13 个 MII 卵细胞行卵细胞质内单精子注射。[①采卵结果：24h 后 1× 体外成熟（IVM）卵细胞进行 ICSI：1×3PN；②采卵结果：取卵日 13×ICSI：10×2PN。]

第 5 天：5 个囊胚。

第 6 天：继续形成 2 个囊胚。

由于子宫内膜与胚胎发育不同步，行全胚冷冻。

采卵技术如下：适当镇静下，每个卵泡用 19 号 STEINER-TAN 针冲洗两次，STEINER 刮刀（抽吸过程中 110° 自动旋转"刮"针运动）。请收看 YouTube 视频"STEINER 刮刀"。

假设：在 PCO 患者超短刺激治疗中，仅以绒促卵泡素 α 注射液 150μg 作为唯一药物，联合应用激动药早扳机，利用垂体的 flare-up 效应和全胚冷冻方案，是一种有望避免任何程度 OHSS 的解决方法。或者，在食品和药品监管机构尚未批准 Elonva 的国家：从第 3 天到第 8 天使用重组促卵泡激素 150U。

这项 10 个受精卵中有 7 个囊胚的超短刺激 IVF 的病例报告，应该能够引发未来在 PCO 患者中取代传统 IVF 和 IVM 的思考，并启发进一步的研究。

十一、结论

通过广泛的实践经验和科学研究，我们可以得出结论，从事 IVF 领域的医生应该把重点放在开发新的生殖技术和产品上，以提高患者的妊娠率。

Vaughn 等的研究成果[17] 显示，IVF 医生每多收获一枚卵细胞，便可以将 IVF 的累积妊娠率（新鲜和冷冻周期）提高 8%。这一发现值得注意，应该鼓励所有在这一领域工作的医生通过探索这样的技术进步来最大程度提高获卵率。医生应该严谨地重新思考自己中心使用的标准采卵技术，并使用优化的卵细胞采集系统，而不是将更多的资金投入到尚未证明可以提高临床妊娠率的技术上。用阿尔伯特·爱因斯坦（Albert Einstein）的话说，"我们不能用创造问题的思维水平来解决问题。"

声明

本章作者成立了 IVFETFLEX.COM 公司，品牌名称为 IVF-FUFURE，以开发和销售本章中提到的优化的采卵技术。

附录

经济冲洗液方案

注：在保温箱中预热过夜

版本（a）

• 500ml 含 L- 谷氨酰胺的 Earle's 平衡盐的最低基本培养基（MEM）

• VWR（0043 1 97002444）L0415-500

• 0.5ml 青霉素 G 钠，1 兆 IE（5ml 安瓿溶解于水中，使用 0.5ml，剩余可分次冷冻）

• 0.125ml 肝素免疫 5000I.E./ml（药房）

• 11ml 二次蒸馏水

• 将 L- 谷氨酰胺、青霉素、肝素和无菌水混合、过滤并与 MEM 混合

版本（b）

• 500ml 氯化钠 +0.125ml 肝素

参 考 文 献

[1] Steptoe PC, Edwards RG. Laparoscopic recovery of preovulatory human oocytes after priming of ovaries with gonadotrophins. *Lancet.* 1970;1(7649):683–9.

[2] Lenz S, Lauritsen JG, Kjellow M. Collection of human oocytes for *in vitro* fertilisation by ultrasonically guided follicular puncture. *Lancet.* 1981;1(8230):1163–4.

[3] Gleicher N, Friberg J, Fullan N, Giglia RV, Mayden K, Kesky T, Siegel I. Egg retrieval for *in vitro* fertilisation by sonographically controlled vaginal culdocentesis. *Lancet.* 1983;2(8348):508–9.

[4] Wikland M, Enk L, Hamberger L. Transvesical and transvaginal approaches for the aspiration of follicles by use of ultrasound. *Ann N Y Acad Sci.* 1985;442:182–94.

[5] Brinsden PR, Rainsbury PA. (editors.) *In Vitro Fertilization and Assisted Reproduction.* New York, NY: Parthenon Publishing Group; 1992.

[6] Scott RT, Hofmann GE, Muasher SJ, Acosta AA, Kreiner DK, Rosenwaks Z. A prospective randomized comparison of single– and double–lumen needles for transvaginal follicular aspiration. *J In Vitro Fert Embryo Transf.* 1989;6(2):98–100.

[7] Kingsland CR, Taylor CT, Aziz N, Bickerton N. Is follicular flushing necessary for oocyte retrieval? A randomized trial. *Hum Reprod.* 1991;6(3):382–3.

[8] Waterstone JJ, Parsons JH. A prospective study to investigate the value of flushing follicles during transvaginal ultrasound–directed follicle aspiration. *Fertil Steril.* 1992;57(1):221–3.

[9] Knight DC, Tyler JP, Driscoll GL. Follicular flushing at oocyte retrieval: A reappraisal. *Aust N Z J Obstet Gynaecol.* 2001;41(2):210–3.

[10] Levens ED, Whitcomb BW, Payson MD, Larsen FW. Ovarian follicular flushing among low–responding patients undergoing assisted reproductive technology. *Fertil Steril.*
2009;91(4 Suppl):1381–4.

[11] Bagtharia S, Haloob AR. Is there a benefit from routine follicular flushing for oocyte retrieval? *J Obstet Gynaecol.* 2005;25(4):374–6.

[12] Méndez Lozano DH, Fanchin R, Chevalier N, Feyereisen E, Hesters L, Frydman N, Frydman R. [The follicular flushing duplicate the pregnancy rate on semi natural cycle IVF] [Article in French]. *J Gynecol Obstet Biol Reprod (Paris).* 2007;36(1):36–41.

[13] Reeves G. Letters to the editor. *J In Vitro Fert Embryo Transf.* 1989;6(6):353–4.

[14] Sunkara SK, Rittenberg V, Raine–Fenning N, Bhattacharya S, Zamora J, Coomarasamy A. Association between the number of eggs and live birth in IVF treatment: An analysis of 400 135 treatment cycles. *Hum Reprod.* 2011;26(7): 1768–74.

[15] Steiner HP. Optimizing technique of follicular aspiration and flushing. In: Chávez–Badiola A, Allahbadia GN, editors. *Minimal Stimulation IVF—Milder, Mildest or Back to Nature.* New Delhi: Jaypee Brothers Medical Publishers; 2011: 98–102.

[16] Schenk M, Huppertz B, Obermayer–Pietsch B, Kastelic D, Hörmann–Kröpfl M, Weiss G. Biobanking of different body fluids within the frame of IVF—A standard operating procedure to improve reproductive biology research. *J Assist Reprod Genet.* 2017;34(2):283–90.

[17] Vaughan DA, Leung A, Resetkova N, Ruthazer R, Penzias AS, Sakkas D, Alper MM. How many oocytes are optimal to achieve multiple live births with one stimulation cycle? The one–and–done approach. *Fertil Steril.* 2017;107(2): 397–404.

第 11 章 囊胚培养的应用

Use of Blastocyst Culture

Mohamed A. Aboulghar　Mona M. Aboulghar **著**

邱乒乒　王秋敏 **译**　李 萍 **校**

一、概述

体外受精和卵细胞质内单精子注射已成为世界各地普遍使用的技术，并正在被越来越广泛地应用于不孕不育的治疗中。人们普遍认识到，辅助生殖技术与较高的胎儿和产妇风险相关。首例 IVF 妊娠源于第 2 天胚胎移植[1]。此后，科学研究不断优化 IVF 的结局。使用促性腺激素释放激素激动药[2] 或 GnRH 拮抗药[3] 方案改善了卵巢刺激，从而帮助提高了妊娠率。胚胎移植技术的改良和柔性移植导管的研发升级推动了 ART 技术向更优结果的迈进[4]。实验室标准的提高和培养液的改进有助于获得高质量的胚胎[5]。

通过序贯培养液的使用，延长胚胎培养时间，实现了囊胚移植[6]，随后，单一培养液也被应用于囊胚培养[7]。过去 10 年来，有囊胚培养移植增加的趋势。一些研究评估了延长胚胎培养的优势和可能增加的风险，但这些研究中的数据存在着争议[8]。

全球有许多中心都将胚胎培养到囊胚阶段。在英国，34% 的胚胎是在囊胚期移植[8]。延长培养时间的目的在于获得最佳的可移植胚胎[9]。管理机构正致力于推动在可行的情况下进行常规的单胚胎移植[10]。其目的是避免多胎妊娠及其伴随而来的严重的母婴并发症，并由此对保健预算造成的沉重负担[11]。

二、为什么要延长胚胎培养至囊胚期

延长胚胎培养时间能够实现胚胎在囊胚阶段进行移植，而囊胚移植被认为能够达到更高的妊娠率[12]。囊胚的发育增加了临床医生移植单个胚胎的信心，从而避免了多胎妊娠的发生，满足了管理机构的要求。

囊胚移植被认为是有利的，因为它模拟了囊胚在 5～6 天到达宫腔的自然生理状态。因此，它可能提供了更好的胚胎 - 子宫内膜间的同步，并可能提高着床率[13]。

另一个优势是，将胚胎培养延长至囊胚期意味着胚胎基因组在 8 细胞阶段被成功激活，这将确保 IVF 团队移植的胚胎具有较高的种植概率[14]。

三、体外受精 / 卵细胞质内精子注射后囊胚移植的结局

首个针对 36 岁以下的不孕女性进行的前瞻性随机研究，在比较了卵裂胚移植和囊胚移植后发现，囊胚移植的妊娠率和分娩率显著提高，32% vs. 21.6%（RR=1.48，95%CI 1.04～2.11）[14]。而一些随机研究显示，第 3 天和第 5 天胚胎移植的临床妊娠率没有差异[6, 15]。

在一篇包括 18 项研究的 Cochrane 综述中，研究者发现与卵裂胚移植相比，囊胚移植的活产率显著升高。但这些结果仅适用于在第 3 天有较多 8 细胞胚胎的、预后良好的年轻患者[16]。文中（表11-1）列出了比较卵裂胚和囊胚移植的妊娠率和活产率的随机研究。

一项 Cochrane 综述比较了囊胚和卵裂胚移植[17]，其包括 12 个随机对照试验，纳入 1510 名女性，结果表明囊胚移植后的活产率更高（OR=1.40，95%CI 1.13～1.74），但卵裂胚移植后的累积妊娠率显著高于囊胚（OR=1.59，95%CI 1.11～2.25）。然而，在同一综述中经过校正，两组间的累积妊娠

表 11-1　比较卵裂胚和囊胚移植的妊娠率和活产率的随机研究

作　者	研究类型	临床妊娠率	活产率	备　注
Utsunomiya 等[15]	RCT 480 名女性	持续妊娠率无显著差异 29.2% vs. 29%		
Papanikolaou 等[12]	RCT 351	囊胚组显著升高 P=0.02	囊胚组显著升高 32% vs. 21.6%（RR=1.48，95%CI 1.04～2.11）	
Blake 等[16]	Cochrane 综述 18 篇 RCT		在 9 个 RCT 研究中囊胚组的活产率显著升高（OR=1.35，95%CI 1.05～1.74）	预后良好的年轻患者
Glujovsky 等[17]	Cochrane 综述 1510 名女性 23 项研究，12 篇 RCT 报道了活产率	OR=1.14，95%CI 0.99～1.32，无显著差异	卵裂期胚胎移植的活产率显著升高 囊胚移植的活产率显著升高（OR=1.4，95%CI 1.13～1.74）	
Aziminekoo 等[9]	118 名女性 RCT	临床妊娠率无显著差异囊胚组 33/3% vs. 27.9%，P=0.519		
Glujovsky 等[19]	Cochrane 综述 275 篇 RCT 4031 名女性	OR=1.3，95%CI 1.14～1.47	囊胚移植组的活产率更高 OR=1.48，95%CI 1.20～1.82 累积妊娠率 0.89，95%CI 0.64～1.22（无显著差异）	低质量证据；卵裂胚组冷冻的胚胎较多；囊胚组的移植取消率较高
Martins 等[20, 30]	Meta 分析 12 项研究 1200 名女性	无显著差异（0.89，95%CI 0.67～1.16）	无显著差异（RR=1.11，0.95%CI 0.92～1.35）	

CI. 置信区间；LBR. 活产率；OR. 比值比；RCT. 随机对照研究；RR. 相对风险

率没有显著差异。

在一项包含 118 名不孕女性的小型随机研究中，囊胚移植和卵裂胚移植之间没有显著差异 [9]。在一项回顾性研究中，卵裂胚移植组的活产率明显低于囊胚移植组（31.3% vs. 37.8%），P=0.041。卵裂胚和囊胚的累积活产率分别为 52.6% 和 52.5%（P=0.989）[18]。

在最近的一项包括 27 个随机研究（4031 名女性）的 Cochrane 综述中 [19]，新鲜周期囊胚移植后的活产率更高（OR=1.48，95%CI 1.20～1.82）。研究人员得出结论，如果 29% 的女性在移植卵裂胚后活产，那么如果移植的是囊胚，则将有 32%～42% 的女性能够得到活产。作者指出，活产率之间的差异是低质量的证据。且与囊胚相比，卵裂胚组的可冷冻胚胎更多。囊胚期无可移植胚胎的比例更高（OR=2.50，95%CI 1.76～3.55）。Cochrane 综述的结论是，囊胚移植后活产率升高的证据质量较低，没有证据表明两组在单次取卵后的累积妊娠率有差异（OR=0.89，95%CI 0.64～1.22）。

最新的一项关于囊胚与卵裂胚移植的系统综述和 Meta 分析共包括了 12 项研究，纳入了 1200 名接受囊胚移植的女性和 1218 名接受卵裂胚移植的女性 [20]。囊胚和卵裂胚移植后的活产率无显著差异（RR=1.11，95%CI 0.92～1.35）。两组累积妊娠率的差异亦无统计学意义（OR=0.89，95%CI 0.67～1.16）。

近期一项大型研究纳入了 388 名年龄 ≤ 38 岁的女性，她们取卵后第 1 天的受精卵数大于 3 枚。患者被随机分为囊胚移植组和卵裂胚移植组。两组间单起始周期的临床妊娠率无显著差异（囊胚组为 36.06%，卵裂胚组为 38.66%）[21]。

在日常实践中，如果一个患者有 4 个及以上优质的卵裂期胚胎，大多 IVF 中心将选择继续把这些胚胎培养到囊胚阶段。因此，预后不良的患者被排除在延长培养和囊胚移植之外。在一些周期中，延长培养无法得到囊胚，那么胚胎移植就将被取消。但是，由于体外培养条件与体内不同，因此在体外培养液中第 3 天的卵裂胚胎可能无法发育至囊胚期。而在体内条件下，同一胚胎却有可能存活并正常发育。

关于有多少胚胎在体外培养中未能发育至囊胚期，文献中并未提供明确的数据。同样，因为只有具有预后良好的患者才被选择在实践中进行囊胚培养，故任何数据都无法代表真实的情况。

四、培养液的类型和长时培养

植入前胚胎的培养一直是实验胚胎学的一个关键因素，并为许多辅助生殖的成功做出了实质性的贡献。尽管科学和商业上的挑战激励着全世界的研究团队不断优化胚胎的培养条件，但人们在基本原则上依然缺乏共识，包括培养液的组成和替换、所需要的物理环境和生物环境，甚至培养温度。尽管一些研究人员认为目前应用的体外培养体系的效率已经接近生物学极限，但笔者相信，将会实现培养液的实质性改进，从而大大扩展未来人类辅助生殖的可能性 [22]。

在一项大型前瞻性研究中，连续性培养液培养胚胎可得到更高的囊胚形成率，但其累积分娩率与序贯培养液相近 [23]。

一篇 Cochrane 综述 [24] 包括了 32 项研究，其中随机病例研究 17 项（共 3666 人），随机周期研究 3 项（共 1018 个），随机卵母细胞研究 12 项（超过 15230 枚）。由于每个研究比较的是不同的培养液，所以任何数据都无法归类。只有 7 项研究报道了活产或持续妊娠。其中 4 项研究发现，无论是第 3 天抑或第 5 天的胚胎移植，培养液之间的比较均未显示出差异。大多数研究（22/32）没有报道其资金来源，也没有一项研究对其方法学进行足够详细的描述。在几乎所有的比较中，证据的总体质量都很低。作者的结论是，最佳的胚胎培养液对胚胎发育及随后 IVF 或 ICSI 治疗的成功是至关重要的。而关于最合适的胚胎培养液这一问题一直存在很大的争议。大量的研究已经开展，但比较的均是不同的培养液，且没有一项研究发现任何证据表明其使用的培养液之间存在差异。我们的结论是，没有足够的证据支持或反对使用任何特定的培养液。合理的实验设计和过程的随机化是必要的。

一项 Meta 分析评估了与序贯培养液相比单一培养液是否能改善接受 ART 治疗的患者的持续妊娠率。数据是从随机研究中提取的。主要的观察终点是持续妊娠率。在临床妊娠（RR=1.09，95%CI 0.83～1.44，P=0.530），持续妊娠（RR=1.11，95%CI 0.87～1.40，P=0.39）或流产率（RR=0.89，95%CI 0.44～1.81，P=0.74）方面，单一培养液和序贯培养液无显著性差异。单一培养液和序贯培养液两者的持续妊娠率也没有显著差异。作者的结论是胚胎培养方法的选择不会对持续妊娠率造成影响 [25]。

一项 RCT 试验使用捐献的胚胎进行了 5% 和 2% 的超低氧长时培养研究。2% 低氧组的胚胎在卵裂阶段出现发育停滞的可能性相对较小，其发育成为囊胚的可能性更大 [26]。

一项前瞻性研究分别使用单一培养液（CSCM，n=972）和序贯培养液（Quinn's Advantage，n=514）进行胚胎培养。受精方式为 ICSI，胚胎在标准（MINC）培养箱或不受干扰的时差培养系统（Embryoscope）中行囊胚培养，随后完成了移植和妊娠随访。进行了校正混杂因素的亚组分析和 Logistic 回归分析。经单一培养液连续培养的胚胎每个受精卵的总囊胚形成率高于序贯培养液（n=2211/5841，37.9% vs. n=1073/3216，33.4%，P < 0.01）。然而，两组间每个周期结束后的累积分娩率相当（即分娩或没有形成囊胚或流失，大于 90%）（n=244/903，27.0% vs. n=129/475，27.2%）。新生儿结局相似。连续培养能得到更好的胚胎，但其临床结局与序贯培养相近。这项大型前瞻性研究证实了两种方法之间没有临床差异 [23]。

在一项研究中，胚胎被随机分配到两组，其目的在于利用时差培养系统比较胚胎在单一培养液和序贯培养液中的发育情况。在一步式单一连续培养液（G-TL）和序贯培养液（G-1/G-2）中，第 5 天优质囊胚的形成率分别为 21.1%SD ± 21.6 和 22.2%SD ± 22.1。一步式培养液对囊胚发育的作用与序贯培养液相当 [27]。

一项前瞻性随机研究比较了两种商品化的人类胚胎培养液：G1 PLUS/G2 PLUS 序贯培养液（Vitrolife）和 GL BLAST 单一培养液。将患者划分为高生育年龄组和低生育年龄组后进行比较，结果无显著差异。经不同培养液培养的胚胎在受精率（P=0.59）、卵裂（P=0.91）、囊胚形成（P=0.33）和总妊娠率（P=0.83）之间没有显著差异 [28]。

在一项 Meta 分析和系统综述中，随机抽取的每位女性经使用单一培养液和序贯培养液后在持续妊娠（RR=0.9，95%CI 0.7～1.3）和临床妊娠（RR=1.0，95%CI 0.7～1.4）方面均未观察到差异，每临床妊娠的流产情况也相似（RR=1.3，95%CI 0.4～4.3）。证据的总体质量很低。虽然使用单一培养液进行长时培养有一些实际的优势，且囊胚形成率似乎更高，但依然没有足够的证据表明序贯培养液或单一培养液何者在培养胚胎至第 5/6 天时更优。在未来应该开展一些经过精心设计的比较这两种培养体系的研究[29]。

五、延长培养时间和囊胚移植的问题

基于培养液成分的不同，培养箱 O_2 和 CO_2 压力的不同，延长培养时间可能造成胚胎的遗传和表观遗传变化。最近的数据显示，囊胚移植可能与较高的妊娠率及新生儿风险有关。

将胚胎延长培养到囊胚期具有一些理论上的优势和劣势，其在促进胚胎自我选择的同时，也使得胚胎暴露在可能有害的体外环境中[30]。文中（表 11-2）总结了囊胚移植的并发症。

（一）囊胚移植后的早产

经过混杂因素的校正，囊胚移植后早产的风险显著大于卵裂期胚胎[31]。与卵裂期胚胎相比，囊胚移植妊娠后早产（RR=1.27，95%CI 1.22～1.31）和极早产儿（RR=1.22，95%CI 1.10～1.35）的发生率较高[32]。与移植第 3 天胚胎相比，移植囊胚的早产率更高（17.2% vs. 14.1%，$P < 0.001$）[33]。

在一篇包括 6 项观察性研究的系统综述和 Meta 分析中，囊胚移植的早产风险显著高于卵裂胚移植（OR=1.32，95%CI 1.19～1.46）[33]。据另一项系统综述和 Meta 分析报道，囊胚移植与早产（早于 37 周）和极早产（早于 32 周）相关[30]。

一项基于人群的回顾性研究，纳入了 5078 名经 ART 技术诞生的婴儿，在单胎妊娠中，囊胚和卵裂胚移植后的早产概率没有显著差异。在双胎妊娠中，囊胚和卵裂胚移植后粗略的早产率也是相似的。作者指出，与许多其他研究的结果相反，在澳大利亚和新西兰地区囊胚培养与早产、低出生

表 11-2　囊胚移植的并发症

并发症	显著性	参考文献
早产增多	RR=1.27，95%CI 1.22～1.31	Ginström 等[35] Källen 等[31]
极早产增多	RR=1.22，95%CI 1.10～1.35	Ginström 等[35]
单卵双胎增多	2.5% vs. 1.71%	Franasiak 等[37] Kanter 等[36]
婴儿体重增加	可能性被质疑	Martins 等[20, 30] Kaartinen 等[41]
围产期发病率增加	OR=1.61，95%CI 1.14～2.29	Ginström 等[35]
前置胎盘发生率增加	OR=2.08，95%CI 1.7～2.55	Ginström 等[35]
胎盘早剥发生率增高	OR=1.62，95%CI 1.15～2.29	Ginström 等[35]

CI. 置信区间；OR. 比值比；RR. 相对风险
说明：囊胚培养中因未能发育到囊胚阶段而取消胚胎移植的概率较高，但在文献中未计算其发生率

体重或小于胎龄儿的风险增加没有关系。他们建议在未来的研究中评估培养的远期结果和可能的不良结果[34]。

在一项基于登记人口的研究中，纳入了 2002—2013 年囊胚移植后的 IVF 单胎分娩病例，其与瑞典医学出生登记处有交互联系。该研究将囊胚移植、卵裂胚移植及自然受孕后的分娩进行了比较。囊胚移植组单胎分娩 4819 例，卵裂胚移植组单胎分娩 25 747 例，自然受孕组单胎分娩 1 196 394 例。囊胚移植组与自然妊娠组相比早产风险升高（OR=1.17，95%CI 1.05～1.31），但与卵裂胚移植组相比则无差异[35]。

（二）单卵双胎

单卵裂胚移植后双胎的发生率（1.71%，95%CI 1.45～1.98，n=162）低于单囊胚移植（2.5%，95%CI 2.28～2.74，n=472）[36]。Franasiak 等[37] 报道了 99 例卵裂胚移植组发生的单卵双胎（1.9%）和 135 例囊胚移植组发生的单卵双胎（2.4%）。两者有显著差异。Mateize 等[38] 报道称，囊胚移植与单卵双胎的显著增加相关（OR=2.70，95%CI 1.36～5.34）。

一项 Meta 分析显示，在囊胚移植后，单卵双胎的发生有所增加[39]。

（三）婴儿体重

关于囊胚移植和卵裂胚移植后的婴儿出生体重一直存在争议。有人对大胎龄儿增加的可能性产生了质疑[40]。Martins 等[20] 在一项 Meta 分析中报道了囊胚移植导致大胎龄儿的分娩率升高。在新鲜周期中囊胚移植后的婴儿出生体重明显高于卵裂胚[41]。而 Ginström[35] 的研究则显示，囊胚移植后的婴儿出生体重低于卵裂胚移植（OR=0.83，95%CI 0.71～0.97）。

（四）围产儿死亡率

在一项大规模的基于人群的研究中，囊胚移植后的围产儿死亡率明显高于卵裂胚移植（OR=1.61，95%CI 1.14～2.29）[35]。在其他一些研究中也得到了类似的结果[30, 42]。

（五）先天畸形

Kallen 等[31] 报道，在校正混杂因素后，囊胚移植导致先天畸形的风险升高。针对 22 068 例卵裂胚移植和 4517 例囊胚移植后婴儿出生情况的 Meta 分析显示囊胚移植组畸形的发生率增加（OR=1.29，95%CI 1.03～1.62）[42]。然而，在瑞典一项大规模的基于人群的研究中，囊胚移植并没有增加先天畸形的风险[35]。

六、体外培养的配子和胚胎的表观遗传干扰：对人类辅助生殖的影响

ART 和非 ART 群体之间任何可观察到的由表观遗传导致的表型结果差异在很大程度上仍是不清楚的。围产期不仅对于胚胎、胎盘和胎儿的发育至关重要，且关系到出生结果。不理想的体外培养条件也可能导致表观基因组的持续变化，从而影响今后对于疾病的易感性。因此，从表观遗传的角度看待人类辅助生殖技术的安全性，我们主要关心的不应是为数不多的印记紊乱是否增加，而必须意识到表观遗传重编程在早期发育阶段受到的干扰和成人疾病之间的功能联系。

母婴并发症

与卵裂胚移植相比，囊胚移植后胎盘前置和胎盘早剥的风险更高 [（OR=2.08，95%CI 1.7～2.55）vs.（OR=1.62，95%CI 1.15～2.29）][35]。

七、结论

在新鲜周期中单囊胚移植后的活产率显著高于单卵裂胚移植。然而，该结论是有争议的，且证据等级较低。

比较囊胚和卵裂胚活产率的高质量随机研究和 Meta 分析显示，两者在每一个起始周期的累积妊娠率方面没有显著差异。

问题是，为什么我们要继续进行囊胚培养？关键的答案是新鲜囊胚移植的妊娠率更高。然而，每个刺激周期的累积临床妊娠率往往被忽略了。要将胚胎延长培养至囊胚期，则在此之前的任何阶段胚胎都存在着停止发育的危险，胚胎移植也可能随之被取消。如果胚胎在卵裂期被移植，它们则可能已经在体内存活。最后，新生儿和产妇可能出现的并发症往往被忽视了。不良围产结局的一种可能的解释是，延长胚胎的培养时间触发了滋养外胚层细胞遗传和表观遗传的改变，从而导致了胎盘的异常[43]。

参 考 文 献

[1] Steptoe PC, Edwards RG. Birth after the reimplantation of a human embryo. *Lancet*. 1978;2(8085):366.

[2] Droesch K, Muasher SJ, Brzyski RG, Jones GS, Simonetti S, Liu HC, Rosenwaks Z. Value of suppression with a gonadotropin–releasing hormone agonist prior to gonadotropin stimulation for *in vitro* fertilization. *Fertil Steril*. 1989; 51(2):292–7.

[3] Devroey P, Aboulghar M, Garcia–Velasco J, Griesinger G, Humaidan P, Kolibianakis E, Ledger W, Tomás C, Fauser BC. Improving the patient's experience of IVF/ICSI: A proposal for an ovarian stimulation protocol with GnRH antagonist co–treatment. *Hum Reprod*. 2009;24(4):764–74.

[4] Abou–Setta AM, Al–Inany HG, Mansour RT, Serour GI, Aboulghar MA. Soft versus firm embryo transfer catheters for assisted reproduction: A systematic review and meta–analysis. *Hum Reprod*. 2005;20:3114–21.

[5] Swain JE, Carrell D, Cobo A, Meseguer M, Rubio C, Smith GD. Optimizing the culture environment and embryo manipulation to help maintain embryo developmental potential. *Fertil Steril*. 2016;105(3):571–87.

[6] Gardner DK, Vella P, Lane M, Wagley L, Schlenker T, Schoolcraft WB. Culture and transfer of human blastocyts increases implantation rates and reduces the need for multiple embryo transfers. *Fertil Steril*. 1998;69:84–8.

[7] Sfontouris IA, Martins WP, Nastri CO, Viana IG, Navarro PA, Raine–Fenning N, van der Poel S, Rienzi L, Racowsky C. Blastocyst culture using single versus sequential media in clinical IVF: A systematic review and meta–analysis of randomized controlled trials. *J Assist Reprod Genet*. 2016;33(10):1261–72.

[8] Maheshwari A, Hamilton M, Bhattacharya S. Should we be promoting embryo transfer at blastocyst stage? *Reprod Biomed Online*. 2016;32:142–6.

[9] Aziminekoo E, Mohseni Salehi MS, Kalantari V, Shahrokh Tehraninejad E, Haghollahi F, Hossein Rashidi B, Zandieh Z. Pregnancy outcome after blastocyst stage transfer comparing to early cleavage stage embryo transfer. *Gynecol Endocrinol*. 2015;31(11):880–4.

[10] Brison DR. Challenges imposed by scientific development in ART. *Hum Fertil*. 2005;8(2):93–6.

[11] Crawford S, Boulet SL, Mneimneh AS, Perkins KM, Jamieson DJ, Zhang Y, Kissin DM. Costs of achieving live birth from assisted reproductive technology: A comparison of sequential single and double embryo transfer approaches. *Fertil Steril*. 2016;105(2):444–50.

[12] Papanikolaou EG, Camus M, Kolibianakis EM, Van Landuyt L, Van Steirteghem A, Devroey P. *In vitro* fertilization with single blastocyst–stage versus single cleavage–stage embryos. *N Engl J Med*. 2006;354(11):1139–46.

[13] Kolibianakis E, Bourgain C, Albano C, Osmanagaoglu K, Smitz J, Van Steirteghem A, Devroey P. Effect of ovarian stimulation with recombinant follicle–stimulating hormone, gonadotropin releasing hormone antagonists, and human chorionic gonadotropin on endometrial maturation on the

day of oocyte pickup. *Fertil Steril*. 2002;78:1025–9.

[14] Harton GL, Munne S, Surrey M, Grifo J, Kaplan B, McCulloch DH, Griffin DK, Wells D, PGD practitioners. Diminished effect of maternal age on implantation after pre-implantation genetic diagnosis with array comparative genomic hybridization. *Fertil Steril*. 2013;100:1695–703.

[15] Utsunomiya T, Ito H, Nagaki M, Sato J. A prospective, randomized study: Day 3 versus hatching blastocyst stage. *Hum Reprod*. 2004;19(7):1598–603.

[16] Blake DA, Farquhar CM, Johnson N, Proctor M. Cleavage stage versus blastocyst stage embryo transfer in assisted conception. *Cochrane Database Syst Rev*. 2007;17:CD002118.

[17] Glujovsky D, Blake D, Farquhar C, Bardach A. Cleavage stage versus blastocyst stage embryo transfer in assisted reproductive technology. *Cochrane Database Syst Rev*. 2012;11(7):CD002118.

[18] De Vos A, Van Landuyt L, Santos-Ribeiro S, Camus M, Van de Velde H, Tournaye H, Verheyen G. Cumulative live birth rates after fresh and vitrified cleavage stage versus blastocyst-stage embryo transfer in the first treatment cycle. *Hum Reprod*. 2016;31:2442–9.

[19] Glujovsky D, Farquhar C, Quinteiro Retamar AM, Alvarez Sedo CR, Blake D. Cleavage stage versus blastocyst stage embryo transfer in assisted reproductive technology. *Cochrane Database Syst Rev*. 2016;30(6):CD002118.

[20] Martins WP, Nastri CO, Rienzi L, van der Poel SZ, Gracia C, Racowsky C. Blastocyst versus cleavage stage embryo transfer: A systematic review and meta-analysis of the reproductive outcomes. *Ultrasound Obstet Gynecol*. 2017;49(5):583–91.

[21] Levi-Setti PE, Cirillo F, Smeraldi A, Morenghi E, Mulazzani GEG, Albani E. No advantage of fresh blastocyst versus cleavage stage embryo transfer in women under the age of 39: A randomized controlled study. *J Assist Reprod Genet*. 2018;35(3):457–65.

[22] Vajta G, Rienzi L, Cobo A, Yovich J. Embryo culture: Can we perform better than nature? *Reprod Biomed Online*. 2010;20:453–69.

[23] Cimadomo D, Scarica C, Maggiulli R, Orlando G, Soscia D, Albricci L, Romano S, Sanges F, Ubaldi FM, Rienzi L. Continuous embryo culture elicits higher blastulation but similar cumulative delivery rates than sequential: A large prospective study. *J Assist Reprod Genet*. 2018;35(7): 1329–38.

[24] Youssef MM, Mantikou E, van Wely M, Van der Veen F, Al-Inany HG, Repping S, Mastenbroek S. Culture media for human pre-implantation embryos in assisted reproductive technology cycles. *Cochrane Database Syst Rev*. 2015;24(11):CD007876.

[25] Dieamant F, Petersen CG, Mauri AL et al. Single versus sequential culture medium: Which is better at improving ongoing pregnancy rates? A systematic review and meta-analysis. *JBRA Assist Reprod*. 2017;21(3):240–6.

[26] Kaser DJ, Bogale B, Sarda V, Farland LV, Williams PL, Racowsky C. Randomized controlled trial of low (5%) versus ultralow (2%) oxygen for extended culture using bipronucleate and tripronucleate human preimplantation embryos. *Fertil Steril*. 2018;109(6):1030–7.

[27] Hardarson T, Bungum M, Conaghan J, Meintjes M, Chantilis SJ, Molnar L, Gunnarsson K, Wikland M. Noninferiority, randomized, controlled trial comparing embryo development using media developed for sequential or undisturbed culture in a time-lapse setup. *Fertil Steril*. 2015;104(6):1452–9.

[28] Ceschin II, Ribas MH, Ceschin AP, Nishikawa L, Rocha CC, Pic-Taylor A, Baroneza JE. A prospective randomized study comparing two commercially available types of human embryo culture media: G1-PLUS™/G2-PLUS™ sequential medium (Vitrolife) and the GL BLAST™ sole medium (Ingamed). *JBRA Assist Reprod*. 2016;20(1):23–6.

[29] Sfontouris IA, Martins WP, Nastri CO, Viana IG, Navarro PA, Raine-Fenning N, van der Poel S, Rienzi L, Racowsky C. Blastocyst culture using single versus sequential media in clinical IVF: A systematic review and meta-analysis of randomized controlled trials. *J Assist Reprod Genet*. 2016;33(10):1261–72.

[30] Martins WP, Nastri CO, Rienzi L, van der Poel SZ, Gracia C, Racowsky C. Obstetrical and perinatal outcomes following blastocyst transfer compared to cleavage transfer: A systematic review and meta-analysis. *Hum Reprod*. 2016;31:2561–9.

[31] Källen B, Finnstrom O, Lindam A, Nilsson E, Nygren KG, Olausson PO. Blastocyst versus cleavage stage transfer in *in vitro* fertilization: Differences in neonatal outcome? *Fertil Steril*. 2010;94:1680–3.

[32] Maheshwari A, Kalampokas T, Davidson J, Bhattacharya S. Obstetric and perinatal outcomes in singleton pregnancies resulting from the transfer of blastocyst-stage versus cleavage-stage embryos generated through *in vitro* fertilization treatment: A systematic review and meta-analysis. *Fertil Steril*. 2013;100(6):1615–21.

[33] Dar S, Librach CL, Gunby J et al. Increased risk of preterm birth in singleton pregnancies after blastocyst versus day 3 embryo transfer: Canadian ART register (CARTR) analysis. *Hum Reprod*. 2013;28:924–8.

[34] Chambers GM, Chughtai AA, Farquhar CM, Wang YA. Risk of preterm birth after blastocyst embryo transfer: A large population study using contemporary registry data from Australia and New Zealand. *Fertil Steril*. 2015 Oct;104(4):997–1003.

[35] Ginström Ernstad E, Bergh C, Khatibi A et al. Neonatal and maternal outcome after blastocyst transfer: A population-based registry study. *Am J Obstet Gynecol*. 2016;214:378.

[36] Kanter JR, Boulet SL, Kawwass JF, Jamieson DJ, Kissin DM. Trends and correlates of monozygotic twinning after single embryo transfer. *Obstet Gynecol*. 2015;125:111–7.

[37] Franasiak JM, Dondik Y, Molinaro TA et al. Blastocyst transfers is not associated with increased rates of monozygotic twins when controlling for embryo cohort quality. *Fertil Steril*. 2015;103:95–100.

[38] Mateize I, Santos-Ribeiro S, Done E, Van Landuyt L, Van de Velde H, Tournaye H, Verheyen G. Do ARTs affect the incidence of monozygotic twinning? *Hum Reprod*. 2016;31(11):2435–41.

[39] Hviid KVR, Malchau SS, Pinborg A, Nielsen HS. Determinants of monozygotic twinning in ART: A systematic review and a meta-analysis. *Hum Reprod Update*. 2018; 24(4):468–83.

[40] Zhu J, Lin S, Li M, Chen L, Lian Y, Liu P, Qiao J. Effect of *in vitro* culture period on birthweight of singleton newborns.

Hum Reprod. 2014;29:448–54.

[41]　Kaartinen NM, Kananen KM, Rodriguez–Wallberg KA, Tomas CM, Huhtala HS, Tinkanen HI. Male gender explains increased birthweight in children born after transfer of blastocysts. *Hum Reprod*. 2015;30:2312–20.

[42]　Dar S, Lazer T, Shah PS, Librach CL. Neonatal outcomes among singleton births after blastocyst versus cleavage stage embryo transfer: A systematic review and meta–analysis. *Hum Reprod Update*. 2014;20:439–48.

[43]　Rizos D, Lonergan P, Boland MP, Arroyo–García R, Pintado B, de la Fuente J, Gutiérrez–Adán A. Analysis of differential messenger RNA expression between bovine blastocysts produced in different culture systems: Implications for blastocyst quality. *Biol Reprod*. 2002;66:589–95.

第 12 章　线粒体捐赠的应用

Use of Mitochondrial Donation

Andy Greenfield　**著**

纪 红 **译**　李 萍 **校**

一、概述

2015 年 2 月，英国议会两院投票决定将两项辅助生殖技术合法化。这些技术统称为线粒体捐赠（mitochondrial donation，MD）或线粒体替代，其旨在阻止因线粒体中异常 DNA 引起的一系列毁灭性的、危及生命的疾病传播，线粒体是体内大多数细胞能量产生的细胞器。这是一项具有里程碑意义的立法决定，引起了全世界的关注，这主要是因为 MD 改变了个体（卵母细胞或胚胎）可遗传（生殖系）的组成部分。支持者指出，对于一些患有线粒体疾病的女性来说，她们希望获得一个没有该疾病基因的孩子，除了 MD 之外，没有其他的方法可供选择。此外，一个独立的小组在三个不同场合的临床前观察的数据表明，尽管这些结果具有一定的局限性，但 MD 在本质上并不是不安全。然而，反对者以多种方式做出回应，指出渴望与基因相关的后代本身并不是一种"医学疾病"，虽然是一项重要的考虑，但并不比首次人类干预带来的安全担忧更重要。此外，他们说，这种对生殖系的改变可能不经意间会为类似的干预措施铺平道路（或降低启动的阻碍），但目标不那么重要，就像一罐生殖系"蠕虫病毒"很可能被打开。后来于 2017 年，英国建立 MD 的监管路径过程中，有一则新闻报道称，为防止线粒体疾病的传播，在墨西哥出生了一个 MD 男婴。这种临床使用 MD，在科学、道德、法律和政治层面上的后果还尚不清楚。

本章简要介绍正常和异常线粒体 DNA（mitochondrial DNA，mtDNA）在生理机能中的作用及一些 mtDNA 独特的遗传特征。其次，对 MD 技术背后的科学问题进行研究，并讨论通过临床预实验提出的关于在一些情况下的安全性和有效性的问题。然后，讨论从实验台搬到诊所过程中这些问题是如何得到解决或协商的。最后，讨论了 MD 的伦理问题及其与医学中生殖系干预引起广泛关注的关系。重要的是技术的继续研究和辅助生殖技术领域的监管，重点是英国管理框架的建立。

（一）线粒体 DNA（mtDNA）和线粒体疾病

在线粒体中，氧化磷酸化是为了满足细胞能量需求而产生 ATP 的过程[1]。它利用质子梯度穿过线粒体内膜，由电子传输产生，是一种利用氧气进行呼吸的古老方法。在这个意义上，把线粒体比作细胞"电池"是不正确的，因为电池只储存能量，而不产生能量。通过保留一个独立的线粒体基因组——线粒体 DNA，揭示了线粒体最初起源于一种自生微生物，后转变为内共生体。这个

16.5kb 的环状 DNA 分子编码氧化磷酸化所需的 37 个基因（包括 13 个多肽编码），但显然对其他由线粒体调控的细胞过程，如产热、程序性细胞死亡（凋亡）和类固醇激素生物合成没有影响。大约 1500 种蛋白质组成了线粒体蛋白质组，促进了这一广泛的线粒体功能，其中绝大部分是由核基因编码的 [2]。

无论是核 DNA（nuclear DNA，nDNA）还是 mtDNA 的突变都可能导致线粒体缺陷，无法正常的氧化磷酸化可能导致一系列异质性、破坏性疾病，主要通过有氧代谢影响对能量需求高的组织，如神经和肌肉组织 [3]。由 nDNA 突变引起的线粒体疾病的患病率约为每 10 万人 2.9 例，而由 mtDNA 突变引起的线粒体疾病的患病率为每 10 万人 9.6 例 [4]。这些数字表明，线粒体疾病的总患病率为每 10 万人 12～13 例。mtDNA 的突变率升高被认为是由线粒体中产生的氧化应激的产物对 DNA 的氧化损伤所引起的。线粒体疾病可以发生在任何年龄，并表现出多种多样的症状。依赖 mtDNA 的线粒体疾病的临床特征，包括严重程度（表 12-1），各不相同，这取决于许多因素，包括 mtDNA 突变的性质、mtDNA 的致病性与正常的比例（通常称为异质性），以及异常 mtDNA 的特定组织分布。mtDNA 中的多态性还将其分为不同的单倍型，并在群体水平上分为单倍群。有报道说，不同的单倍群可能影响 mtDNA 依赖的线粒体疾病的发生和严重程度 [5, 6]。

基于 mtDNA 的线粒体疾病的遗传方式不同于由 nDNA 突变引起的线粒体疾病的孟德尔遗传方式。mtDNA 的传播可能是不可预测的，部分原因已经提到，但也与 mtDNA 专有的母系遗传的性质

表 12-1　线粒体 DNA 点突变引起的线粒体疾病

疾病名称	缩　写	基因突变的例子	注　释
莱伯遗传性视神经病变	LHON	*MT-ND1, 4, 4l, 6* m.3460G ＞ A m.14484T ＞ C m.11778G ＞ A m.10663T ＞ C	男性与发生 LHON 的风险增加有关
线粒体脑肌病伴高乳酸血症和卒中样发作	MELAS	*MT-TL1* m.3243A ＞ G	*MT-TL1*（m.3243A ＞ G）也可引起慢性进行性外眼肌麻痹、LS 和 MIDD
Leigh 综合征	LS	*MT-TV* m.1644G ＞ T	最常见的综合征与儿童期发生的线粒体疾病有关，可由 75 个不同基因的突变引起，包括在 nDNA 中
肌阵挛癫痫伴破碎红纤维综合征	MERRF	*MT-TK* m.8344A ＞ G	其他致病变异在 *MT-TF*、*MT-TL1*、*MT-TI* 和 *MT-TP*
母系遗传的糖尿病和耳聋	MIDD	*MT-TL1* m.3243A ＞ G	影响高达 1% 的糖尿病患者
神经源性肌肉无力、共济失调和视网膜色素变性	NARP	*MT-ATP6* m.8993T ＞ G m.8993T ＞ C	常出现在幼儿期，同样的突变报告在 Leigh 综合征，反映临床连续性

突变是通过参考它们在 mtDNA 分子中的位置和碱基变化的性质来描述的，如 m.3243A ＞ G 是位置 3243 处的 A 到 G 的转变。有时也会给出特定的基因符号，如 MT-TL1 是指 mtDNA 编码的转移 RNA1（亮氨酸）。关于这些疾病和相关突变的进一步信息可在 Gorman et al., 2016 (3) 和 MITOMAP.org 上找到

有关。精子的线粒体在受精后的有丝分裂中被清除[7]。因此，传递到胚胎的 mtDNA 只来源于卵母细胞，这些分子的数量估计高达 500 000～1 000 000[8, 9]。然而，在人类原始生殖细胞（成熟配子的前体）中，mtDNA 的数量约为成熟配子或胚胎的 1/1000，这被称为线粒体瓶颈[8]。瓶颈的后果是线粒体遗传的不可预测性，类似于从更大的可变对象群体中多次采样少量样本的比例倾斜。因此，对于在生殖系中有 mtDNA 异质的女性来说，异常线粒体的数量可能在一个与另一个卵母细胞[10] 之间有很大的差异，这一现象被称为分离。这可能导致儿童在一个家庭内有高度可变的症状。

（二）线粒体捐赠：基础

线粒体疾病没有有效的治疗方法，因此重点一直放在预防致病性 mtDNA 的传播上。有线粒体疾病的女性可以有许多选择：①不生育；②收养；③选择用捐赠的卵母细胞（没有线粒体疾病）进行辅助生殖；④选择使用种植前基因诊断（preimplantation genetic diagnosis，PGD），选择可接受的低致病 mtDNA 水平的胚胎[11]。这最后一种选择适合于希望生育基因相关孩子的女性（以生物学母亲与其子女相关的标准方式）。然而，虽然 PGD 可以识别胚胎中的异质性水平，但它不能确保能够检测到低致病 mtDNA 水平的胚胎。如果这种胚胎被识别出来，PGD 可能成为有效降低子代线粒体疾病的发病风险的方法。然而，对于一些在生殖系中具有高水平的异质性或同质性（100% 致病性 mtDNA）的女性来说，PGD 不是一种可行的办法。

目前，在英国对于后一类女性，线粒体捐赠（MD）是一种合法的临床选择。MD 的原理是将含有异常线粒体的卵母细胞或胚胎（合子）核遗传物质移植到含有正常线粒体去除核物质的卵母细胞或胚胎中。在英国诊所，现有两种技术可以合法地使用：母体纺锤体移植（maternal spindle transfer，MST）（图 12-1）和原核移植（pronuclear transfer，PNT）（图 12-2）。MST 是将准母亲的染色体移植，这些染色体附着在中期 II 静止卵母细胞（卵母细胞）的纺锤体上，并将母体纺锤体从其卵母细胞中转移到去核的供体卵母细胞中。这是将附着少量细胞质的母体纺锤体 – 细胞核移植。

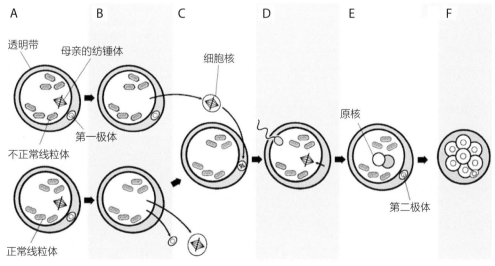

▲ 图 12-1　母体纺锤体移植（MST）

A. 被透明带包围的患有线粒体疾病的卵母细胞，含有纺锤体上母体染色体和异常线粒体；B 和 C. 含有母体纺锤体细胞核从患有线粒体疾病的卵母细胞转移到（C）去除了纺锤体和第一极体、含有正常线粒体的供体卵母细胞；D. 含有正常线粒体的重建卵母细胞进行受精后；E. 原核形成和排出第二极体；F. 胚胎继续发育（显示卵裂时期的胚胎）

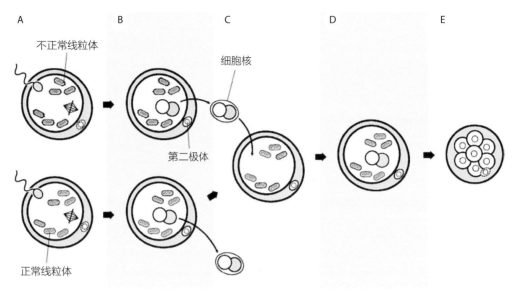

▲ 图 12-2　原核移植（PNT）

A.患有线粒体疾病的卵母细胞和供体卵母细胞受精后，形成原核和排出第二极体；B.患有线粒体疾病的合子的原核转移到移除原核的供体胚胎（C）；D.重组胚胎主要含有正常的线粒体；E.发育正常进行

因此，MST 是一种 MII 期卵母细胞重构的形式，实际上涉及捐赠卵母细胞的细胞质（卵细胞质）所有成分，包括线粒体，但不包括供体的染色体。然后，将重建的卵母细胞受精，并用于妊娠。有些人表示倾向于 MST 而不是 PNT，因为前者与后者不同，不涉及故意破坏人类的受精卵。

在 PNT 的情况下，准母亲的卵母细胞和来自供体的卵母细胞都使用生物父亲的精子受精（图 12-2）。一旦供体的卵母细胞形成受精卵，其原核被移除并且丢弃，然后被来自准母亲受精卵的原核所取代。与 MST 一样，要确保使用 PNT 产生的任何胚胎的 nDNA，都由在遗传上与未来的母亲和精子提供者以有性繁殖方式产生。然而，在 MST 和 PNT 的情况下，胚胎所包含的线粒体，主要来源于供体卵母细胞，即正常线粒体。来自供体卵母细胞 mtDNA 的捐赠导致 MD 有时被称为"三人试管婴儿"，甚至在大众媒体中被称为"三亲试管婴儿"。前者是一个似是而非的描述，因为含有第三人 DNA 的生物材料被这种试管婴儿技术所使用；然而，后一个术语充其量是误导，因为它意味着捐赠的 mtDNA 自动赋予供体父母的地位。但至少在任何传统意义上都不是"父母"。当然，某种程度上"父母"一词多义，所以这里需要谨慎。

（三）线粒体捐赠：生物模型安全性和有效性的临床前评估

小鼠模型是确定 MD 安全性和有效性的重要工具。自 20 世纪 80 年代中期以来，PNT 一直在小鼠体内进行，当时首次证实受精卵原核移植到孤雌激活卵以后，可以获得存活的子代[12]。一组实验评估了 PNT 是否可用于挽救"mtDNA 缺失引起的呼吸缺陷的模型小鼠"的子代：实验结果表明可以成功挽救[13]。大多数实验表明，PNT 用于正常受精合子是有效的，并且可以重复。然而，一些报道表明，如果 mtDNA 供体和核 DNA 受体之间的遗传距离太大，如小鼠的不同亚种之间的遗传距离太大，则可能发生子代异常[14]。在下文中，这一主题将重新讨论。

最近，MST 在非人类灵长类猕猴（恒河猴）中进行了研究[15]。与含有原核的合子不同，MII

卵母细胞没有细胞核，因此，染色体的观察需要专门的光学工具。利用偏光显微镜观察纺锤体并将其去除，含有纺锤体的细胞核被短暂地暴露在一种促融剂（仙台病毒提取物）中，然后放置将要去核的供体卵母细胞的卵周隙（卵母细胞膜和透明带之间）中（图 12-1），使其融合。选择细胞核和卵细胞质供体，以检查细胞核移植过程中线粒体携带的量。重构的卵母细胞与对照组的受精率、卵裂率和囊胚形成率相似。MST 重构胚胎的囊胚质量也与对照组相当，这些胚胎移植后可以成功妊娠，并且已出生了四只健康猕猴。对三名婴儿 mtDNA 的分析表明，未检测到纺锤体供体来源的 mtDNA。这些数据表明，MST 可以安全和成功地用于非人类灵长类动物，可以阻断 mtDNA 从母亲向子代传遗。

总之，动物 MD 方法已经发展了多年，并不断改进，以减少线粒体从核 DNA 供体（细胞核来源的）的携带量，防止卵母细胞过早激活或卵母细胞异常受精，并优化显微操作，以尽量减少对重构卵母细胞或合子的伤害——所有这些因素都是人类 MD 发展的重要方面。在这里值得注意的是，另外两个减数分裂基因组来源也在小鼠（和人类）的 MD 方法中进行了测试：第一极体和第二极体 [16, 17]。在 MST 和 PNT 上使用极体移植（PBT）技术对 MD 有好处：极体是用于移植核 DNA 的"现成"核体，并且与它们相关的线粒体数量相对较少 [17, 18]。然而，与 MST 和 PNT 不同，由于 2016 年英国引入线粒体捐赠条例，PBT 技术在英国是不合法的。因此，这些技术可能是英国或其他法律领域今后立法改革的主要方面。

（四）线粒体捐赠：人体研究中胚胎安全性和有效性的临床前评估

虽然哺乳动物的生物模型表示 MD 可以安全、有效地使用，数据使人放心，但鉴于合适的实验设计及显微操作技能，在人类模型系统中得到类似的数据也是很重要的。此外，在上文中已经提过使用人类线粒体和核基因组存在某些问题，以及这些基因组中存在常见的遗传变异。

无论是受精 [19] 还是孤雌激活 [20]，在人类卵母细胞中，使用 MST 的初步研究表明，经过仔细优化以尽量减少异常受精和非整倍体的风险后，MST 能够产生发育到囊胚期胚胎的重构卵母细胞，并且在移植的细胞核中携带的较低水平 mtDNA（低于 1%）。通过在人类异常受精的受精卵中使用 PNT 的早期研究中得到类似的数据 [9]。最近，有报道说，MST 和 PNT 进一步优化，使其更可能用于临床 [10, 21, 22]。MST 的使用后，重构卵母细胞的受精率、非整倍体率和囊胚质量与对照组相当 [10, 21]。精心优化 PNT 的时机后，也产生了与对照组相似质量的囊胚 [22]，单细胞表达谱证明了这一点。在每一项研究中，从囊胚细胞取样中 mtDNA 携带率很低。尽管 PNT 似乎导致 mtDNA 水平略高，这可能是由于原核移植过程中携带的细胞质的体积比 MST 大。

在所有三份报道中，也有额外的实验进行了描述，试图模拟在植入后携带的 mtDNA 的行为，这反映了目前在体外培养人类胚胎研究时间长度和法律限制。这些研究涉及从对照组和实验组的胚胎中人类胚胎干细胞（hES）分离和培养。在大多数情况下，mtDNA 复制可能是决定整体水平的一个重要因素，所以广泛传代以确定最初携带较低水平的 mtDNA 是否在多轮细胞分裂后仍然保持。每项研究都报道了一种被称为"逆转"的现象，在这种现象中，少数干细胞系（15%～20%）检测结果显示携带 mtDNA 的比例增加（通常达到 100%）。偶尔，携带的 mtDNA 表现为不稳定的方式，继续传代后恢复到更低的水平。关于逆转的机制尚未达成一致：所有报道中携带 mtDNA 的起始水平均较低，逆转的发生与细胞核和供体来源 mtDNA 单倍群的遗传多样性的程度之间没有明确的关系。据报道，逆转是一种无法解释的现象，影响一些干细胞系的体外培养：最重要的是不知道是细胞培养条件下的产物，还是人类胚胎干细胞的特殊生物学特性，或者是否提示 MD 临床应用后宫内植入后逆转的可能性，其特征是移植后胚胎和胎儿中携带的致病性 mtDNA 水平升高。因此，在 2016 年，英国专家组建议评估 MD 的安全性和有效性并向人类受精和胚胎管理局（Human Fertilisation and Embryology Authority，HFEA）报告。如果 MST 或 PNT 患者怀孕后，应向他们提供产前检查，并建议实施 MD 的诊所应鼓励患者及其子代参加长期随访[23]。

许多文章关注 MD 可能破坏 mtDNA 与核基因组之间的相互作用，这是正常线粒体功能和稳态所必需的[24, 25]。这些担忧背后的逻辑本质上是一个进化的逻辑：mtDNA 和核基因组已经共同进化，允许线粒体 – 核（线粒体核）相互作用，MD 可能将 mtDNA 和核基因组合放在一起，这些基因以前没有受到负面选择，因此可能产生有害后果。然而，其他人认为这些担忧是没有根据的，与常规生殖技术出生的人相比，MD 出生的人中线粒体核异常的相互作用不太可能普遍发生[26, 27]。上述一些关于人类卵母细胞和受精卵 MD 的报道中描述了试图评估是否可以在实验胚胎或从这些胚胎衍生出来的细胞中检测到任何代谢异常：结果是没有检测到这种异常。远交的人类基因组可以与多种常见的 mtDNA 单倍群进行强有力的相互作用，这大概反映了这种单倍群的进化成功。然而，MD 临床应用时，细胞核与线粒体供体 mtDNA 单倍型 / 单倍群匹配，可以减轻或消除线粒体核不相容的风险[23, 28]。然而，值得注意的是，如果满足匹配要求，使用卵母细胞捐献可能会受到限制，特别是在罕见的单倍群的情况下。

（五）规范线粒体捐赠：英国之旅

自 2004 年 Life 团队首次向 HFEA 申请研究许可证，请求允许对人类胚胎进行实验以评估 PNT 的可行性，到 2017 年 3 月纽卡斯尔生育中心申请在患者中应用 MD 获得许可证，英国的监管旅程经历了 13 年的时间。在 2004 年之前的几年里，对 MD 的潜力进行了广泛的争论。监管途径复杂，它是由四个独立科学专家小组对 MD 的安全性和有效性进行科学评估；HFEA 定期审批准入项目，以便进行持续的研究；HFEA 和科学组织调研关于公众对 MD 的态度；讨论关于道德、政策，并设计一个允许 HFEA 对 MD 进行监管的强制机制[29]。这一机制涉及两个阶段：①任何希望进行 MD 的诊所都必须证明其在相关技术方面的能力——这些不常见、非常困难的胚胎学技术——通过示范可使诊所许可证范围发生变化，允许其进行 MD；②对病患案例必须逐个审批，只有那些 PGD 不太可能成功的病例才被许可。此外，应为患者提供产前检测，以评估胎儿中致病 mtDNA 的水平。最后，大力鼓励对 MD 出生的儿童进行随访。2018 年 2 月，纽卡斯尔大学申请对 MERFF 综合征患者实施 PNT（表 12-1），得到了 HFEA 的批准。

在英国，通常 MD 监管的方式（从研究到临床）是多种多样的，一部分人肯定监管途径的细致，另一部分人抱怨时间太长，还有部分人指责这一过程是匆忙的或有缺陷的。尽管有各种不同的观点，在评估英国的监管方法之前，也许研究一种可以在诊所使用并将 MD 替代的方法，更具有指导意义。最近有两份经同行审查关于使用 MD 成功怀孕的报道。第一个案例是一名 30 岁不明原因不孕女性使用 PNT 治疗[30]。干预的理由依赖于推断的假设，即卵母细胞线粒体缺陷可能导致一些高龄女性不孕[31]。这名女性在移植了 5 个胚胎后怀孕，随后又进行了三胞胎妊娠，并经手术将其减为双胞胎。但两个胎儿都没有在孕中期后存活下来，可能是由于多胎妊娠的产科并发症。胎儿检测发现缺乏来自准母亲的 mtDNA（即原核相关 mtDNA）。在该报道之后，又有一份对一位患有 Leigh 综合征的女性使用 MST 的情况报道[32]。在这种情况下，移植了一个 XY 整倍体胚胎后得到了活产。在新生儿组织中可检测到的致病性 mtDNA，从 2.36% 到 9.23% 不等，但据报道婴儿 7 个月时是健康的。这个案件一直是许多讨论和批评的焦点[33-35]。事实表明，胎儿是在墨西哥移植，美国出生，据称是为了规避在美国怀孕的监管禁令，尽管它在墨西哥的合法性也受到了质疑[34]。与这些病例相比，英国通过 HFEA 对 MD 和 IVF 的监管似乎是明确的，并体现了以患者为中心的智慧。HFEA 坚持要求诊所降低其多胎妊娠率，目标为 10%，并根据这一标准检查诊所。此外，它也不允许 MD 作为不孕症的推测治疗。此外，有关 MD 的实施准则禁止英国任何诊所进口海外接受 MD 的卵母细胞或胚胎。这意味着，在英国任何使用 MD 重构胚胎都必须符合 HFEA 实施准则，即使这些胚胎是为了随后的出口。

最后，希望 MD 的未来应用首先应在行业评审的期刊上报道。在任何同行评审期刊出版之前，报纸的文章报道 MD 在临床应用的这种宣传形式并不是特别有用，因为它造成了一种趋势，即在缺乏真正能实际评估的数据的情况下，对干预措施进行即时评估，并就其重要性进行相关叙述。这可能导致患者期望落空。MD 的出版物应包括使用方法的全部细节和完整的临床数据，以便在完整的证据基础上形成专家意见。这样的透明度（包括后续数据）至关重要。

（六）线粒体捐赠：伦理考虑

对 MD 的审查并不局限于研究和临床的评估。虽然安全性和有效性有伦理方面的问题，甚至一些人反对安全有效的 MD 技术。在此，阐述一些有关 MD 的伦理焦点。

1. 安全性和有效性

提供无效且不安全的干预，本身就是不合乎伦理道德的，因此确定 MD 的安全性和有效性无疑是重要的。在英国，自 2011 年至 2016 年期间，对 MD 安全性进行了四次独立审查。在每个阶段，都有一个方向，以提高对安全性和有效性的满意度。当然，在利用科学证据为政策提供信息的过程中，会出现这样一个问题：安全吗？首个在人类临床应用的最佳推断，从临床前数据到实际结果，可能始终存在一个差距，这是必须承认的一个事实。一些人观察到，ART 的其他创新并没有受到 MD 的这种审查。但也许这一观察最好的解释为其他 ART 方法（包括那些现在被认为是常规的方法及更具有创新性和更具投机性的"附加项目"）可以通过研究从更多、更好的科学审查中受益。

从安全性和有效性的角度来看，MD 最有争议的方面似乎是：①儿童体内持续携带危险水平的致病性 mtDNA，这也许是由于一种类似于体外观察到的逆转现象；②线粒体核相互作用可能被破坏。向 HFEA 报告的专家组建议向通过 MD 怀孕的女性提供产前检测，以确认①的风险，并由于②，建议考虑进行单倍群 / 单倍型匹配。此外，鉴于首次人类干预引起的任何额外风险，建议只向不能行 PGD 的女性提供 MD，即向卵母细胞中一直高水平的异常 mtDNA 的女性提供 MD。与 PGD 一样，目前 MD 应该被看作是一种降低这些女性生育风险的策略，而这种方法并不能保障阻断线粒体疾病传播。随着临床的应用，这些技术需要进一步完善，其中最重要的是找到完全清除携带致病性 mtDNA 方法[36]。这将排除任何逆转的可能性，也避免在 MD 子代中产生明显的异质性。一些主要是基于小鼠自交系实验的报道，建议应该避免使用 MD[21, 37, 38]。但是，考虑到一些患者希望得到与自己基因相关又避免线粒体疾病的孩子的强烈愿望，以及一些人可能只是冒险继续"自然"生育的可能性，存在的 MD 风险对于一些女性来说是可以接受的。

2. 家族相似性

后一种意见导致了另一个争论点：鉴于存在安全的替代办法，这些潜在的伤害在任何情况下都不会由母亲承担，而是由未来的孩子产生？例如，卵母细胞捐献将会得到一个没有疾病的孩子。例如，在收养的情况下，母亲不会与孩子有遗传关系（尽管她愿意忍受）。现在的问题是，在上述风险被认为可以接受的情况下，是否应该尊重对遗传相关性的愿望。鉴于在临床前研究、相关的管理和相关的政策工作上花费的时间和费用的角度来看，MD 的历史可以归结为尊重对基因亲缘关系的坚持，这是一项好的投资吗？这难道不像一些人所说的那样，为了社会目的而使用冒险的辅助生殖技术吗？但是，人类对生育的渴望，通常会导致父母和孩子之间的生理联系和相似之处，在文化和历史上是根深蒂固的。这是体外受精的主要驱动因素之一。正因为如此，在考虑一种创新但有潜在风险的辅助生殖技术的优点时，必须把它视为一个严肃的因素。

3. 身份危机

MD 提出的一些问题与个人的身份概念有关[39]。例如，谁是 MD 治疗的对象？ MD 的使用如何影响该方法出生孩子的身份？后一个问题比较难以回答，并且答案是模棱两可的。因为它取决于我们对身份一词的理解。哲学家们已经对身份的概念进行了激烈争论，并提出了独特的解释，如数字和叙事身份之间的区别。这是一个合理的问题，例如，对于 MD 出生的孩子可能形成哪些独特的叙述，这些叙述可能是正面的也可能是负面的[40]？著名的道德哲学家德里克·帕菲特（Derek Parfit）讨论了"非身份"问题：任何在计划进行人类生殖特定干预后出生的儿童，如有意延迟生育或使用 ART，与没有干预出生的孩子将是不同的[41-43]。从这个角度来看，使用 MD 的准父母试图确保某种类型的孩子出生，即没有线粒体疾病的儿童。由此产生的"问题"是，当时并不知道使用 MD 的出生的儿童本身受到有关干预是有害或有利的，这似乎有悖常理（如果一个人认为所有的临床干预必须以趋利避害为目标，这也是有问题的）。MD 并非是一种传统意义上的治疗方法或治疗，因为准母亲不会因她的症状而接受治疗（尽管她将受益于满足她的愿望，即出生一个没有线粒体疾病的儿童），而且可以说，被治疗的本质是胚胎，首先必须创建实体作为这种治疗的条件。这是一个困境。似乎非常清楚的是：人们希望 MD 出生的任何个人免于线粒体疾病，并且是身体健康的，这是很重要的一个方面。

此后，与身份有关的另一个担忧是 mtDNA 本身是否传达了任何特定的"特质"。为了理解这一问题，我们必须假设线粒体疾病本身并不包括在 mtDNA 影响的任何特定特征列表中（因为它显然是一种特征，其回避的是 MD 理论的核心）。相反，这里的担忧可以通过想象接下来的情况使其得到清晰的解释（从另一篇文中引用[44]）：想象一下，你在妇产医院，当亲属在病房探视新生儿时，你会听到喜悦和惊奇的感叹。"看，她有她妈妈的眼睛和爷爷的鼻子……"听到其他类似的兴奋话语，这些表达了家庭成员的相似之处。也许这里的担忧是，MD 出生的孩子可能有她母亲的眼睛、她爷爷的鼻子，以及她的线粒体提供者的耳朵。（这也许是"三亲试管婴儿"一词中隐含的担忧，有时用来指 MD。）当然，由于在英国法律规定使用 MD 的患者无权知道线粒体供体的身份，这种情况不太可能发生，但作为一种假想，它仍然表明了这一点。在我们看来，这在生物学意义上也不太可能发生，因为我们在这里只关注生物母亲（致病性）mtDNA（希望被取代）和捐赠者 mtDNA 之间的差异（多态性），如可能存在于两个不同的 mtDNA 单倍型。我知道没有任何证据表明这种序列差异会显著影响一个复杂的特征，如耳朵或鼻子的形状或类似：这种 mtDNA 变异所做出的贡献可能会被数千个（也各不相同）母体和亲子衍生的调控线粒体活性的核基因作用所淹没。[当然，这并不是说，即使是关系密切的 mtDNA 单倍型之间的差异也不会影响人类生物学的某些方面（也许是性格方面）。] 但是，即使从理论上讲，这种熟悉的"特征"特别来自 mtDNA 捐赠者的传播风险极小，但对于所有参与者来说，最主要的考虑肯定是，任何孩子都没有线粒体疾病，而且其他方面都很健康。

4. "框架化"线粒体捐赠

人们经常看到对语言的评价和用来描述技术创新的独特隐喻，如 MD。例如，MD 是一个简单的"捐赠"的例子吗？卵母细胞捐献者提供了细胞质的所有成分，包括线粒体及整个其他生物分子。假设"捐赠"一词的引用使用目的是使用该技术，即提供功能性线粒体，而不是其他成分，而这些成分不是重点。一些人进一步提出了这样的批评，认为 MD 由核移植组成。因此，MD 与体细胞核移植或"克隆"之间存在着不恰当的相似性。同样，这些都是相对肤浅的批评。诚然，nDNA 是在卵母细胞 / 胚胎之间转移，但所讨论的核基因组是减数分裂的，而不是体细胞的，因此不可能通过这种方法制造"克隆"。此外，使用该技术的目的再次成为其理由的核心。从表面上看，将油倒入汽车发动机和倒入浓硝酸之间有许多共同之处：但这两种行为在伦理评价方面是完全不同的。这些问题涉及 MD 是如何从其旨在缓解的问题来制定、其潜在的危害和利益、其与人类未来的其他干预措施的关系及用于传达这些问题的隐喻或比喻，但最终评估 MD 的伦理可接受性需要的不仅仅是框架分析。

5. 线粒体捐赠作为一种辅助生殖技术

对 MD 的普遍反对是，允许干预人类生殖系的立法增加了其他此类干预措施的可能性和可接受性，包括以生殖目的改变胚胎 nDNA 序列。这是一种滑坡的争论：由于 MD 的引入（和可能的社会正常化），核基因组修饰将更容易，这可能是无意的。关于这个论点首先是，它假设核基因的修改在伦理上是不可接受的。但是，在任何情况下，这种情况都不清楚。例如，使用像基因组编辑这样的技术 [45]，如果安全有效的话，在有患病风险的父母中以防止患有囊性纤维化的儿童出生的情况下，显然没有比使用合法的 PGD 进行同样目的更有伦理争议 [44]。这表明，滑坡论点所表达的焦虑更有可能涉及无节制使用生殖系干预，试图掌握人类生物学和人类未来的各个方面，甚至故意造成伤害。但这一推断并不是强制性的：我们可以规范技术以限制其合法应用领域，即平展坡度或使其不那么滑。例如，在英国，PGD 可用于防止有严重遗传疾病（如囊性纤维化和线粒体疾病）风险的个人出生，但它不能合法的用于仅仅为了父母的喜好而选择孩子的性别。此外，英国的 MD 只能用于预防严重的线粒体疾病的传播，它不能用作不孕症的（投机性）治疗。这些限制由强有力的监管框架和相关监督所维持，随着 MD 作为临床干预的发展，这些限制仍继续重要。

二、总结及结论

经过多年的临床前实验和多方面评估，MD 已进入英国的诊所，其他国家也可以效仿，采用立法和管理框架，允许对其进行监管。这样的监管是至关重要的：关于 MD 还有许多需要学习的东西，而得出适当的临床数据为将在未来几年如何改进 MD 提供关键线索。良好的监管不应被视为扼杀医学和科学的进步，而应被视为促进。持续的临床前研究也极为重要。新技术，如极体移植或基因组编辑，在未来可能有助于建立强有力的安全性和有效性。

作为人类第一种生殖系干预措施，MD 继续是 ART 领域中生物技术创新的典范，因此理所应当地吸引了科学家、临床医生、生物伦理学家和决策者的关注。我们必须牢牢记住 MD 的特殊性，即它是如何运作以及它的目标。相比较而言，它不能像使用基因组编辑那样，以任何简单的方式来纠正人类受精卵的核基因的致病突变[46]，尽管两者的理由存在明显的相似性[47]。如前所述，核基因突变也会引起线粒体疾病，因此在不显著改变其性状的情况下，是否可以对于需要使用核基因组编辑以预防 ART 中线粒体疾病的病例应用 MD 的伦理决定是一个很好的问题[29]。当然，MST 和 PNT 不涉及 DNA 序列的改变，因此增加了重叠但明显的安全担忧——但就可能使用 MD 或核基因组编辑的意图而言，两者在伦理上有相似之处。关于 MD 的伦理和科学争论可能会持续下去。希望在严格监管下，它的临床应用能够取得成功[48]。

声明

我要感谢多位同事近年来就线粒体捐赠进行了有帮助的讨论。首先，我感谢 Peter Braude、Frances Flinter、Robin Lovell-Badge、Caroline Ogilvie、Tony Perry 的良好建议；感谢 HFEA 的同事，特别是 Peter Thompson、Juliet Tizzard、David Archard、Lee Rayfield、Sally Cheshire，感谢他们在这个问题上的帮助和建议，以及在更广泛的辅助生殖技术方面的建议。我还要感谢 Tim Lewens 和 Mary Herbert 对这篇综述的草稿提出了有益的意见。我感谢 Gareth Clarke 协助制作这些图表。最后，这里表达的观点是我个人的，不一定代表我的同事或与我有联系的任何组织的观点。

参 考 文 献

[1] Smeitink J, van den Heuvel L, DiMauro S. The genetics and pathology of oxidative phosphorylation. *Nat Rev Genet.* 2001;2:342–52.

[2] Calvo SE, Mootha VK. The mitochondrial proteome and human disease. *Annu Rev Genomics Hum Genet.* 2010;11:25–44.

[3] Gorman GS, Chinnery PF, DiMauro S, Hirano M, Koga Y, McFarland R, Suomalainen A, Thorburn DR, Zeviani M, Turnbull DM. Mitochondrial diseases. *Nat Rev Dis Primers.* 2016;2:16080.

[4] Gorman GS, Schaefer AM, Ng Y. et al. Prevalence of nuclear and mitochondrial DNA mutations related to adult mitochondrial disease. *Ann Neurol.* 2015;77:753–9.

[5] Wei W, Gomez-Duran A, Hudson G, Chinnery PF.

Background sequence characteristics influence the occurrence and severity of disease-causing mtDNA mutations. *PLOS Genet.* 2017;13:e1007126.

[6] Wallace DC. The mitochondrial genome in human adaptive radiation and disease: On the road to therapeutics and performance enhancement. *Gene.* 2005;354:169–80.

[7] Song WH, Yi YJ, Sutovsky M, Meyers S, Sutovsky P. Autophagy and ubiquitin-proteasome system contribute to sperm mitophagy after mammalian fertilization. *Proc Natl Acad Sci USA.* 2016;113:E5261–70.

[8] Floros VI, Pyle A, Dietmann S. et al. Segregation of mitochondrial DNA heteroplasmy through a developmental genetic bottleneck in human embryos. *Nat Cell Biol.* 2018;20:144–51.

[9] Craven L, Tuppen HA, Greggains GD. et al. Pronuclear transfer in human embryos to prevent transmission of mitochondrial DNA disease. *Nature*. 2010;465:82–5.

[10] Kang E, Wu J, Gutierrez NM. et al. Mitochondrial replacement in human oocytes carrying pathogenic mitochondrial DNA mutations. *Nature*. 2016;540:270–5.

[11] Smeets HJ, Sallevelt SC, Dreesen JC, de Die–Smulders CE, de Coo IF. Preventing the transmission of mitochondrial DNA disorders using prenatal or preimplantation genetic diagnosis. *Ann N Y Acad Sci*. 2015;1350:29–36.

[12] Mann JR, Lovell–Badge RH. Inviability of parthenogenotes is determined by pronuclei, not egg cytoplasm. *Nature*. 1984;310:66–7.

[13] Sato A, Kono T, Nakada K, Ishikawa K, Inoue S, Yonekawa H, Hayashi J. Gene therapy for progeny of mito–mice carrying pathogenic mtDNA by nuclear transplantation. *Proc Natl Acad Sci USA*. 2005;102:16765–70.

[14] Ma H, Marti Gutierrez N, Morey R. et al. Incompatibility between nuclear and mitochondrial genomes contributes to an interspecies reproductive barrier. *Cell Metab*. 2016;24:283–94.

[15] Tachibana M, Sparman M, Sritanaudomchai H. et al. Mitochondrial gene replacement in primate offspring and embryonic stem cells. *Nature*. 2009;461:367–72.

[16] Ma H, O'Neil RC, Marti Gutierrez N. et al. Functional human oocytes generated by transfer of polar body genomes. *Cell Stem Cell*. 2017;20:112–9.

[17] Wang T, Sha H, Ji D, Zhang HL, Chen D, Cao Y, Zhu J. Polar body genome transfer for preventing the transmission of inherited mitochondrial diseases. *Cell*. 2014;157: 1591–604.

[18] Supplementary report to the HFEA 2014. Review of the Safety and Efficacy of Polar Body Transfer to Avoid Mitochondrial Disease. Available at: https://www.hfea. gov.uk/media/2610/2014–10–07_–_polar_ body_transfer_ review_–_final.pdf

[19] Tachibana M, Amato P, Sparman M. et al. Towards germline gene therapy of inherited mitochondrial diseases. *Nature*. 2013;493:627–31.

[20] Paull D, Emmanuele V, Weiss KA. et al. Nuclear genome transfer in human oocytes eliminates mitochondrial DNA variants. *Nature*. 2013;493:632–7.

[21] Yamada M, Emmanuele V, Sanchez–Quintero MJ. et al. Genetic drift can compromise mitochondrial replacement by nuclear transfer in human oocytes. *Cell Stem Cell*. 2016;18:749–54.

[22] Hyslop LA, Blakeley P, Craven L. et al. Towards clinical application of pronuclear transfer to prevent mitochondrial DNA disease. *Nature*. 2016;534:383–6.

[23] Report to the HFEA 2016. Scientific review of the safety and efficacy of methods to avoid mitochondrial disease through assisted conception: 2016 update. Available at: https:// www.hfea.gov.uk/media/2611/ fourth_scientific_review_ mitochondria_2016.pdf

[24] Reinhardt K, Dowling DK, Morrow EH. Medicine. Mitochondrial replacement, evolution, and the clinic. *Science*. 2013;341:1345–6.

[25] Morrow EH, Reinhardt K, Wolff JN, Dowling DK. Risks inherent to mitochondrial replacement. *EMBO Rep*. 2015;16:541–4.

[26] Chinnery PF, Craven L, Mitalipov S, Stewart JB, Herbert M, Turnbull DM. The challenges of mitochondrial replacement. *PLOS Genet*. 2014;10:e1004315.

[27] Eyre–Walker A. Mitochondrial replacement therapy: Are mito–nuclear interactions likely to be a problem? *Genetics*. 2017;205:1365–72.

[28] Dobler R, Dowling DK, Morrow EH, Reinhardt K. 2018. A systematic review and meta–analysis reveals pervasive effects of germline mitochondrial replacement on components of health. *Hum Reprod Update*. 2018;24: 519–34.

[29] Nuffield Council on Bioethics *Novel Techniques for the Prevention of Mitochondrial DNA Disorders: An Ethical Review*. London: Nuffield Council on Bioethics; 2012.

[30] Zhang J, Zhuang G, Zeng Y, Grifo J, Acosta C, Shu Y, Liu H. Pregnancy derived from human zygote pronuclear transfer in a patient who had arrested embryos after IVF. *Reprod Biomed Online*. 2016;33:529–33.

[31] Kristensen SG, Pors SE, Andersen CY. Improving oocyte quality by transfer of autologous mitochondria from fully grown oocytes. *Hum Reprod*. 2017;32:725–32.

[32] Zhang J, Liu H, Luo S. et al. Live birth derived from oocyte spindle transfer to prevent mitochondrial disease. *Reprod Biomed Online*. 2017;34:361–8.

[33] Gleicher N, Kushnir VA, Albertini DA, Barad DH. First birth following spindle transfer. *Reprod Biomed Online*. 2017;35:542–3.

[34] Palacios–Gonzalez C, Medina–Arellano MJ. Mitochondrial replacement techniques and Mexico's rule of law: On the legality of the first maternal spindle transfer case. *J Law Biosci*. 2017;4:50–69.

[35] Chan S, Palacios–Gonzalez C, De Jesus Medina Arellano M. Mitochondrial replacement techniques, scientific tourism, and the global politics of science. *Hastings Cent Rep*. 2017;47:7–9.

[36] Greenfield A, Braude P, Flinter F, Lovell–Badge R, Ogilvie C, Perry ACF. Assisted reproductive technologies to prevent human mitochondrial disease transmission. *Nat Biotechnol*. 2017;35:1059–68.

[37] Sharpley MS, Marciniak C, Eckel–Mahan K. et al. Heteroplasmy of mouse mtDNA is genetically unstable and results in altered behavior and cognition. *Cell*. 2012;151:333–43.

[38] Burgstaller JP, Johnston IG, Jones NS. et al. MtDNA segregation in heteroplasmic tissues is common in vivo and modulated by haplotype differences and developmental stage. *Cell Rep*. 2014;7:2031–41.

[39] Liao SM. Do mitochondrial replacement techniques affect qualitative or numerical identity? *Bioethics*. 2017;31:20–6.

[40] Scully JL. A mitochondrial story: Mitochondrial replacement, identity and narrative. *Bioethics*. 2017;31:37–45.

[41] Parfit D. *Reasons and Persons*. Oxford University Press, Oxford: Clarendon Press; 1987.

[42] Newson AJ, Wrigley A. Is mitochondrial donation germ–line gene therapy? Classifications and ethical implications. *Bioethics*. 2017;31:55–67.

[43] Wrigley A, Wilkinson S, Appleby J. Mitochondrial replacement: Ethics and identity. *Bioethics*. 2015;29:631–8.

[44] Greenfield A. Carry on Editing. *British Medical Bulletin* 2018;127:23–31.

[45] Nuffield Council on Bioethics *Genome Editing: An Ethical Review*. London, UK: Nuffield Council on Bioethics; 2016.

[46] Ma H, Marti–Gutierrez N, Park SW. et al. Correction of a pathogenic gene mutation in human embryos. *Nature*. 2017;548:413–9.

[47] Scott R, Wilkinson S. Germline genetic modification and identity: The mitochondrial and nuclear genomes. *Oxf J Leg Stud*. 2017;37:886–915.

[48] Bredenoord AL, Appleby JB. Mitochondrial replacement techniques: Remaining ethical challenges. *Cell Stem Cell*. 2017;21:301–4.

第 13 章　反复种植失败的争议：从理论到实践

Controversies in Recurrent Implantation Failure: From Theory to Practice

Efstratios Kolibianakis　Pavlidi Olga　Christos A. Venetis　**著**

叶雅萍 **译**　李　萍 **校**

一、概述

辅助生殖技术已经帮助许多夫妇实现了活产，但还是有相当一部分人经过尝试多次移植仍未能如愿。反复种植失败（repeated implantation failure，RIF）对于临床医生来说仍然是一个难题，病人焦急地寻找解决方案，医生努力帮助着这部分人群。

二、关于反复种植失败定义的争议

如果对一种疾病的定义不同，就很难估计它的实际发病率，也很难就所推荐的治疗方法的疗效得出结论。

不幸的是，RIF 的定义存在明显的可变性。RIF 的定义用了很多变量，包括胚胎移植的数量、先前尝试体外受精（IVF）助孕的次数、胚胎质量和母亲的年龄[1]。这些变量不同的组合，形成了关于 RIF 的多个定义[2]。目前 RIF 尚没有公认的定义。

RIF 最初定义为累积移植 8 枚卵裂期胚胎或 4 枚囊胚，在移植后 14 天验孕未呈阳性[3]。根据欧洲人类生殖和胚胎协会、植入前遗传学诊断协会的共识，RIF 被认为是在移植 3 次及 3 次以上的高质量胚胎，或累积移植 10 枚及 10 枚以上胚胎后未能达到临床妊娠[4]。最近，RIF 被定义为 40 岁以下女性在至少 3 次新鲜或复苏周期移植至少 4 枚优质胚胎后未达到妊娠[5]。

一项相关的系统评价中，对 119 项使用任意定义的 RIF 进行了评估[2]。用于定义 RIF 最常见的单一变量是移植后未达临床妊娠的周期数超过 3 个。将累积移植胚胎的数量与未临床妊娠的移植周期数结合起来，最常见的定义是在 3 次及 3 次以上未达到临床妊娠的周期中累计移植 10 枚及 10 枚以上胚胎。

显然，对 RIF 的病因和管理的研究有不同的结论和争议，这不仅是因为研究设计的潜在问题，也与使用不同的 RIF 定义有关。

三、RIF 管理的争议

（一）RIF 与非整倍体植入前遗传学检测

植入前非整倍体（PGT-A）遗传学检测已用于 RIF 患者，以识别并移植染色体正常的胚胎，目的是提高妊娠率。在一项回顾性研究中，采用微阵列比较基因组杂交技术（array CGH）（n=43）筛选的胚胎其移植后的妊娠率明显高于不采用 PGT-A 筛选的胚胎（n=33）（68.3% vs. 21.2%，P=0.609）[6]。然而，该策略的治疗价值有待相关随机对照试验（RCT）证实。

（二）胚胎操作和 RIF

尽管辅助孵化已被证明可增加 RIF 患者活产的可能性（相对风险 RR=2.51，95%CI1.06~5.96），这是基于包括 250 例患者[7]、仅有两个小型 RCT 的合并分析。显然，对少数患者的临床结论可作为进一步研究的需要，但不能用于形成常规临床实践指导意见。

（三）RIF 患者胞质内精子形态选择性注射与胞质内精子注射的对比

胞质内精子形态选择性注射（IMSI）已被提出可作为 RIF 夫妇的治疗方法。目前基于一个随机对照试验的亚组分析显示，两次或两次以上移植失败的 35 岁以下患者，使用胞质内精子形态选择性注射与胞质内精子注射两种不同方法的临床妊娠率分别为 29.8% 和 12.9%（n=139，P=0.017）。然而，在将 IMSI 引入常规的临床实践前，这一结论应通过恰当的 RCT 予以证实。

（四）RIF 和子宫内膜容受性

一般认为，任何类型的黏膜下子宫肌瘤都会对胚胎种植和体外受精的结局产生负面影响。相反，浆膜下肌瘤不影响胚胎种植及 IVF 结局。虽然已提出子宫肌壁间肌瘤对妊娠可能产生负面影响，但仍不清楚这种影响与肌瘤的数量和直径之间的关系[8-9]。子宫肌壁间肌瘤对内膜容受性负面影响的病理生理机制还不明确。子宫平滑肌瘤的基因表达谱显示，与种植窗相关的基因仅有少量改变[10-12]。Pritts 等 Meta 分析并没有显示切除肌壁间肌瘤有获益，这个结果并不出人意料[13]。而 Cochrane 系统评价提示，由于文献报道证据不足，无法评估子宫肌瘤切除术对生育力的影响。显然，在常规临床实践中，对于 RIF 而言，子宫肌瘤的疗效和最佳治疗方案的认识也存在差距。

子宫腺肌病也有类似的情况。尽管已发表的 Meta 分析表明，子宫腺肌病与临床妊娠率显著降低相关 [（RR=0.72，95%CI 0.55~0.95）[14]，（OR=0.73，95%CI 0.60~0.90）[15]]，但纳入的研究存在显著的异质性限制了所得结论的价值。此外，与子宫腺肌病相关的种植受损的机制尚不明确[16-20]。因此，对有生育要求的子宫腺肌病女性，目前还不明确哪种是最好的治疗方法。没有对保守治疗[14]和手术治疗[15, 21]进行比较研究。也没有关于手术治疗对妊娠效果的评估研究[22, 23]。

（五）RIF 和子宫内膜息肉

子宫内膜息肉对 RIF 的影响是通过这些患者与首次尝试 ART 的患者（发病率为 11%~22%）[25]相比有较高发病率（高达 45%）[24]间接显示出来。由于缺乏高质量前瞻性的关于子宫内膜息肉对 IVF 女性影响的研究，他们提出的子宫内膜息肉对种植产生不利影响的观点是基于比较有无子宫内膜息肉患者 IVF 妊娠结局的研究得出的间接证据。然而，这些研究结果也引起了争议，支持[26]或否定子宫内膜息肉切除的有益作用[27-28]，这使得子宫内膜息肉对 RIF 患者影响的整体评估变得复杂。

（六）RIF 和慢性子宫内膜炎

慢性子宫内膜炎与 RIF 的相关性是基于 RIF 患者的发生率（15%～60%）[29-32] 高于首次尝试体外受精的无症状不孕患者（3%～15%）[31, 33]。然而，对患有慢性子宫内膜炎的 RIF 女性使用抗生素治疗价值的研究报道很少。在一项回顾性研究中，观察到组织学确诊为慢性子宫内膜炎患者，使用抗生素治疗（$n=68$）和未使用抗生素治疗（$n=20$）的持续妊娠率相似[34]（分别为 29.4% 和 25.0%，$P=0.701$）。此外，也有人提出了宫腔镜清除细菌生物膜等替代治疗方法[35]，但是这些方法仍未得到相关的 RCT 支持。

（七）RIF 患者子宫内膜的处理

不管对所有人群还是对 RIF 患者而言，子宫内膜搔刮均被认为是一种增加妊娠率的方法。但目前发表的相关的质量中等的研究，是针对不同类型的患者采用不同的子宫内膜搔刮方法。更重要的是，目前还缺乏子宫内膜搔刮的生物学机制研究。

Cochrane 对两次以上胚胎移植失败的女性进行了系统的 Meta 分析，包括 4 个随机对照试验中的 474 名女性，发现子宫内膜搔刮后活产的概率显著增加（$RR=1.96$，95%CI 1.21～3.16）[36]。然而，证据的质量却很低。

（八）内分泌失调和 RIF

内分泌失调可能在 RIF 中发挥作用，通过各种激素与其在子宫内膜中对应受体的相互作用影响着床。维生素 D 缺乏、多囊卵巢综合征（PCOS）和甲状腺疾病与 RIF 有关；然而，它们的确切作用尚不完全清楚。

1. 补充 LT4

对于亚临床甲状腺功能减退或 TSH 浓度大于 2.5mU/mL 的甲状腺功能正常的女性，补充 LT4 增加分娩概率和降低流产率，证据存在矛盾。目前在 RIF 患者也没有这样的数据[37-38]。患有甲状腺自身免疫（TAI）的女性活产率明显低于未患 TAI 的女性（优势比 $OR=0.73$；95%CI 0.54～0.99，$P=0.04$；$I^2=41\%$），而 TAI 的存在与自然流产风险的增加有关[39]。然而，对患有 TAI 的女性进行治疗，妊娠率似乎并没有额外的获益[40]，同时也没有 RIF 女性的数据。

2. 补充维生素 D

Chu 等的 Meta 分析显示[41] 在接受 ART 的女性中，维生素 D 充足的女性活产率明显高于维生素 D 缺乏或不足的女性（$OR=1.33$，95%CI 1.08～1.65）。然而，目前还不清楚补充维生素 D 是否有益，无论是普通人群还是 RIF 女性。

3. 二甲双胍

尽管研究表明多囊卵巢综合征的女性使用二甲双胍治疗，早期妊娠丢失（EPL）显著降低（0.19，95%CI 0.12～0.28，$P < 0.001$），尚不清楚二甲双胍治疗是否有助于 RIF 女性成功妊娠[42]。

（九）RIF 患者宫内注射免疫细胞

子宫内膜在着床过程中起着关键作用，人们认为它受到免疫系统的影响。宫内给药自体外周血单核细胞（PBMC）在这方面已作为一种炎症诱导物被研究[43]。一项非随机试验表明，宫内给药自体 PBMC（35 例女性/35 个周期）增加了两次以上胚胎移植失败女性的活产率 [PBMC 治疗组，n=17（55.6%）；未治疗组，n=18（7.6%），P=0 .013] [44]。然而，这种干预并没有在相关的 RCT 中进行评估。

四、人绒毛膜促性腺激素在 RIF 患者中的应用

基于 hCG 在胚胎着床和妊娠早期的基本作用，在 ET 后宫内使用人工合成或天然 hCG 可以提高辅助生殖治疗的效果[45]。hCG 可促进免疫耐受，通过诱导子宫内膜 T 细胞凋亡增加促进滋养细胞浸润[46]。然而，它作为胚胎移植前的启动剂尚未在 RIF 患者中进行研究。

五、阿托西班在 RIF 患者中的应用

阿托西班给药的概念是基于其对催产素/前列腺素 F2a 系统的干扰，从而在胚胎移植后减少子宫收缩。最近发表的一项 Meta 分析评估了阿托西班给药对至少移植 1 到 2 枚高质量胚胎且既往连续两次或两次以上尝试 IVF-ET 的女性活产率的影响。阿托西班与活产率的增加有关（OR=2.89，95%CI 1.78～4.67）[47]。然而，这一结果是基于汇集包括 390 名患者、仅有两个 RCT 的结果。因此，在对 RIF 患者常规使用阿托西班之前，还需要进行进一步的研究。

（一）RIF 患者使用生长激素治疗

在卵巢刺激期间使用生长激素（GH）已被证明可以提高卵巢反应不良者 IVF 的成功率，可能是通过对卵母细胞质量发挥有益作用[48]。关于 RIF，在至少两次 IVF 失败的患者中，在 RCT 中观察到与 GH 联合治疗（OR=6.4，51.4%，95%CI 35.6～67.0，P=0.002）比不联合治疗（17.1%，95%CI 8.1～32.7）的活产概率更高[49]。然而，这项研究还没有被重复证实，它的结论是基于对 70 例患者的分析得出的。

（二）RIF 患者的免疫治疗

最近的研究表明，免疫炎症因子，如抗磷脂抗体、抗核抗体以及 T 细胞和自然杀伤（NK）细胞介导的异常免疫反应在 RIF 中发挥作用。一些免疫治疗方式，如泼尼松或静脉注射免疫球蛋白 G（IVIG）已被认为增加怀孕的可能性。

1. 静脉注射免疫球蛋白 G

Clark 等[50]在一项关于 RIF 患者使用 IVIG 的 Meta 分析中指出，IVIG 可以增加活产的可能性。然而，其结论的有效性是值得怀疑的，该结论是基于 3 个相关 RCT 的数据[51-53]。其中一项包括 Sher 等的研究[52]，其报道了两次体外受精失败患者的活产率，这些患者除了使用 IVIG 外，还接受

了肝素 / 阿司匹林治疗。该研究没有独立对照组，因此 Clark 等[50] 将其纳入 Meta 分析的原因尚不清楚。第二个是 De Placido 等[51] 的研究，是一个随机对照试验，然而纳入的患者不能被严格归类为 RIF，因为根据该研究的纳入标准，除了 IVF 移植至少 3 枚胚胎且历经 3 次或 3 次以上胚胎移植失败外，他们还经历过两次或两次以上的极早流产（8 周以内）或生化妊娠。第三个是 Stephenson 等的研究[53]，一个双盲、安慰剂、随机对照试验评估丙种球蛋白在 54 名至少有两次新鲜胚胎或冷冻胚胎移植失败，每次都是胚胎着床失败、生化妊娠、妊娠 8 周或不到 8 周即自然流产的不明原因的反复 IVF 失败的使用效果。在之前的每个周期中，hCG 注射日子宫内膜厚度为 7mm 及以上的情况下移植至少 2 枚质量良好的胚胎，IVIG 组和安慰剂组的活产率相似（分别为 15% 和 12%；$P=0.52$）。因此，目前发表的证据似乎不支持在 RIF 患者中使用 IVIG。

2. 他克莫司

他克莫司通过结合胞质内 FK 结合蛋白来抑制 T 细胞的活化，已被用于移植后的免疫抑制[54]。虽然已经对 RIF 患者使用他克莫司进行了评估[55]，并取得了很好的结果，但目前还没有 RCT 支持其使用。

3. 羟氯喹

羟氯喹是一种抗疟药物，常用于治疗各种自身免疫性疾病，特别是系统性红斑狼疮。它的免疫调节作用已用于 RIF 患者[56]。然而，目前缺乏 RCT 支持其临床效果。

4. 粒细胞集落刺激因子

粒细胞集落刺激因子（G–CSF）参与粒细胞和髓细胞增殖，已用于 RIF 患者。Zhang 等[57] 的 Meta 分析显示，RIF 患者使用 G–CSF 后临床妊娠率增加（RR=2.07，95%CI 1.64～2.61，$P < 0.001$）。这一结果汇集了 5 篇摘要和 3 篇完整发表的论文（共 960 例患者，8 篇 RCT）数据。

（三）男性因素

多项研究报道了高精子 DNA 碎片（DF）对 IVF 和（或）ICSI 治疗后临床妊娠的负面影响[58]，然而，目前发表的文献并不支持精子 DF 是 RIF 重要原因的假设。RIF 患者（$n=35$）在精子 DNA 碎片方面没有明显差异，RIF 定义为小于 40 岁不孕女性中在至少三次新鲜胚胎或冷冻胚胎周期移植 4 枚优质胚胎后未能达到临床妊娠（$n=7$）（34.7% vs. 35.5%，$P=0.930$）[59]。

（四）生活方式因素

女性肥胖与着床、临床妊娠和活产率呈负相关[60]，在这方面，它可能被视为 RIF 的一个促进因素。然而，没有数据支持有直接关联。吸烟也是如此，尽管吸烟与种植的负相关性是毫无疑问的[61-62]，但没有数据支持它与 RIF 的直接相关性。

（五）孕酮

考虑到晚卵泡期血清孕激素水平对新鲜胚胎移植后妊娠的重要性[63]，它可能导致部分患者发生 RIF。如果这是真的，体外受精失败次数增加的患者在 hCG 扳机当天孕激素升高的发生率预计会更高。支持这一假设的数据来源于一项研究，在该研究中，有两次或两次以上 IVF/ET 失败的女性孕激素升高的发生率明显高于有一次 IVF/ET 失败或没有 IVF/ET 失败的女性[64]。已知孕激素水平与妊娠率呈负相关，部分在触发最终卵母细胞成熟当天孕激素水平升高的患者可能会经历反复胚胎种植失败。考虑到有孕激素升高史的女性在下一个周期出现孕激素升高的概率要高出 6 倍[65]。因此，当 RIF 患者出现孕激素升高时，适当处理是否能提高妊娠率是一项很有意义的研究。关于这方面，Magdi 等的一项前瞻性队列研究指出，在至少有三次胚胎移植失败且总共移植了 4 枚或更多优质胚胎的女性中，比较全胚冷冻（n=81）和新鲜胚胎移植（n=90）[66] 的结局。采用全胚冷冻法的 RIF 女性（40.7%）发生持续妊娠的概率明显高于新鲜胚胎移植的女性（21.1%）（OR=2.57，95%CI 1.31～5.04，P=0.005）。因此，基于一项单一研究，在孕激素水平升高的患者中应用全胚冷冻策略似乎对 RIF 患者有益[66]。

（六）胞质转移

卵母细胞间的细胞质转移最初是为了治疗不孕患者，这些患者在体外受精后表现出持续的胚胎发育不良和反复的胚胎种植失败。通过将年轻可受精的供体卵母细胞的 5%～15% 的卵质微量注射到有缺陷的受体卵母细胞[67] 中来实现的，结果导致了世界范围内的几个孩子出生[68]。然而，除了该方法的有效性尚未在相关 RCT 中得到验证外，诱导线粒体异质化对出生儿童的长期健康影响也尚不清楚，因此该方法应严格控制。

（七）RIF 患者共培养和透明质酸富集转移培养基

使用共培养和透明质酸富集培养基已被认为可增加 RIF 患者妊娠的可能性。然而，关于共培养，这是基于回顾性研究数据[69]，而关于透明质酸的 RCT 报道了更高的临床妊娠率（35.2% vs. 10.0%，P=0.004）和持续妊娠 / 分娩率（31.3% vs. 4.0%，P=0.0005）[70]。

（八）全胚冷冻和 RIF

对于 RIF 患者，需要探索"全胚冷冻"的策略，即将所有形成的胚胎冷冻起来供以后移植。显然，在自然周期或人工周期[71] 的正常子宫内膜中移植胚胎绕开了卵巢刺激对子宫内膜容受性的所有影响，也不需要引入额外的干预措施。这一策略已被证明会增加高反应患者的妊娠率[72]；然而，仍然没有关于 RIF 患者全胚冷冻结局的数据。

六、结论

目前在 RIF 的定义上缺乏共识，导致现有研究成果在方法上和解释上的重大问题。目前 RIF 的治疗要么是无证据支持的干预措施，要么是来源于小样本病人或者 RCT 的干预措施（表 13-1）。表 13-1 总结了一些证据（来自 RCT 或 Meta 分析）表明 RIF 患者采用的干预措施在提高妊娠率方面是有益的。显然，这些研究得出可靠结论并能明确地指导临床实践的统计学强度非常有限。显然，需要为 RIF 制定一个一致的定义，以便在未来设计良好的 RCT 中使用。

表 13-1　来自随机对照试验或 **Meta** 分析的干预措施似乎对反种植失败的患者有益

干　预	作　者	随机对照试验的数量	研究对象的数量	活产率相对风险（95% CI）
生长激素	Altmae 等 [49]	1	70	3.00（1.35～6.65）
透明质酸	Friedler 等 [70]	1	101	3.52（9.76～40.82）
辅助孵化	Martins 等 [7]	2	250	2.51（1.06～5.96）
阿托西班	Huang 等 [47]	2	390	2.16（1.51～3.10）
内膜搔刮	Nastri 等 [36]	4	474	1.96（1.21～3.16）
粒细胞集落刺激因子	Zhang 等 [57]	8	960	2.07（1.64～2.61）

参 考 文 献

[1] Laufer N, Simon A. Recurrent implantation failure: Current update and clinical approach to an ongoing challenge. *Fertil Steril*. 2012;97:1019–20.

[2] Polanski LT, Baumgarten MN, Quenby S et al. What exactly do we mean by "recurrent implantation failure?" A systematic review and opinion. *Reprod Biomed Online*. 2014;28:409–23.

[3] Coulam CB. Implantation failure and immunotherapy. *Hum Reprod*. 1995;10:1338–40.

[4] Thornhill AR, deDie–Smulders CE, Geraedts JP et al. ESHRE PGD Consortium "Best practice guidelines for clinical preimplantation genetic diagnosis (PGD) and preimplantation genetic screening (PGS)." *Hum Reprod*. 2005;20:35–48.

[5] Coughlan C, Ledger W, Wang Q et al. Recurrent implantation failure: Definition and management. *Reprod Biomed Online*. 2014;28:14–38.

[6] Greco E, Bono S, Ruberti A et al. Comparative genomic hybridization selection of blastocysts for repeated implantation failure treatment: A pilot study. *Biomed Res Int*. 2014;2014:457913.

[7] Martins WP, Rocha IA, Ferriani RA et al. Assisted hatching of human embryos: A systematic review and meta–analysis of randomized controlled trials. *Hum Reprod Update*. 2011;17:438–53.

[8] Oliveira FG, Abdelmassih VG, Diamond MP et al. Impact of subserosal and intramural uterine fibroids that do not distort the endometrial cavity on the outcome of in vitro fertilization–intracytoplasmic sperm injection. *Fertil Steril*. 2004;81:582–7.

[9] Christopoulos G, Vlismas A, Salim R et al. Fibroids that do not distort the uterine cavity and IVF success rates: An observational study using extensive matching criteria. *BJOG*. 2017;124:615–21.

[10] Luo X, Xu J, Chegini N. The expression of Smads in human endometrium and regulation and induction in endometrial epithelial and stromal cells by transforming growth factor–β. *J Clin Endocrinol Metab*. 2003;88:4967–76.

[11] Horcajadas JA, Pellicer A, Simon C. Wide genomic analysis of human endometrial receptivity: New times, new opportunities. *Hum Reprod Update*. 2007;13:77–86.

[12] Horcajadas JA, Goyri E, Higon MA et al. Endometrial receptivity and implantation are not affected by the presence of uterine intramural leiomyomas: A clinical and functional genomics analysis. *J Clin Endocrinol Metab*. 2008;93:3490–8.

[13] Pritts EA, Parker WH, Olive DL. Fibroids and infertility: An updated systematic review of the evidence. *Fertil Steril*. 2009;91:1215–23.

[14] Vercellini P, Consonni D, Dridi D et al. Uterine adenomyosis and in vitro fertilization outcome: A systematic review and meta–analysis. *Hum Reprod*. 2014;29:964–77.

[15] Younes G, Tulandi T. Effects of adenomyosis on *in vitro* fertilization treatment outcomes: A meta–analysis. *Fertil Steril*. 2017;108:483–90.e3.

[16] Agarwal A, Gupta S, Sharma RK. Role of oxidative stress in female reproduction. *Reprod Biol Endocrinol*. 2005;3:28.

[17] Tremellen K, Russell P. Adenomyosis is a potential cause of recurrent implantation failure during IVF treatment. *Aust N Z J Obstet Gynaecol*. 2011;51:280–3.

[18] Benagiano G, Habiba M, Brosens I. The pathophysiology

of uterine adenomyosis: An update. *Fertil Steril.* 2012;98:572–9.

[19] Brosens J, Verhoeven H, Campo R et al. High endometrial aromatase P450 mRNA expression is associated with poor IVF outcome. *Hum Reprod.* 2004;19:352–6.

[20] Kissler S, Hamscho N, Zangos S et al. Uterotubal transport disorder in adenomyosis and endometriosis—A cause for infertility. *BJOG.* 2006;113:902–8.

[21] Rocha TP, Andres MP, Borrelli GM et al. Fertility–sparing treatment of adenomyosis in patients with infertility: A systematic review of current options. *Reprod Sci.* 2018;25:480–6.

[22] Grimbizis GF, Mikos T, Tarlatzis B. Uterus–sparing operative treatment for adenomyosis. *Fertil Steril.* 2014;101:472–87.

[23] Osada H. Uterine adenomyosis and adenomyoma: The surgical approach. *Fertil Steril.* 2018;109:406–17.

[24] Pinheiro A, Antunes A, Jr., Andrade L et al. Expression of hormone receptors, Bcl2, Cox2 and Ki67 in benign endometrial polyps and their association with obesity. *Mol Med Rep.* 2014;9:2335–41.

[25] Fatemi HM, Kasius JC, Timmermans A et al. Prevalence of unsuspected uterine cavity abnormalities diagnosed by office hysteroscopy prior to *in vitro* fertilization. *Hum Reprod.* 2010;25:1959–65.

[26] Tiras B, Korucuoglu U, Polat M et al. Management of endometrial polyps diagnosed before or during ICSI cycles. *Reprod Biomed Online.* 2012;24:123–8.

[27] Yang JH, Yang PK, Chen MJ et al. Management of endometrial polyps incidentally diagnosed during IVF: A case–control study. *Reprod Biomed Online.* 2017;34:285–90.

[28] Kilic Y, Bastu E, Ergun B. Validity and efficacy of office hysteroscopy before in vitro fertilization treatment. *Arch Gynecol Obstet.* 2013;287:577–81.

[29] Bouet PE, El Hachem H, Monceau E et al. Chronic endometritis in women with recurrent pregnancy loss and recurrent implantation failure: Prevalence and role of office hysteroscopy and immunohistochemistry in diagnosis. *Fertil Steril.* 2016;105:106–10.

[30] Johnston–MacAnanny EB, Hartnett J, Engmann LL et al. Chronic endometritis is a frequent finding in women with recurrent implantation failure after in vitro fertilization. *Fertil Steril.* 2010;93:437–41.

[31] Romero R, Espinoza J, Mazor M. Can endometrial infection/inflammation explain implantation failure, spontaneous abortion, and preterm birth after in vitro fertilization? *Fertil Steril.* 2004;82:799–804.

[32] Conway D, Ketefian A, Shamonki M. Chronic endometritis: A common finding in good prognosis patients with failed implantation following IVF. *Fertil Steril.* 2010;94:S175.

[33] Kasius JC, Fatemi HM, Bourgain C et al. The impact of chronic endometritis on reproductive outcome. *Fertil Steril.* 2011;96:1451–6.

[34] Yang R, Du X, Wang Y et al. The hysteroscopy and histological diagnosis and treatment value of chronic endometritis in recurrent implantation failure patients. *Arch Gynecol Obstet.* 2014;289:1363–9.

[35] Park HJ, Kim YS, Yoon TK et al. Chronic endometritis and infertility. *Clin Exp Reprod Med.* 2016;43:185–92.

[36] Nastri CO, Lensen SF, Gibreel A et al. Endometrial injury in women undergoing assisted reproductive techniques. *Cochrane Database Syst Rev.* 2015;(3):CD009517.

[37] Cai Y, Zhong L, Guan J et al. Outcome of *in vitro* fertilization in women with subclinical hypothyroidism. *Reprod Biol Endocrinol.* 2017;15:39.

[38] Jatzko B, Vytiska–Bistorfer E, Pawlik A et al. The impact of thyroid function on intrauterine insemination outcome—A retrospective analysis. *Reprod Biol Endocrinol.* 2014;12:28.

[39] Toulis KA, Goulis DG, Venetis CA et al. Risk of spontaneous miscarriage in euthyroid women with thyroid autoimmunity undergoing IVF: A meta–analysis. *Eur J Endocrinol.* 2010;162:643–52.

[40] Dhillon–Smith RK, Middleton LJ, Sunner KK et al. Levothyroxine in women with thyroid peroxidase antibodies before conception. *N Engl J Med.* 2019;380:1316–25.

[41] Chu J, Gallos I, Tobias A et al. Vitamin D and assisted reproductive treatment outcome: A systematic review and meta–analysis. *Hum Reprod.* 2018;33:65–80.

[42] Lautatzis ME, Goulis DG, Vrontakis M. Efficacy and safety of metformin during pregnancy in women with gestational diabetes mellitus or polycystic ovary syndrome: A systematic review. *Metabolism.* 2013;62:1522–34.

[43] Makrigiannakis A, BenKhalifa M, Vrekoussis T et al. Repeated implantation failure: A new potential treatment option. *Eur J Clin Invest.* 2015;45:380–4.

[44] Yoshioka S, Fujiwara H, Nakayama T et al. Intrauterine administration of autologous peripheral blood mononuclear cells promotes implantation rates in patients with repeated failure of IVF–embryo transfer. *Hum Reprod.* 2006;21:3290–4.

[45] Cole LA. Biological functions of hCG and hCG–related molecules. *Reprod Biol Endocrinol.* 2010;8:102.

[46] Kayisli UA, Selam B, Guzeloglu–Kayisli O et al. Human chorionic gonadotropin contributes to maternal immunotolerance and endometrial apoptosis by regulating Fas–Fas ligand system. *J Immunol.* 2003;171:2305–13.

[47] Huang QY, Rong MH, Lan AH et al. The impact of atosiban on pregnancy outcomes in women undergoing *in vitro* fertilization–embryo transfer: A meta–analysis. *PLOS ONE.* 2017;12:e0175501.

[48] Kolibianakis EM, Venetis CA, Diedrich K et al. Addition of growth hormone to gonadotrophins in ovarian stimulation of poor responders treated by in–vitro fertilization: A systematic review and meta–analysis. *Hum Reprod Update.* 2009;15:613–22.

[49] Altmae S, Mendoza–Tesarik R, Mendoza C et al. Effect of growth hormone on uterine receptivity in women with repeated implantation failure in an oocyte donation program: A randomized controlled trial. *J Endocr Soc.* 2018;2:96–105.

[50] Clark DA, Coulam CB, Stricker RB. Is intravenous immunoglobulins (IVIG) efficacious in early pregnancy failure? A critical review and meta–analysis for patients who fail *in vitro* fertilization and embryo transfer (IVF). *J Assist Reprod Genet.* 2006;23:1–13.

[51] Placido G D, Zullo F, Mollo A et al. Intravenous immunoglobulin (IVIG) in the prevention of implantation failures. *Ann N Y Acad Sci.* 1994;734:232–4.

[52] Sher G, Matzner W, Feinman M et al. The selective use of heparin/aspirin therapy, alone or in combination with intravenous immunoglobulin G, in the management of

antiphospholipid antibody–positive women undergoing *in vitro* fertilization. *Am J Reprod Immunol.* 1998;40:74–82.

[53] Stephenson MD, Fluker MR. Treatment of repeated unexplained *in vitro* fertilization failure with intravenous immunoglobulin: A randomized, placebo–controlled Canadian trial. *Fertil Steril.* 2000;74:1108–13.

[54] Shrestha BM. Two decades of tacrolimus in renal transplant: Basic science and clinical evidences. *Exp Clin Transplant.* 2017;15:1–9.

[55] Nakagawa K, Kwak–Kim J, Ota K et al. Immunosuppression with tacrolimus improved reproductive outcome of women with repeated implantation failure and elevated peripheral blood TH1/TH2 cell ratios. *Am J Reprod Immunol.* 2015;73:353–61.

[56] Ghasemnejad–Berenji H, Ghaffari Novin M, Hajshafiha M et al. Immunomodulatory effects of hydroxychloroquine on Th1/Th2 balance in women with repeated implantation failure. *Biomed Pharmacother.* 2018;107:1277–85.

[57] Zhang L, Xu WH, Fu XH et al. Therapeutic role of granulocyte colony–stimulating factor (G–CSF) for infertile women under *in vitro* fertilization and embryo transfer (IVF–ET) treatment: A meta–analysis. *Arch Gynecol Obstet.* 2018;298:861–71.

[58] Simon L, Zini A, Dyachenko A et al. A systematic review and meta–analysis to determine the effect of sperm DNA damage on *in vitro* fertilization and intracytoplasmic sperm injection outcome. *Asian J Androl.* 2017;19:80–90.

[59] Coughlan C, Clarke H, Cutting R et al. Sperm DNA fragmentation, recurrent implantation failure and recurrent miscarriage. *Asian J Androl.* 2015;17:681–5.

[60] Bellver J, Pellicer A, Garcia–Velasco JA et al. Obesity reduces uterine receptivity: Clinical experience from 9,587 first cycles of ovum donation with normal weight donors. *Fertil Steril.* 2013;100:1050–8.

[61] Benedict MD, Missmer SA, Vahratian A et al. Secondhand tobacco smoke exposure is associated with increased risk of failed implantation and reduced IVF success. *Hum Reprod.* 2011;26:2525–31.

[62] Soares SR, Simon C, Remohi J et al. Cigarette smoking affects uterine receptiveness. *Hum Reprod.* 2007;22:543–7.

[63] Venetis CA, Kolibianakis EM, Bosdou JK et al. Progesterone elevation and probability of pregnancy after IVF: A systematic review and meta–analysis of over 60 000 cycles. *Hum Reprod Update.* 2013;19:433–57.

[64] Liu L, Zhou F, Lin X et al. Recurrent IVF failure is associated with elevated progesterone on the day of hCG administration. *Eur J Obstet Gynecol Reprod Biol.* 2013;171:78–83.

[65] Venetis CA, Kolibianakis EM, Bosdou JK et al. Basal serum progesterone and history of elevated progesterone on the day of hCG administration are significant predictors of late follicular progesterone elevation in GnRH antagonist IVF cycles. *Hum Reprod.* 2016;31:1859–65.

[66] Magdi Y, El–Damen A, Fathi AM et al. Revisiting the management of recurrent implantation failure through freeze–all policy. *Fertil Steril.* 2017;108:72–7.

[67] Cohen J, Scott R, Alikani M et al. Ooplasmic transfer in mature human oocytes. *Mol Hum Reprod.* 1998;4:269–80.

[68] Barritt JA, Brenner CA, Malter HE et al. Mitochondria in human offspring derived from ooplasmic transplantation. *Hum Reprod.* 2001;16:513–6.

[69] Zeyneloglu HB, Kahraman S. The use of coculture in assisted reproductive technology: Does it have any impact? *Curr Opin Obstet Gynecol.* 2009;21:253–9.

[70] Friedler S, Schachter M, Strassburger D et al. A randomized clinical trial comparing recombinant hyaluronan/recombinant albumin versus human tubal fluid for cleavage stage embryo transfer in patients with multiple IVF–embryo transfer failure. *Hum Reprod.* 2007;22:2444–8.

[71] Arefi S, Hoseini A, Farifteh F et al. Modified natural cycle frozen–thawed embryo transfer in patients with repeated implantation failure: An observational study. *Int J Reprod Biomed (Yazd).* 2016;14:465–70.

[72] Bosdou JK, Venetis CA, Tarlatzis BC et al. Higher probability of live–birth in high, but not normal, responders after first frozen–embryo transfer in a freeze–only cycle strategy compared to fresh–embryo transfer: A meta–analysis. *Hum Reprod.* 2019;34:491–505.

第 14 章　子宫肌瘤：切除或保留

Fibroids: To Remove or Not

Abdel–Maguid Ramzy　著

张迎春　张意茗　译

一、概述

子宫肌瘤是最常见的生殖道肿瘤，在生育年龄女性中的累积发生率为 70%[1]。这种良性单克隆肿瘤在非裔女性中更加常见且症状最为严重。有症状的子宫肌瘤患者中，非洲裔女性通常比白人女性就诊年龄更低，而且肌瘤的数目更多体积更大[2]。子宫肌瘤的大小、数量和位置差异很大——所有这些因素都会对女性的生育能力产生负面影响。如果不考虑子宫肌瘤的位置、大小或数量，有 5%～10% 的不孕女性患有子宫肌瘤[3]。在 1.0%～2.4% 的不孕女性中，子宫肌瘤是唯一的异常表现[4, 5]。子宫肌瘤对生育造成的负面影响包括生育力下降和早期妊娠并发症[6, 7]。子宫肌瘤与多种临床问题有关，包括月经过多、盆腔压迫症状、妊娠并发症和不良产科结局，如早产和分娩、前置胎盘、宫内生长迟缓、剖宫产率的增加和产后出血[8-10]。

二、子宫肌瘤发生的危险因素

月经初潮过早、无生育史、摄入咖啡因和酒精、肥胖和高血压都会增加子宫肌瘤发生风险[11]。流行病学证据显示，子宫肌瘤的发病率随着女性年龄的增长而增加。与此同时，辅助生殖技术的统计数据也表明，推迟生育年龄使女性生育力受到年龄和子宫肌瘤影响的风险增加。

三、子宫肌瘤的位置对体外受精结局的影响的病理生理学

迄今为止已有多种描述子宫肌瘤的方法，然而都没有纳入与子宫肌瘤异质性相关的所有参数。传统上是根据肌瘤的位置与子宫内膜腔的关系，分为黏膜下、肌壁间或浆膜下肌瘤[12]。必须明确肌壁间肌瘤和浆膜下肌瘤的区分标准。对于浆膜下肌瘤，手术的定义标准是，该患者的所有肌瘤有 50% 的体积突出于子宫外轮廓。如果一个或多个子宫肌瘤有 50% 以上的体积位于肌壁内或明显位于壁内，则定义为"肌壁间"（IM）[13]。Somigliana 等认为，正常的子宫肌壁的厚度是 15～20mm，即使子宫肌瘤占据了整个肌壁层，如果肌瘤并没有改变子宫腔的形态且肌瘤的平均直径超过 30mm 就可以定义为浆膜下肌瘤[14]。国际妇产科联盟（FIGO）的分类标准是 Munro 及其同事在 2011 年提

出的，该分类基于发生异常子宫出血的育龄期无生育史女性的子宫肌瘤与子宫壁之间的关系，将肌瘤分为 9 种，从 0 型（带蒂的腔内肌瘤）到 7 型（带蒂的浆膜下肌瘤），8 型是最后一种类型，是指无法纳入 0～7 型内的其他类型（宫颈肌瘤、阔韧带肌瘤等）[15]。

目前已有的证据表明，子宫肌瘤的影响直接取决于肌瘤与子宫内膜的距离 [16]。覆盖在肌瘤上的子宫内膜腺体萎缩是最常见的肌瘤相关的组织学改变之一 [17, 18]。最近，Rackow 和 Taylor 的实验表明，黏膜下和肌壁间肌瘤导致整个子宫内膜上 HOX 基因表达的降低，而非局限于覆盖肌瘤的内膜。作者认为，已观察到的子宫内膜容受性受损可能是由一种扩散信号分子介导的，这种信号分子由肌瘤分泌但作用于整个子宫内膜 [19]。

以自然妊娠为基础，可以为研究子宫肌瘤对女性妊娠并维持到足月妊娠的影响提供谨慎而全面的病理生理依据。Pritts 等对现有的对照研究进行了系统的文献综述和 Meta 分析，研究了有肌瘤和无肌瘤女性及子宫肌瘤切除术女性的临床妊娠率、自然流产率、持续妊娠率、活产率、种植率和早产率。他们清晰地描述了子宫肌瘤与妊娠结局之间的位置 / 影响关系。他们指出，黏膜下肌瘤降低了女性生育力，肌瘤切除似乎是有益的。浆膜下肌瘤不影响生育结局，切除肌瘤也未发现给生育带来益处。患有肌壁间肌瘤的女性生育力下降，但手术治疗的影响尚不明确 [20]。

四、反对子宫肌瘤切除的证据

1992 年，Seoud 等进行了一项回顾性队列研究。研究纳入 58 名进行 ART 助孕的女性，其中 47 名有肌瘤切除手术史、11 名有在位肌瘤。两组之间对比，同时与整个 IVF 人群对比，均获得相似的临床妊娠率 [21]。然而这个研究中值得注意的是，11 例有在位肌瘤的患者中有 10 例是浆膜下肌瘤，而在子宫肌瘤切除术组中有 50.7% 的患者行浆膜下肌瘤切除。两组的年龄和不孕年限相似，但子宫肌瘤切除术组的原发性不孕症发生率明显高于子宫肌瘤组（74.5% vs. 45.5%，$P < 0.001$）。本研究的另一个局限性在于 ART 早期两组的总体妊娠率都是偏低的。

1998 年我们研究组在埃及的一项回顾性研究中，Ramzy 等提出对于那些肌瘤小于 7cm 的患者，当我们被鼓励进行 IVF 而不是优先选择手术时，已经是在表明子宫肌瘤不影响 IVF 和 ICSI 的种植率或流产率。我们研究的 406 例患者中，51 例（12.6%）发现有子宫体肌瘤，研究结论认为不突向宫腔且直径小于 7cm 的肌瘤不影响 IVF/ICSI 的种植率或流产率 [22]。

2004 年我们研究组由 Aboulghar 等进行的另一项队列研究中，对 63 名患有肌壁间肌瘤的不孕女性与 100 名年龄匹配的无肌瘤的对照组进行了相同的 IVF 刺激方案后进行比较。63 名患有肌瘤的女性中，19 人在 IVF 前接受了肌瘤切除术，作者的结论是两组间的临床妊娠率没有统计学差异（36% 行肌瘤切除术组 vs. 29% 的肌壁间肌瘤未行手术组 vs. 36% 对照组）[23]。同样在 2004 年，来自巴西的 Oliveira 等进行的一项回顾性对照研究中纳入了 245 名浆膜下和（或）肌壁间肌瘤未压迫子宫腔的女性（肌瘤组）和 245 名子宫内无肌瘤的女性（对照组），研究结论是浆膜下或肌壁间不压迫子宫腔且直径小于 4cm 的平滑肌瘤患者的 IVF-ICSI 结局与无肌瘤患者相当，因此不要求在辅助生殖周期之前行子宫肌瘤切除术。然而，他们建议对于肌瘤大于 4cm 的患者要特别注意，在进入 IVF-ICSI 周期前可能需要接受治疗。肌瘤大于 4cm 的女性是否能从肌瘤治疗中受益仍有待确定 [24]。

同样的结论也出现在意大利巴里 Vimercati 等进行的一项回顾性单中心 IVF/ICSI 临床结局评估中。这项研究中对有肌瘤或曾行肌瘤切除术患者的 224 个 IVF/ICSI 周期和无肌瘤的 215 个 IVF/ICSI 周期进行比较，认为小于 4cm 的肌瘤不需要干预。这类肌瘤位于肌壁间、不侵犯子宫腔，因此不会对体外受精后的妊娠期内的妊娠率和活产率构成威胁。他们甚至拒绝对较大的肌瘤（大于 4cm）进行子宫肌瘤切除术，而是增加周期数以增加怀孕的机会[25]。

在另一个不包括 IVF/ICSI 周期的前瞻性、随机、多中心临床试验研究中，对 900 例不明原因性不孕夫妇进行促排卵人工授精，分析存在未影响宫腔形态的子宫肌瘤与妊娠结局之间的关系，其中 102 例非洲裔和非非洲裔美国女性患有单个或多个子宫肌瘤。他们的结论是，有肌瘤但未影响宫腔形态的女性和无子宫肌瘤的女性在妊娠率和活产率上没有区别[26]。

五、支持子宫肌瘤切除的证据

1995 年，Farhi 等发现子宫肌瘤对 ART 周期结局的影响与上述研究结果不同。他们认为只有当子宫平滑肌瘤引起宫腔变形时，种植率和妊娠结局才会受到影响。他们建议对于伴有异常宫腔的子宫平滑肌瘤患者，为避免肌瘤降低种植率应在 IVF 之前考虑手术治疗[27]。

同样，1998 年 Eldar-Geva 等在一项回顾性对比研究中，比较了 88 例子宫肌瘤患者（33 例浆膜下，46 例肌壁间但未影响宫腔形态，9 例黏膜下）的 106 个 ART 周期与年龄匹配的无肌瘤患者的 318 个 ART 周期[28]，发现即使肌瘤并未引起宫腔形态的改变，有肌壁间、黏膜下肌瘤的患者组妊娠率和种植率也是显著降低的，浆膜下肌瘤不影响妊娠和种植率。他们推荐对于患有肌壁间和（或）黏膜下肌瘤的不孕症患者，在进行 ART 治疗前应考虑手术或药物治疗。

关于肌壁间肌瘤，Bulletti 及其同事报道了 106 名患有不同类型肌瘤（黏膜下、肌壁间和浆膜下）并已行肌瘤切除术的女性的自然妊娠率显著高于 106 名患有肌瘤但未行切除术的女性（42% vs. 11%）[29]。同一研究组报道了患有浆膜下肌瘤和至少一个大于 5cm 的肌壁间肌瘤且子宫腔形态正常的女性，行肌瘤切除术后的 IVF/ICSI 周期妊娠和分娩率显著提高（妊娠率：34% 肌瘤切除术组 vs. 15% 带瘤组；分娩率：25% vs. 12%）[30]。

2004 年 Bulletti 进行的一项研究获得了相同的发现。168 名患有不影响宫腔形态的肌瘤的女性（1～5 个肌瘤，至少 1 个大于 5cm 且无黏膜下肌瘤），比较其在 IVF 前接受腹腔镜手术与 IVF 前未接受手术的结局，研究者发现腹腔镜组的累积妊娠率 [34%（28/84）vs. 15%（13/84），$P < 0.05$] 和活产率 [25%（21/84）vs. 12%（10/84），$P < 0.05$] 优于非手术组，在至少有一个直径大于 5cm 且子宫腔正常的子宫肌瘤的手术组，子宫肌瘤切除术对女性妊娠的益处显而易见。但文章中未体现组间的年龄差异，或者是该差异并未纳入分析。其他局限性包括组间没有比较肌瘤的大小和数量，以及研究对象在选择干预方式（手术 vs. 不手术）时存在的潜在的选择偏倚。因此，尽管这些试验表明子宫肌瘤切除术可能改善妊娠率，但考虑到选择偏倚和年龄的混淆，很难推荐子宫肌瘤切除术来改善妊娠率和活产率[31]。

2006 年，Khalaf 等认为对子宫肌瘤患者采用保守治疗并进行体外受精治疗周期是不明智的。他们这项 2006 年的研究证实，对 322 名无肌瘤女性（对照组）和 112 名肌瘤女性（研究组）进行

606 个 IVF/ICSI 周期[32]，观察 3 个 IVF 周期后的累积妊娠率，结果显示，即使是小肌瘤也能显著降低每个 IVF/ICSI 周期 40% 的持续妊娠率和 45% 的活产率。该研究组在 2010 年进行了一项系统性回顾和 Meta 分析，包括 19 项观察性研究，共 6087 个 IVF 周期，研究对象是不影响宫腔形态的肌瘤。他们得出结论是，在接受 IVF 治疗的女性中，不影响宫腔形态的肌壁间肌瘤与不良妊娠结局有关[33]。

2016 年英国伦敦的 Christopoulos 等的一项回顾性、配对、单中心队列研究中，纳入 163 例子宫肌瘤患者与 1∶2 配对的 326 例对照组患者，发现与相同年龄的对照组相比，不影响宫腔形态的子宫肌瘤对患者的第一个 IVF/ICSI 周期的临床妊娠存在负面影响[34]。他们进一步对相同年龄组进行匹配对照观察，发现两个或两个以上肌瘤及直径 30mm 或更大的肌瘤对女性的有害作用更明显。

Lei Yan 等在一项包括 51 例 3 型子宫肌瘤（3 型肌瘤完全位于肌壁间，但其位置紧贴子宫内膜，FIGO 分类）和 453 例对照组的回顾性队列研究中得到结论，3 型肌瘤对 IVF–ICSI 结局中的种植率、临床妊娠率和活产率有显著不良影响，但临床流产率无显著增加，这种有害影响在患有直径大于 2.0cm 的 3 型肌瘤的女性中尤为显著[35]。

六、支持还是反对：先做宫腔检查

我们讨论两种最常用的评估子宫肌瘤对子宫影响的方式。子宫输卵管造影检测子宫内病变的敏感性和特异性分别低至 50% 和 20%[36]。经阴道超声最初被认为具有高达 90%～100% 的敏感性和 87%～98% 的特异性[37]，然而随后的研究未能重现最初的结论，准确识别黏膜下肌瘤的敏感性低至 69%[38]，特异性为 11%[39]。最近，生理盐水灌注超声或超声造影（SHG），特别是三维（3D）模式作为一种准确的子宫腔成像方式而广受欢迎[40]，但这种检查方式需要专业的技术和配套的设备、一次性用品和无菌用品等，具有明显推广局限性。与被认为是评价宫腔金标准的宫腔镜相比，2D 和 3D 超声造影的敏感度分别为 98% 和 100%，更重要的是，已报道 2D 和 3D SHG 特异性为 100%。相反，与宫腔镜或 3D 超声造影相比经阴道超声的特异性只有 11%[41]。除了宫腔镜，磁共振成像是另一种可靠的诊断方式，可以准确地识别和定位肌瘤，特别是在复杂的病例中。由于 MRI 昂贵，通常只作为一种辅助成像方法[42]。

七、患者咨询

在 IVF 周期之前决定是否行子宫肌瘤切除术并不是一件容易的事。你将永远面临这样一个问题："医生，您认为手术是必要的吗？"要回答这个问题，医生必须有明确的证据表明，除非做子宫肌瘤切除术，否则这位女性做 IVF 妊娠的概率会很小，或者说即使她怀孕了也很可能会失去她的孩子。我们必须牢记，这些患者是绝望的。她们认为 IVF 是拯救她们脱离长期苦难的救星，因为她们相信这是一种"一劳永逸"的方式，可以帮她们圆了求子梦。建议 IVF 之前进行子宫肌瘤切除术可能不会为这些患者所接受，因为"一个手术"不但给她们带来风险和恐惧，而且也是求子路上的一个挫折，或者至少是她们"即刻怀孕"之路上的一个耽延。要知道这些患者中有很多已经 30 多岁，在她们心目中深知自己生育能力即将丧失，她们不可能奢侈地等待[43]。

八、子宫肌瘤切除术对 IVF 周期成功有何影响

子宫肌瘤的存在对 ART 周期的成功有什么影响？一些研究反对患者在进行 IVF 前进行子宫肌瘤切除术，而另一些研究显示，子宫肌瘤切除术可能为 IVF 周期带来好的结局。另一个我们需要关注的视角是，肌瘤切除术确实是一个大手术。与任何大型外科手术一样，子宫肌瘤切除术也有风险，如出血、感染和其他器官损伤。而且，尽管计划进行 ART 的女性可也许并不关注，子宫肌瘤切除术与粘连形成也有关系[44,45]，输卵管伞末端周围的粘连造成的管口部分或完全闭塞，必然导致输卵管伞端狭窄甚至输卵管积水，后者被证明是导致 IVF/ICSI 周期结局失败的原因。这类患者在进入一个新的周期之前就需要进行手术切除或堵塞输卵管。不可忽视的还有肠道粘连，它可能会造成一些患者的局部不适或绞痛。

总而言之，关于子宫肌瘤切除术对 IVF 结局影响的有价值的研究较少。最近的两项研究试图强调既往的子宫肌瘤切除术对 IVF 的结局不会产生负面影响。Narayan 等研究了 27 例因黏膜下肌瘤而行宫腔镜下肌瘤切除术患者的手术效果[46]，她们的分娩率与无肌瘤的对照组没有明显差异（37% vs. 22%，P=0.13）。Surrey 等也研究了 101 例行黏膜下肌瘤切除术患者的体外受精结果，与 1448 例对照组比较，妊娠率分别为 68% 和 62%（P=0.24）[47]。因此，既往的子宫肌瘤切除术似乎对 IVF 周期的妊娠率没有负面影响。

在过去的几年里，手术切除肌瘤仍是治疗肌瘤的传统方式，而非手术治疗也已经逐渐风靡开展起来，人们正在探索子宫动脉栓塞和腹腔镜肌瘤冷冻消融等替代治疗方法。然而，出于安全考虑，关于这些治疗方式的研究通常排除那些希望保留生育能力的女性[48]，因此关于这些治疗后妊娠结局的数据很少，而且必须首先评估确定这些治疗的安全性后，才会讨论与妊娠结局相关的问题[49]。

九、结论

寻求 ART 助孕的子宫肌瘤患者应该接受个体化治疗。因为子宫平滑肌瘤的位置和大小与妊娠相关，患者和医生之间有关治疗计划进行深入讨论的重要性无论如何强调都不为过。患者的年龄和卵巢储备状态、进行另一 ART 周期前所必需的时间间隔等是医患沟通最终决策时必须关注的重要因素（图 14-1）。几项研究表明，小于 7mm 的浆膜下肌瘤和小于 4～5mm 的肌壁间肌瘤且不侵犯子宫内膜时，对 IVF 的结局几乎没有影响。较大的黏膜下和浆膜下肌瘤会有临床表现，需要更多的研究来阐明确切的治疗方案。子宫肌瘤切除术适合于有黏膜下和（或）突向宫腔的肌壁间肌瘤且寻求助孕治疗的女性，特别是之前有过 IVF/ICSI 周期失败的患者。高分辨率 2D 经阴道超声可作为子宫肌瘤评估的初步筛查工具。对于位置较深的肌壁间肌瘤和黏膜下肌瘤，3D SHG 是一个必须且更准确的诊断工具。此外，在需精确评估子宫肌瘤 IVF 患者的子宫腔时，宫腔镜是无可替代的辅助检查工具。在研究突向宫腔的黏膜下肌瘤或者侵及宫腔的肌壁间肌瘤表面被覆的子宫内膜情况时，宫腔镜是非常有价值的；患者新入的或再次 ART 周期之前，需用宫腔镜对子宫内膜和宫腔进行评估；

宫腔镜下子宫肌瘤切除术被认为是治疗黏膜下肌瘤的金标准。还有重要的一点，子宫肌瘤切除术长期以来一直被认为是治疗肌瘤相关症状如盆腔压迫、疼痛或月经过多的标准治疗方法。子宫动脉栓塞、腹腔镜肌瘤冷冻消融或 MRI 引导的聚焦超声等替代治疗方法，在其安全性和有效性得到更充分的评估之前，不应作为常规治疗手段。最后，需要进一步的研究来解决目前的争论。

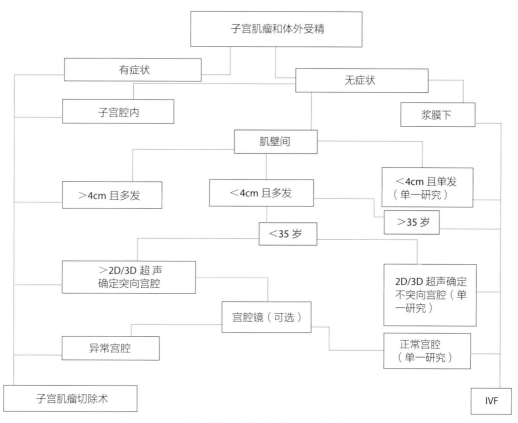

▲ 图 14-1　子宫肌瘤患者进行辅助生殖技术周期的管理流程图

参 考 文 献

[1] Baird DD, Dunson DB, Hill MC, Cousins D, Schectman JM. High cumulative incidence of uterine leiomyoma in black and white women: Ultrasound evidence. *Am J Obstet Gynecol*. 2003;188:100–7.

[2] Peddada SD, Laughlin SK, Miner K, Guyon JP, Haneke K, Vahdat HL et al. Growth of uterine leiomyomata among premenopausal black and white women. *Proc Natl Acad Sci USA*. 2008;105:19887–92.

[3] Donnez J, Jadoul P. What are the implications of myomas on fertility? A need for a debate? Hum. *Reprod*. 2002;17:1424–30.

[4] Buttram VC J, Reiter RC. Uterine leiomyomata: Etiology, symptomatology, and management. *Fertil Steril*. 1981;36:433–45.

[5] Verkauf BS. Myomectomy for fertility enhancement and preservation. *Fertil Steril*. 1992;58:1–15.

[6] Bajekal N, Li TC. Fibroids, infertility and pregnancy wastage. *Hum Reprod Update*. 2000;6:614–20.

[7] Taylor E, Gomel V. The uterus and fertility. *Fertil Steril*. 2008;89:1–16.

[8] Davis JL, Ray–Mazumder S, Hobel CJ, Baley K, Sassoon D. Uterine leiomyomas in pregnancy: A prospective study. *Obstet Gynecol*. 1990;75:41–4.

[9] Coronado GD, Marshall LM, Schwartz SM. Complications in pregnancy, labor, and delivery with uterine leiomyomas: A population–based study. *Obstet Gynecol*. 2000;95:764–9.

[10] Vergani P, Locatelli A, Ghidini A, Andreani M, Sala F, Pezullo JC. Large uterine leiomyomata and risk of cesarean delivery. *Obstet Gynecol*. 2007;109:410–4.

[11] Wise LA, Palmer JR, Harlow BL et al. Risk of uterine leiomyomata in relation to tobacco, alcohol and caffeine consumption in the Black Women's Health Study. *Hum*

Reprod. 2004;19(8):1746–54.

[12] McLucas B. Diagnosis, imaging and anatomical classification of uterine fibroids. *Best Pract Res Clin Obstet Gynaecol.* 2008;22:627–42.

[13] Eldar–Geva T, Meagher S, Healy DL, MacLachlan V, Breheny S, Wood C. Effect of intramural, subserosal, and submucosal uterine fibroids on the outcome of assisted reproductive technology treatment. *Fertil Steril.* 1998;70(4):687–91.

[14] Somigliana E, De Benedictis S, Vercellini P, Nicolosi AE, Benaglia L, Scarduelli C et al. Fibroids not encroaching the endometrial cavity and IVF success rate: A prospective study. *Hum Reprod.* 2011;26:834–9.

[15] Munro MG, Critchley HOD, Broder MS et al. FIGO classification system (PALM–COEIN) for causes of abnormal uterine bleeding in nongravid women of reproductive age. *Int J of Gynecol and Obstet.* 2011;113(1): 3–13.

[16] Maguire M, Segars JH. Benign uterine disease: Leiomyomata and benign polyps. In: Aplin JD, Fazleabas AT, Glasser SR, Giudice LC, editors. *The Endometrium: Molecular, Cellular and Clinical Perspectives.* 2nd ed. London, UK: Informa HealthCare; 2008:797–812.

[17] Deligdish L, Loewenthal M. Endometrial changes associated with myomata of the uterus. *J Clin Pathol.* 1970;23(8): 676–80.

[18] Sharma SP, Misra SD, Mittal VP. Endometrial changes—A criterion for the diagnosis of submucous uterine leiomyoma. *Indian J Pathol Microbiol.* 1979;22(1):33–6.

[19] Rackow BW, Taylor HS. Submucosal uterine leiomyomas have a global effect on molecular determinants of endometrial receptivity. *Fertil Steril.* 2010;93(6):2027–34.

[20] Pritts EA, Parker WH, Olive DL. Fibroids and infertility: An updated systematic review of the evidence. *Fertil Steril.* 2009;91(4):1215–23.

[21] Seoud M, Patterson R, Musher S, Coddington C. Effects of myoma or prior myomectomy on *in vitro* fertilization (IVF) performance. *J Assist Reprod Genet.* 1992;9:217–21.

[22] Ramzy AM, Sattar M, Amin Y, Mansour RT, Serour GI, Aboulghar MA. Uterine myomata and outcome of assisted reproduction. *Hum Reprod.* 1998;13(1):198–202.

[23] Aboulghar MM, Al–Inany HG, Aboulghar MA, Serour GI, Mansour RT. The effect of intramural fibroids on the outcome of IVF. *Mid East Fertil Soc J.* 2004;9:263–7.

[24] Oliveira FG, Abdelmassih VG, Diamond MP, Dozortsev D, Melo NR, Abdelmassih R. Impact of subserosal and intramural uterine fibroids that do not distort the endometrial cavity on the outcome of *in vitro* fertilization–intracytoplasmic sperm injection. *Fertil Steril.* 2004;81(3): 582–7.

[25] Vimercati A, Scioscia M, Lorusso F, Laera AF, Lamanna G, Coluccia A et al. Do uterine fibroids affect IVF outcomes? *Reprod Biomed Online.* 2007;15(6):686–91.

[26] Styer AK, Jin S, Liu D et al. Association of uterine fibroids and pregnancy outcomes after ovarian stimulation–intrauterine insemination for unexplained infertility. *Fertil Steril.* 2017;107(3):756–62.e3.

[27] Farhi J, Ashkenazi J, Feldberg D, Dicker D, Orvieto R, Ben Rafael Z. Effect of uterine leiomyomata on the results of *in–vitro* fertilization treatment. *Hum Reprod.* 1995;10(10): 2576–78.

[28] Eldar–Geva T, Meagher S, Healy DL, MacLachlan V, Breheny S, Wood C. Effect of intramural, subserosal, and submucosal uterine fibroids on the outcome of assisted reproductive technology treatment. *Fertil Steril.* 1998;70(4):687–91.

[29] Bulletti C, De Ziegler D, Polli V, Flamigni C. The role of leiomyomas in infertility. *J Am Assoc Gynecol Laparosc.* 1999;6(4):441–5.

[30] Bulletti C, DE Ziegler D, Levi Setti P, Cicinelli E, Polli V, Stefanetti M. Myomas, pregnancy outcome, and *in vitro* fertilization. *Ann N Y Acad Sci.* 2004;1034:84–92.

[31] Bulletti C, De Ziegler D, Levi Setti P, Cicinelli E, Polli V, Stefanetti M. Myomas, pregnancy outcome, and *in vitro* fertilization. *Ann N Y Acad Sci.* 2004;1034:84–92.

[32] Khalaf Y, Ross C, El–Toukhy T, Hart R, Seed P, Braude P. The effect of small intramural uterine fibroids on the cumulative outcome of assisted conception. *Hum Reprod.* 2006;21(10):2640–4.

[33] Sunkara SK, Khairy M, El–Toukhy T, Khalaf Y, Coomarasamy A. The effect of intramural fibroids without uterine cavity involvement on the outcome of IVF treatment: A systematic review and meta–analysis. *Hum Reprod.* 2010;25(2):418–29.

[34] Christopoulos G, Vlismas A, Salim R, Islam R, Trew G, Lavery S. Fibroids that do not distort the uterine cavity and IVF success rates: An observational study using extensive matching criteria. *BJOG.* 2017;124(4):615–21.

[35] Yan L, Yu Q, Zhang YN, Guo Z, Li Z, Niu J, Ma J. Effect of type 3 intramural fibroids on in vitro fertilization–intracytoplasmic sperm injection outcomes: A retrospective cohort study. *Fertil Steril.* 2018;109(5):817–22.

[36] Soares SR, Barbosa dos Reis MM, Camargos AF. Diagnostic accuracy of sonohysterography, transvaginal sonography, and hysterosalpingography in patients with uterine cavity diseases. *Fertil Steril.* 2000;73(2):406–11.

[37] Indman PD. Abnormal uterine bleeding. Accuracy of vaginal probe ultrasound in predicting abnormal hysteroscopic findings. *J Reprod Med.* 1995;40(8):545–8.

[38] Cepni I, Ocal P, Erkan S, Saricali FS, Akbas H, Demirkiran F, Idil M, Bese T. Comparison of transvaginal sonography, saline infusion sonography and hysteroscopy in the evaluation of uterine cavity pathologies. *Aust N Z J Obstet Gynaecol.* 2005;45(1):30–5.

[39] Sylvestre C, Child TJ, Tulandi T, Tan SL. A prospective study to evaluate the efficacy of two– and three–dimensional sonohysterography in women with intrauterine lesions. *Fertil Steril.* 2003;79(5):1222–5.

[40] Makris N, Kalmantis K, Skartados N, Papadimitriou A, Mantzaris G, Antsaklis A. Three–dimensional hysterosonography versus hysteroscopy for the detection of intracavitary uterine abnormalities. *Int J Gynaecol Obstet.* 2007;97(1):6–9.

[41] de Kroon CD, Louwé LA, Trimbos JB, Jansen FW. The clinical value of 3–dimensional saline infusion sonography in addition to 2–dimensional saline infusion sonography in women with abnormal uterine bleeding: Work in progress. *J Ultrasound Med.* 2004;23:1433–40.

[42] Dueholm M, Lundorf E, Sørensen JS, Ledertoug S, Olesen F, Laursen H. Reproducibility of evaluation of the uterus by transvaginal sonography, hysterosonographic examination,

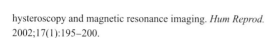
hysteroscopy and magnetic resonance imaging. *Hum Reprod.* 2002;17(1):195–200.

[43] Ramzy AM. Myomectomy before IVF: Which fibroids need to be removed? Debate. *Middle East Fertil Soc J.* 2011;(16):38–44.

[44] Dubuisson JB, Fauconnier A, Chapron C, Kreiker G, Nörgaard C. Second look after laparoscopic myomectomy. *Hum Reprod.* 1998;13:2102–6.

[45] Fauconnier A, Dubuisson JB, Ancel PY, Chapron C. Prognostic factors of reproductive outcome after myomectomy in infertile patients. *Hum Reprod.* 2000;15:1751–7.

[46] Narayan R, Rajat R, Goswamy K. Treatment of submucous fibroids, and outcome of assisted conception. *J Am Assoc Gynecol Laparosc.* 1994;1:307–11.

[47] Surrey ES, Minjarez DA, Stevens JM, Schoolcraft WB. Effect of myomectomy on the outcome of assisted reproductive technologies. *Fertil Steril.* 2005;83:1473–9.

[48] Somigliana E, Vercellini P, Daguati R, Pasin R, De Giorgi O, Crosignani PG. Fibroids and female reproduction: A critical analysis of the evidence. *Hum Reprod Update* 2007;13:465–76.

[49] Kolankaya A, Arici A. Myomas and assisted reproductive technologies: When and how to act? *Obstet. Gynecol Clin North Am.* 2006;33:145–52.

第 15 章　卵巢子宫内膜异位囊肿手术在体外受精中的局限性：疾病早期控制的可能性

Limitations of Endometrioma Surgery in In Vitro Fertilization: Possibilities of Early Disease Control

Vasilios Tanos　Elsie Sowah　著

张迎春　武　斌　张意茗　译

一、概述

卵巢子宫内膜异位囊肿影响 17%～44% 的子宫内膜异位症女性[1]。大约有 17% 的不育女性被诊断出患有子宫内膜异位症[2]。卵巢子宫内膜异位囊肿发病机制是以健康卵巢组织的连续性和进行性损伤为特征的。在月经期间，反流的子宫内膜细胞种植在卵巢表面（通过输卵管腔）会引起一系列生化机制，包括持续的炎症、出血（在种植部位）、卵巢皮质的内陷、粘连、囊性形成、组织改变和畸形[3]。继发于卵巢皮质包涵囊肿冠状上皮化生的卵巢皮质内陷也被认为是卵巢子宫内膜异位囊肿形成的潜在机制[4]。因此，子宫内膜异位囊肿假包膜是含有卵泡结构和卵母细胞的卵巢上皮。内窥镜检查时，冲洗后打开子宫内膜囊肿，显示其内壁为粉红色的卵巢上皮组织。这种在内窥镜检查过程中发现的卵巢组织被子宫内膜异位细胞包埋，内膜异位细胞可以持续增殖，甚至在不被破坏的情况下进行迁移[5]。

此外，无论是浅表性还是深部的卵巢子宫内膜异位症，都是骨盆和肠道子宫内膜异位症的典型标志[6]。尽管可以在早期通过阴道超声检查来诊断卵巢子宫内膜异位囊肿，但要确定哪些患者会因异位囊肿的持续增大而病情恶化仍然是一个巨大挑战。

尽管最常见的症状是周期性的盆腔疼痛、性交痛、出血、排尿困难和不育，但症状学并不能揭示疾病的程度或进展。全科医生和公众对子宫内膜异位症的认知依然有限，经常发生误诊和治疗不足。故而经常是囊肿非常大或疾病达到较高分期时才会被诊断为子宫内膜异位囊肿。因此，许多不孕症患者存在子宫内膜异位囊肿和输卵管因素的问题，需要进行体外受精治疗。

一项系统性文献综述被用来探讨在 IVF 前子宫内膜异位瘤的治疗方案。此外，采用国际妇科学会的 9 个现行指南作为工具，指导查明目前研究和临床实践方面的差距。相关研究还关注了 IVF 之前手术治疗卵巢子宫内膜异位瘤的利弊和结局。基于本研究的证据和结论，本文提出了 IVF 之前治疗卵巢子宫内膜异位囊肿的可选择方案。

二、材料与方法

（一）材料

通过检索网络、在线数据库及以前的论文和演讲进行了文献综述。基于网络资源包括：①搜索引擎：Google 和 Google Scholar；②研究数据库：PubMed 和 Ovid Embase；③图书馆数据库：伦敦圣乔治大学亨特数据库（St. George's University of London Hunter Database）。通过数据库访问了许多印刷版和网络版的科学期刊，主要期刊包括 *Fertility and Sterility*、*American Journal of Obstetrics and Gynecology*、*European Journal of Obstetrics and Gynecology and Reproductive Biology*、*Reproductive BioMedicine Online*、*Human Reproduction* 和 *PlosOne*。

（二）方法

使用 "ovarian endometrioma" "endometrioma+surgery" "endometrioma+surgery+IVF" "endometrioma+ART" 作为搜索词，PubMed 因相关材料最为丰富而被用作主要文献来源。

根据发表日期进一步筛选 10 年内的研究结果，从最终的 180 篇文章中进一步以标题和出版日期来区分相关文献，分离出前瞻性研究。文中（图 15-1）概述了数据库搜索过程。

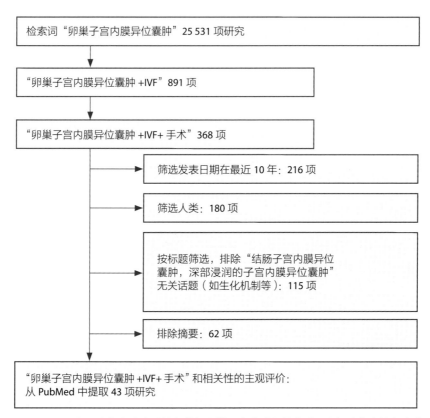

▲ 图 15-1　用于分离在体外受精之前行卵巢子宫内膜异位囊肿手术相关文章的方法学
IVF. 体外受精

（三）入选研究的特征

我们对符合搜索条件的 33 篇文章进行了分析，并根据所提供的证据将其归类为 IVF 前子宫内膜异位囊肿手术的利或弊。

在这 33 篇文章中，有 25 篇是在过去 10 年中发表的，其余的是在最近 15 年中发表的。

14 篇文章提供了支持在 ART 之前进行手术摘除的证据。其中有 2 项回顾性病例对照研究，2 项回顾性队列研究和一项回顾性分析。此外，有 1 份委员会意见、1 篇科学影响论文、1 份综合分析、1 份文献综述、1 份系统评价和 2 项 Meta 分析。值得注意的是，只有 2 项前瞻性研究：1 项前瞻性队列研究和 1 项前瞻性随机研究（表 15-2）。

19 篇文章提供了反对手术摘除的证据。其中有 7 项回顾性研究和 6 项前瞻性研究。此外，还有 2 项 Meta 分析、2 篇文献综述、1 项系统评价和 1 篇科学影响力论文（表 15-3）。

5 篇文章阐述了 IVF 前子宫内膜异位囊肿摘除的利与弊，研究患者总数为 6088 人[7-11]。有 7 项研究因研究设计、患者人数和特征以及结果提取不明确，未列入本研究统计范围。

对于现有的关于 IVF 前子宫内膜异位囊肿手术摘除与否对 IVF 种植率和妊娠率影响的证据，只有 4 项研究符合选择标准。研究采用以下排除标准：①样本人群：子宫内膜异位囊肿女性；干预组：IVF 前接受手术治疗的女性；对照组：未摘除子宫内膜瘤的女性进行 IVF；②主要结果：种植率和怀孕率；③干预研究（不包含综述文章）；④出版日期为最近 10 年。由于出版日期的标准导致了许多相关研究被排除在外，在纳入 Wong[12] 和 Garcia-Velasco[13] 等的研究时去除了第 4 条标准的限制。在所选择的 4 项研究中，2 项是回顾性病例对照研究[13, 14]，2 项是回顾性队列研究[12, 15]。

三、结果

（一）指南

总体而言，有八个国际妇科学会已经发表了有关在 IVF 前进行子宫内膜异位症和卵巢子宫内膜异位囊肿诊疗管理的指南。其中欧洲 1 项，美国 2 项，加拿大 2 项，英国（UK）、德国和奥地利及法国各 1 项[16-27]。这些摘要的关键性陈述显示了上述专业机构对子宫内膜异位囊肿诊疗管理的关注点存在分类上的差异。欧洲人类生殖与胚胎学会（ESHRE）建议对疾病范围、子宫内膜异位囊肿的大小、数量及位置进行术前评估[16, 17]。有 50%（4/8）的指南明确建议考虑卵巢储备功能，其中包括 ESHRE、德国妇产科协会（DGGG）、美国妇产科学院（ACOG）和美国国家卫生与医疗保健研究院（NICE）[16, 17, 19, 22-24]。DGGG、ESHRE 和 NICE 明确建议在 IVF 之前手术摘除子宫内膜异位囊肿[16, 19, 22]。美国生殖医学学会（ASRM）和加拿大妇产科医师学会（SOGC）均支持依据囊肿大小考虑是否手术摘除。如果卵巢子宫内膜异位囊肿大于 4cm[25]，ASRM 建议手术摘除，SOGC 则支持腹腔镜手术摘除大于 3cm 的卵巢子宫内膜异位囊肿[26]。世界子宫内膜异位症学会（WES）和 ESHRE 强调了特殊手术技巧内容：ESHRE 建议摘除子宫内膜异位囊肿优于囊腔引流和囊壁电凝以提高妊娠率[17]，WES 认为腹腔镜摘除术优于囊腔引流和囊壁电凝，有利于提高生育能力[18]。SOGC 和 DRGG 指出对卵巢子宫内膜异位囊肿的药物治疗是无效的[19, 26]。SOGC 提到了卵巢子宫内膜异位囊肿的恶变问题，建议通过活检实现癌症早期诊断[27]。文中（表 15-1）概述了有关不育

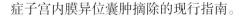

症子宫内膜异位囊肿摘除的现行指南。

（二）IVF 前子宫内膜异位囊肿手术摘除的利与弊

涉及利与弊研究的对照组和研究组患者总数为 40 724 例。

（三）IVF 前手术摘除子宫内膜异位囊肿的优点

支持在接受辅助生育技术前摘除子宫内膜异位囊肿的文章患者总数为 30 741 例。

文中（表 15-2）根据现有证据总结了在 IVF 之前进行子宫内膜异位囊肿手术摘除的"优点"。

有 3 篇文章提供了证据，表明摘除子宫内膜异位囊肿可减少脓肿和感染的风险。Somigliana 等进

表 15-1　在不孕情况下卵巢子宫内膜异位囊肿的治疗指南

指　南	关键陈述	参考文献
ESHRE（欧洲）	• 术前评估子疾病严重程度，子宫内膜异位囊肿的大小、数量及位置（单侧，双侧）至关重要 • 与囊腔引流和囊壁电凝相比，摘除子宫内膜异位囊肿可增加术后妊娠率 • 必须向女性提供有关卵巢储备风险的咨询	• Dunselman 等[16] • Saridogan 等、ESGE、ESHRE 和 WES 工作组[17]
WES（全球 / 加拿大）	• 腹腔镜摘除术优于腹腔镜电灼术，可增强生育能力 • 对于不育女性深部子宫内膜异位症的最佳手术方法尚无明确建议 • 腹腔镜手术的医疗管理并不能提高生育能力	• Johnson 和 Hummelsloj 等、世界子宫内膜异位症学会、Montpellier 联合会[18]
DGGG（德国 / 奥地利）	• 建议手术摘除以提高生育能力 • 在重复手术时考虑卵巢储备	• Ulrich 等[19]
CNOGF（法国）	• 不建议手术摘除以提高生育率 • 在 IVF 治疗期间发现子宫内膜异位囊肿不应中断助孕治疗 • 必须与接受子宫内膜异位囊肿手术的患者讨论生育能力的保存	• Chauffour 等[20] • Collinet 等[21]
NICE（英国）	• 与不孕症相关时，多学科团队和生育专家的意见至关重要 • 腹腔镜卵巢囊肿摘除术摘除囊肿壁可改善自然妊娠并减少复发 • 需注重卵巢储备功能	• NICE 指南[22]
ACOG（美国）	• 没有关于手术摘除子宫内膜异位囊肿以保持生育力的具体建议 • 再次手术时要考虑卵巢储备功能 • 初次手术失败后推荐 IVF，为了缓解疼痛可以再次手术	• ACOG 实用快报[23]、 • Armstrong[24]
ASRM（美国）	• 没有足够的证据推荐摘除子宫内膜异位囊肿以改善 IVF 结局 • 大于 4cm 的子宫内膜异位囊肿应通过手术摘除，以便于取卵，同时可能有助于改善卵巢反应性	• 美国生殖医学学会实践委员会[25]
SOCG（加拿大）	• 没有关于不孕症患者通过手术摘除子宫内膜异位囊肿的具体建议 • 腹腔镜治疗微小 / 轻度子宫内膜异位症可以提高妊娠率 • 腹腔镜摘除大于 3cm 的子宫内膜异位囊肿可能会改善生育能力 • 药物治疗子宫内膜异位症的不育是无效的 • 推荐对子宫内膜异位和卵巢肿块进行活检（排除恶性肿瘤）	• Leyland 等[26] • Le 和 Giede[27]

ACOG. 美国妇产科学会；ASRM. 美国生殖医学学会；CNOGF. 法国国家妇产科学院和法国产妇联合会；DGGG. 德国妇产科学会；ESHRE. 欧洲人类生殖和胚胎学学会；NICE. 英国国家卫生和临床技术优化研究院；SOCG. 加拿大妇产科医师学会；WES. 世界子宫内膜异位症学会

表 15-2　在辅助生殖技术之前手术摘除子宫内膜异位囊肿的优点

优　点			
体外受精前摘除子宫内膜异位囊肿的好处	患者人数	研究类型	参考文献
避免脓肿，感染			
子宫内膜异位囊肿破裂的风险	—	系统评价（2006）	Somigliana 等 [28]
脓肿、感染、子宫内膜异位症的进一步发展，子宫内膜异位囊肿内容物的污染	—	委员会意见	ASRM [25]
卵泡液受到子宫内膜异位囊肿囊液污染会影响 IVF 结局	314	回顾性病例对照研究	Benaglia 等 [29]
改善 IVF 结局			
去除大的（5cm）子宫内膜异位囊肿可改善卵泡发育和在 IVF 获卵数	26	回顾性分析研究	Ferrero 等 [30]
摘除大于 4cm 的大子宫内膜异位囊肿可以改善生育结局	—	委员会意见	ASRM [25]
手术摘除子宫内膜异位囊肿大于 4cm 会降低复发率，增加妊娠率	—	文献综述	Rizk 等 [31]
子宫内膜异位囊肿女性与正常人相比，在 IVF/ICSI 期间平均获卵率较低，周期取消率更高	5753 103 64 1039	Meta 分析 前瞻性队列研究 回顾性队列研究 Meta 分析	Hamdan 等 [9] Ashrafi 等 [11] Mao 等 [10] Chun 等 [32]
ICSI 前行子宫内膜异位囊肿手术患者与对照组在受精率、种植率和妊娠率相比无差异	99	前瞻性随机研究	Demirol 等 [33]
与子宫内膜异位囊肿患者相比，无子宫内膜异位囊肿的患者行 IVF 后活产率较高	61	回顾性队列研究	Benaglia 等 [62]
与单纯卵巢囊肿女性相比，即使 10～25mm 大小的子宫内膜异位囊肿其种植率也会降低	168	回顾性病例对照	Kumbak 等 [8]
早期诊断恶性肿瘤			
手术摘除可避免与子宫内膜异位囊肿相关的恶性肿瘤风险，即子宫内膜样癌	— 23 114	科学影响论文 病例对照研究的汇总分析	Jayaprakasan 等 RCOG[7] Pearce 等 [34]

ASRM. 美国生殖医学学会；RCOG. 皇家妇产科学院；IVF. 体外受精；ICSI. 单精子卵细胞质内注射

行的系统评价中有五项研究支持伴有或不伴有盆腔脓肿发展均存在子宫内膜异位囊肿破裂的风险 [28]。ASRM 委员会的意见报道 [25] 说，这种破裂可能导致脓肿、感染和子宫内膜异位症的进一步发展，病灶或囊液污染卵巢或腹膜。在总共 314 名患者中，19 名患者（6.1%）因误穿刺吸引囊液污染卵泡液，与对照组相比，校正后的临床妊娠率降低（0.63，95%CI 0.49～0.87，P=0.005）而活产相对风险增加（RR）（0.60，95%CI 0.51～0.86，P=0.003）[29]。

　　纳入患者总数为 7313 例的 10 篇文章提供证据表明，在 IVF 之前摘除子宫内膜异位囊肿可以促进卵泡生长，提高卵母细胞回收率、受精率、胚胎种植率和妊娠率，减少周期取消率，从而改善 IVF 结局。其中，三项研究发现，摘除大的子宫内膜异位囊肿可改善 IVF 结局 [25, 30, 31]。一项研究发现，在单侧子宫内膜异位囊肿大于 5cm 的患者中，存在子宫内膜异位囊肿的卵巢与健康卵巢之间的 IVF 结果差异如下：①与健康卵巢相比，有子宫内膜异位囊肿的卵巢产生的卵泡更少（卵泡总数：分别为 2.6 ± 1.3 和 4.8 ± 2.0；$P < 0.0001$）；②获取的卵母细胞总数较少（分别为 2.0 ± 1.2 和 4.2 ± 1.7；$P \leqslant 0.01$）；③适合受精的卵细胞数量较少（分别为 0.5 ± 1.1 和 3.3 ± 1.5；$P \leqslant 0.01$）[30]。共包括 6895 例患者在内的四项研究表明，与正常女性相比，患有子宫内膜异位囊肿的女性在 IVF/ 卵细胞质内单精子注射时的平均获卵数要低 {[标准化平均差异（SMD）=−0.23，95%CI −0.37～−0.10][9]，（6.6 ± 3.74 vs. 10.4 ± 5.25，$P < 0.001$）[11]，（5.7 ± 3.1 vs. 10.4 ± 4.4，$P < 0.05$）[10]，（MD=−1.50，95%CI −2.84～−0.15，$P=0.03$）[32]}。在总共 64 例接受 IVF 的患者中，比较了 32 例子宫内膜异位囊肿病例和 32 例输卵管因素病例，子宫内膜异位囊肿患者的周期取消率更高（分别为 18.3% 和 1.7%，$P < 0.05$）[10]。一项研究比较了 85 例子宫内膜异位囊肿大小为 10～50mm 的患者和 83 例大小为 10～35mm 的单纯卵巢囊肿的 IVF 结局，发现子宫内膜异位囊肿女性的种植率比单纯囊肿组低（分别为 13.9% 和 16.4%，$P=0.03$）[8]。而另一项随机对照研究，在行 ICSI 之前，将 99 例子宫内膜异位囊肿患者随机分为囊肿摘除手术组或不进行手术组，并未发现两组在受精率（分别为 86% 和 88%）、种植率（分别为 16.5% 和 18.5%）及妊娠率（分别为 34% 和 38%）方面存在统计学差异[33]。

两篇共纳入 23114 例患者的文章提供了证据，证明子宫内膜异位囊肿的去除也有助于恶性肿瘤的早期诊断。子宫内膜异位囊肿持续存在，则终生发展为卵巢癌的可能性从 1% 增加到 2%[7]。在对覆盖了 23114 名患者的病例对照研究的汇总分析中，Pearce 等[34] 发现子宫内膜异位症与透明细胞癌（OR=3.05，$P < 0.0001$）、低度浆液性癌（OR=2.11，$P < 0.0001$）和子宫内膜样浸润性卵巢癌（OR=2.04，$P < 0.0001$）的风险增加有关。

（四）子宫内膜异位囊肿手术摘除的缺点

提供证据反对在辅助生育技术前进行子宫内膜异位囊肿手术获益的文章共纳入患者总数为 9983 例。文中（表 15-3）根据现有证据总结了在 IVF 之前进行子宫内膜异位囊肿手术摘除的"缺点"。

纳入患者总数为 9603 的 16 篇文章提供的证据显示，手术摘除子宫内膜异位囊肿会损害卵巢储备功能使储备卵泡数目减少，增加促性腺激素卵巢刺激用药量，降低胚胎移植率、种植率和妊娠率，增加周期取消风险。八项包括回顾性研究[14, 35]、前瞻性研究[36, 37]、Meta 分析 / 系统评价[9, 38, 39] 和皇家妇产科学院（RCOG）科学影响论文[7] 在内的研究证据表明，手术摘除子宫内膜异位囊肿会对卵巢储备产生负面影响。比较三个年龄段（< 30 岁、31—35 岁、< 36 岁）的 1642 名不育女性 AMH 水平，相比于子宫内膜异位囊肿大于 3cm 的不孕患者（AMH 2.22 ± 0.23）和非子宫内膜异位囊肿引起不孕的患者（AMH 3.08 ± 0.1），既往行子宫内膜异位囊肿摘除术的患者的抗缪勒氏激素（AMH 1.23 ± 0.15）最低（$P < 0.0001$）[35]。在 428 例行 IVF 的女性的回顾性病例对照研究中，142 例在 IVF 时存在原位卵巢子宫内膜异位囊肿，112 例在 IVF 前进行过腹腔镜子宫内膜异位囊肿摘除术，其余 174 例为输卵管不孕的女性，在囊肿摘除术组存在较高的周期取消率（原位子宫内膜异位症组的取消率为 7.5%，手术组为 9.8%，输卵管因素组为 2.9%；$P < 0.02$）[14]。在通过囊肿摘除术治疗子宫内膜异位囊肿的 237 例患者中，手术后 AMH 的降低具有统计学意义（平均差异为 −1.13ng/ml；95%CI −0.37～−1.88）[38]。另一项针对 193 例接受腹腔镜囊肿摘除术的子宫内膜异位囊肿患者的研究表明，手术摘除子宫内膜异位囊肿会降低卵巢储备功能（术前 AMH 为 3.86 ± 3.58，

表 15-3　在辅助生殖技术之前手术摘除子宫内膜异位囊肿的缺点

缺　点			
体外受精前摘除子宫内膜异位囊肿的缺点	患者人数	研究类型	参考文献
对卵巢功能和储备的损害			
手术摘除可能导致卵巢储备功能下降	428 — 63 1642 60 291 5753 —	回顾性病例对照研究 科学影响论文 前瞻性病例对照研究 回顾性分析 前瞻性队列研究 Meta 分析 Meta 分析 系统评价	Bongioanni 等 [14] Jayaprakasan 等 /RCOG [7] Turkcuoglu 和 Melekoglu [37] Hwu 等 [35] Uncu 等 [36] Raffi 等 [38] Hamdan 等 [9] Somigliana 等 [39]
与其他类型子宫内膜异位症相比，术后妊娠率降低	359	回顾性观察队列研究	Maignien 等 [43]
腹腔镜摘除子宫内膜异位囊肿可减少卵巢储备（AMH 较低）并增加 FSH	193	前瞻性研究（2014 年）	Alborzi 等 [40]
摘除子宫内膜异位囊肿可摘除健康的卵巢组织	326 59	回顾性队列研究 前瞻性研究	Perlman 和 Kjer [42] Muzii [41]
与特发性相比，子宫内膜异位症囊肿摘除术导致卵巢储备减少的女性平均获卵数较少	167	回顾性病例对照研究	Roustan 等 [61]
较低的胚胎质量和种植率与 IVF 期间子宫内膜异位囊肿的存在有关，这可能是由疾病本身而非囊性肿块引起的	168	回顾性病例对照研究	Kumbak 等 [8]
手术摘除可能导致需要更大剂量的促性腺激素来刺激卵巢	— 99	科学影响力论文 随机对照试验	Jayaprakasan 等 /RCOG [7] Demirol 等 [33]
与不进行手术相比，附加受益有限			
接受 IVF 的女性中，有子宫内膜异位囊肿和无子宫内膜异位囊肿的卵巢反应性和卵母细胞质量没有显著差异	29	前瞻性观察研究	Filippi 等 [44]
手术后卵母细胞质量没有获得改善	—	文献综述	Ruiz–Flores 和 Garcia–Velasco [45]
控制性超排卵过程中子宫内膜异位囊肿的存在与受损卵巢的获卵数量减少无关	243	回顾性病例对照研究（单侧子宫内膜异位囊肿）	Almog 等 [60]
子宫内膜异位囊肿组与对照组的子宫内膜容受性相似；对种植率、妊娠率无明显影响	103	前瞻性队列研究（单侧 / 双侧，小于 3cm）	Ashrafi 等 [11]

AMH. 抗米勒激素；FSH. 促卵泡激素；IVF. 体外受精

术后 9 个月平均为 1.83 ± 2.06，$P < 0.001$）[40]。

　　针对总共 385 例子宫内膜异位囊肿女性患者的两项研究表明，摘除子宫内膜异位囊肿会摘除健康的卵巢组织：根据子宫内膜异位囊肿组织的组织学分析（59 例患者），内膜异位组织可以覆盖整个囊肿壁的 98%（中位数为 60%）并达到 2mm 深[41]，而且子宫内膜异位囊肿摘除术比皮样囊肿摘除术术中切除卵巢间质的比例更高（80.3% vs. 17.2%，$P < 0.001$）[42]。Kumbak 等研究发现单纯性囊肿患者与患有子宫内膜异位囊肿的女性相比，胚胎移植率（分别为 79.7% 和 70.7%，$P=0.03$）和种植率（分别为 28% 和 19%，$P=0.02$）更高，认为 IVF 期间子宫内膜异位囊肿的存在所导致的 IVF 结局较差可能归因于疾病本身而不是囊性肿块[8]。与保留完整子宫内膜异位囊肿的患者相比，IVF 前手术摘除子宫内膜异位囊肿的患者可能需要更高剂量的促性腺激素进行卵巢刺激[7]，这一论点获得来自 99 例子宫内膜异位囊肿患者的随机对照试验的数据支持。该研究发现，相比直接进行 IVF 的子宫内膜异位囊肿患者的刺激天数（10.8±2.6 天，$P < 0.001$），IVF 前进行子宫内膜异位囊肿手术摘除的患者需要的卵巢刺激天数（14.0±2.5 天，$P < 0.001$）[33] 更多。最近的一项回顾性研究调查了子宫内膜异位囊肿与其他类型子宫内膜异位症的 ART 结局，发现先前进行过子宫内膜异位囊肿摘除手术是 ART 的较低妊娠率的独立相关因素（多因素分析 OR=0.39，0.18～0.89，$P=0.16$）[43]。

基于卵巢反应性、卵母细胞质量和子宫内膜容受性，总共纳入为 375 例患者的 4 篇文章报道了外科手术的有限获益。一项针对患有单侧子宫内膜异位囊肿的女性的前瞻性研究发现，在卵巢反应性（3.7±2.4 vs. 4.1±1.7，$P = 0.54$）、合适卵母细胞的数目（3.1±2.6 vs. 3.5±2.3，$P=0.51$）、"高质量"胚胎的数量（1.8±2.1 vs. 1.8±1.4，$P=0.00$）、受精率（64% vs. 64%，$P=0.96$）方面，受累卵巢与完整卵巢之间并无差异[44]。此外，一项文献综述得出结论，尽管通常手术后卵母细胞获卵数较少，但卵母细胞的质量保持不变[45]。最后，一项针对 103 例患者的前瞻性队列研究提出，无论子宫内膜异位囊肿存在与否，子宫内膜的容受性相似；比较单侧子宫内膜异位囊肿患者的正常卵巢和受累卵巢，所获卵母细胞的受精率没有统计学差异（72.4% vs. 69.6%，$P=0.644$）[11]。

（五）子宫内膜异位囊肿的手术摘除和 IVF 结局

我们筛选出的四项研究中，阐述了手术摘除子宫内膜异位囊肿与以种植和妊娠率代表的 IVF 结局之间的关系。共有 326 例患者在 IVF 之前接受了子宫内膜异位囊肿手术摘除，而 307 例患者直接进行 IVF，三项研究显示两组的种植率和妊娠率无显著差异，仅有一项报道显示具有统计学意义的结果，发现手术摘除组的种植率为 8.2%，而直接 IVF 组的种植率为 12%，手术摘除组的妊娠率为 14.9%，而直接 IVF 组的妊娠率则为 24.9%[15]（表 15-4）。

四、讨论

（一）年龄是制定子宫内膜异位囊肿诊疗管理方案时的关键因素

回顾性队列研究表明，年轻女性子宫内膜异位症的远期复发率高于老年女性[46]。2014 年的一项回顾性研究对 550 例子宫内膜异位囊肿患者分组比较，发现更大的囊肿体积和低龄与复发率有关[47]。囊肿剥除组和对照组中一致显示，患者年龄越大 AMH 值越低[35]。此外，在 IVF 前进行子宫内膜异位囊肿摘除术的女性中，年龄小于 35 岁的女性妊娠率（34.5%）高于年龄大于 35 岁的女性（29.5%）[48]。尽管经阴道注水腹腔镜（TVHL）检查已推荐应用于子宫内膜异位囊肿小于 3cm 的青少年患者，有关年轻的子宫内膜异位囊肿患者进行手术治疗的研究依然很少[49]。

表 15-4 体外受精前进行子宫内膜异位囊肿手术摘除与不进行手术间的种植率和妊娠率比较

参考文献	研究设计	子宫内膜异位囊肿患者		IR		PR		SS
		IVF 之前手术	直接 IVF	IVF 之前手术（%）	直接 IVF（%）	IVF 之前手术（%）	直接 IVF（%）	
Bongioanni 等 [14]	回顾性病例对照 2004—2009 年	112	142	24.6	24.2	44.1	48.4	NS
Coccia 等 [15]	回顾性队列研究 2012—2014 年	67	72	8.2	12.2	14.9	24.6	$P < 0.05$
Garcia-Velasco 等 [13]	回顾性匹配病例对照 1997—2001 年	133	56	12.8	14.1	30	29	NS
Wong 等 [12]	回顾性队列研究 1995—2002 年	34	37	18	19	49	36	NS

IR. 种植率；PR. 每个移植胚胎的妊娠率；IVF. 体外受精；SS. 统计学显著性；NS. 无显著性差异

（二）子宫内膜异位囊肿的大小和类型会影响手术决策的合理性

研究表明，双侧大于 7cm 的子宫内膜异位囊肿较单侧且小于 7cm 者更容易因手术损伤卵巢储备功能 [50]。腹腔镜摘除手术对于卵巢组织的损伤可能与子宫内膜异位囊肿的大小成比例相关：摘除大于 4cm 的囊肿会导致更严重的损伤 [51]。最近，Cocci 等 [15] 发现囊肿大小可能是影响取卵的最重要因素：囊肿径线每 1mm 的增加都预示着获卵数的下降；双侧卵巢子宫内膜异位囊肿摘除术后卵巢储备功能的下降与年龄和卵巢实质的破坏无关，与单侧卵巢子宫内膜异位囊肿摘除术和不手术相比预后结局更差 [15]。Ashrafi 等 [11] 的前瞻性队列研究发现，单侧子宫内膜异位囊肿和无囊肿患者相比较，其临床结局中的受精率、成熟率和胚胎总数等指标没有明显差异。这与 Yu 等 [52] 的研究结果一致，他们的研究发现，对于接受腹腔镜异位囊肿摘除术的不孕症患者，子宫内膜异位囊肿的单、双侧，卵巢储备和 IVF/ICSI 的妊娠结局之间没有显著相关性。

（三）卵巢储备

为了减少复发，大多数研究采用囊肿剥离术治疗子宫内膜异位囊肿，其代价是对健康卵巢组织的严重损伤。一项回顾性横断面研究发现，子宫内膜异位囊肿患者的 AMH 并没有降低，但既往有过异位囊肿去除手术史的患者的 AMH 反而是降低的 [53]。最近的前瞻性病例对照研究比较了无子宫内膜异位囊肿、有子宫内膜异位囊肿和手术摘除子宫内膜异位囊肿的病例，发现在三组中卵巢储备功能的损伤是依次增加的 [37]，这表明卵巢储备功能损伤可能与手术的范围和次数成正比，与剥离手术方式有关。因此，许多研究推荐在手术去除子宫内膜异位囊肿之前先评估卵巢储备功能，评估结果足以建议患者不进行手术摘除。这一推荐与许多指南一致（表 15-1）。恰当的术前评估、腹腔镜医生充分的培训和经验是决定内镜手术能否长期成功的关键因素 [54, 55]。

（四）手术中保存卵巢组织的方式

手术摘除子宫内膜异位囊肿使卵巢组织的冷冻保存成为可能。在手术摘除子宫内膜异位囊肿的过程中，可以分离出健康的卵巢皮质碎片并冷冻保存，据报道这是一种高效的保存生育能力的技术[56]。此外，Carrillo 等[56]认为，冷冻保存卵巢组织是一种个体化的治疗方法，需根据患者的年龄、卵巢储备状态、双侧病灶的存在和再次手术等因素，选择是否与子宫内膜异位囊肿手术治疗重叠进行。由于子宫内膜异位囊肿会逐渐损害卵巢储备功能，在异位囊肿较小时进行手术治疗（最好小于3cm）以最大限度地挽救健康卵巢组织似乎是合乎逻辑的。问题是我们缺乏科学知识来识别哪些患者会迅速恶化并发展成更大病变。妇科医生可以使用 5Fr 仪器进行经阴道注水腹腔镜对小于 3cm 的子宫内膜异位囊肿进行精确和安全的手术[57]。

（五）个案识别的个体化诊疗管理建议

因为缺乏 RCT 研究，对于 IVF 前是否行手术去除子宫内膜异位囊肿，各个指南无法制定出基于证据供国际社会共同实践的临床决策参照标准。根据已发表的文献，子宫内膜异位囊肿的临床评估可以指导内镜诊断。子宫内膜异位囊肿的早期诊断会使青少年高危人群和寻求生育治疗的高龄女性从中受益。因此，按照文中（图 15-2）所示进行逐步的临床推理和诊断测试，对易患人群的早期识别进行改进和标准化至关重要。

新型超声扫描机能够根据操作者的经验和患者的身体质量指数，准确地诊断小至 1.5cm 的子宫内膜异位囊肿。除了子宫内膜异位囊肿的诊断外，子宫肌层和子宫内膜下区域也需要仔细检查，可能会发现子宫腺肌症和子宫腺肌瘤囊肿的存在。磁共振成像可以提供更多关于病变的确切位置和多种病理信息。宫腔镜手术可以治疗子宫内膜下腺肌瘤囊肿。当发现小于 3cm 的子宫内膜异位囊肿时，可行经阴道注水腹腔镜检查。较大的子宫内膜异位囊肿可以直接进行 IVF 或腹腔镜手术治疗。文中（图 15-2）罗列了子宫内膜异位囊肿的所有治疗选择。

使用 5mm 双极器械进行标准的腹腔镜手术处理小于 5cm 的子宫内膜异位囊肿，会使卵巢健康组织得到保存的可能性降到最低。相反，异位囊肿越小，手术就越容易操作，对卵巢健康组织的损害也就越小，如使用 5F 双极球或氩/等离子激光进行的手术[57]，这反映出经阴道手术可能成为一个更好的技术标准，取代标准腹腔镜应用于 IVF 前小型的子宫内膜异位囊肿的手术治疗[57]。Carrillo 等[56]总结了各种影响术后卵巢储备的因素，其中一个是外科医生的能力，主要指尽可能减少健康组织的摘除，确定浸润的程度和病变的边界，并减少术中的电凝。

Roman 等提出等离子能量消融可作为囊肿剥除术的替代方法，并在他们的初步研究[58]中首先发现，这项技术可以保留 90% 的在囊肿剥除术中可能被摘除的健康卵巢组织。在随后的一项研究中（30 名患单侧子宫内膜异位囊肿且无手术史的女性）发现，与行等离子能量消融手术的女性相比，行囊肿剥除术的女性卵巢体积和 AFC 有明显降低（$P < 0.001$），这种相关性与年龄、妊娠史和异位囊肿大小无关[59]。

（六）预防和早期诊断

研究和指南的匮乏为以专业经验为主导的决策制定提供了机会，但也揭示了制定预防措施的迫

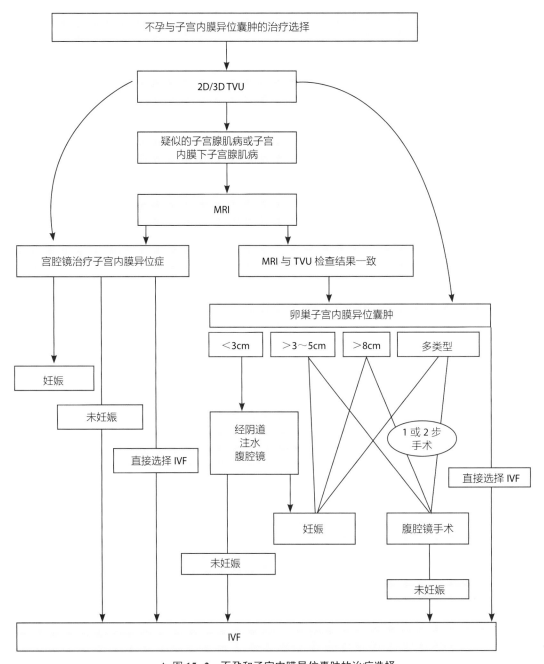

▲ 图 15-2 不孕和子宫内膜异位囊肿的治疗选择
2D/3D. 二维 / 三维；TVU. 经阴道超声；MRI. 磁共振扫描成像；IVF. 体外受精

切需要。预防的三个领域是：①公共卫生、教育和流行病学；②培训；③研究。预防和早期处理子宫内膜异位囊肿的建议措施见如下内容（表 15-5）。

以公共卫生、教育和流行病学为重点的预防性医学干预措施，将使患者群体获得更多的信息和权力，从而使患者更早寻求治疗或尽力减少患病风险——这两者都将改善疾病预后。

培训是提升医疗服务以帮助患者改善生育结局的核心领域。超声培训对于子宫内膜异位囊肿的早期诊断至关重要。培训妇科医生根据危险因素识别高风险病例是有效预防所需要的额外技能。

最后，正如现有数据的范围所证明的那样，迫切需要进行 RCT 研究和前瞻性研究以期实现基

表 15-5　子宫内膜异位囊肿的预防和早期处理措施

公共卫生、教育、流行病学	训　练	研　究
提高公众意识	超声技术	发起随机对照试验、前瞻性研究
促进健康（营养、运动）	建立专门的显微外科手术中心	以子宫内膜异位囊肿手术技术为重点
预防措施：		
根据年龄，家族史，子宫内膜异位症标记物识别高危患者	改善早期诊断和管理	明确发病机理 对可能的亚型进行分类
定期进行超声监测		考虑在青少年高危人群中接种疫苗的可能性
建议患者去内科诊治		

于证据的临床指导意见。

五、综述的局限性

现有证据的质量和数量非常有限，因为缺乏子宫内膜异位囊肿手术处理和体外受精的 RCT 研究，显著影响了证据的质量。RCT 的缺乏导致：①无法制定具有国际一致性的指南；②正反分析结果中存在高度的不一致和矛盾。总的来说，尽管子宫内膜异位症和子宫内膜异位囊肿是两个研究领域的成果相对来说比较丰富，但 IVF 中的子宫内膜异位囊肿是一个当代问题，现有的研究很有限。现有数据通常是对子宫内膜异位症的整体研究，这一类恰恰是被我们的分析排除在外的。而在针对子宫内膜异位囊肿的研究中，评估 IVF 前提下的手术治疗的材料非常有限。符合我们研究标准的关于 IVF 前预处理采用手术摘除子宫内膜异位囊肿与非手术治疗的最近的 4 项对照研究内容也证明，即使调整排除标准以便纳入更多的研究，但可供分析的研究资料仍极其有限。

这一类文献可能因为引用的研究规模和患者特征的信息不足，可能提供了由于人群特征相关的未知因素的偏倚或扭曲的数据，造成对比分析中一些特有的局限性。文中（表 15-2）引用了两篇文章提到手术摘除子宫内膜内异囊肿后诊断为恶性肿瘤就是明显的例证。由于缺乏前瞻性研究或 RCT 研究，现有的数据大多局限于理论推断或推测，而非具有统计学意义的结论。

受到系统默认（纳入标准）的限制，我们将种植率和妊娠率作为 IVF 成功的观察指标（表 15-4）。然而，许多研究 IVF 前子宫内膜异位囊肿手术摘除的文献，只使用了一种，而不是两种，或完全不同的观察指标，如胚胎移植率、活产率和受精率，这些研究文章因此被排除。最后，需要承认的是，在 Wong 等 [12] 的研究中（因符合我们的标准而纳入表 15-4），直接接受 IVF 的子宫内膜异位囊肿患者中 [37]，有 23% 的患者曾接受过子宫内膜异位囊肿摘除手术 [12]。

六、结论

众所周知，尽管声誉卓著的国际妇科学会发布了诊断和治疗不孕和疼痛患者子宫内膜异位症和卵巢子宫内膜异位囊肿的专业指南，目前仍缺乏关于卵巢子宫内膜异位囊肿诊疗管理的有力证据。

子宫内膜异位症或子宫内膜异位囊肿手术为自然妊娠提供了良好的机会，并增加了 ART 妊娠率。手术效果取决于患者的年龄、异位囊肿的大小、对生育力保护的关注及外科医生的技能和经验。子宫内膜异位症是一种侵袭性很强的疾病，严重影响女性的生活质量和生育力，经阴道腹腔镜检查可以为高危患者的早期诊断和治疗提供最佳途径。

子宫内膜异位囊肿的微创手术安全有效。多篇文章报道了异位囊肿手术后复发、双侧异位囊肿和大于 7cm 的异位囊肿的手术与妊娠率降低有关，这些证据势必指导妇科腹腔镜医生调整和修改手术方案，特别是手术时机的选择。子宫内膜异位囊肿手术方法的个体化决策和受过良好训练的腹腔镜外科医生是指导治疗和改善生育结局的关键所在。

参 考 文 献

[1] Jenkins S, Olive DL, Haney AF. Endometriosis: Pathogenetic implications of the anatomic distribution. *Obstet Gynecol.* 1986;67(3):335–8.

[2] Carnahan M, Fedor J, Agarwal A et al. Ovarian endometrioma: Guidelines for selection of cases for surgical treatment or expectant management. *Expert Rev Obstet Gynecol.* 2013;8(1):29–55.

[3] Hughesdon P. The structure of endometrial cysts of the ovary. *Br J Obstet Gynecol.* 1957;64(4):481–7.

[4] Donnez J, Nisolle M, Smets M et al. Large ovarian endometriomas. *Hum Reprod.* 1996;11(3):641–6.

[5] Tanos V, El Akhras S. The effect of hemostatic method on ovarian reserve following endometrioma excision. *Global J Reprod Med.* 2017;1(3):555564.

[6] Redwine D. Ovarian endometriosis: A marker for more extensive pelvic and intestinal disease. *Fertil Steril.* 1999;72(2):310–5.

[7] Jayaprakasan K, Becker C, Mittal M et al. on behalf of the Royal College of Obstetricians and Gynaecologists. The Effect of Surgery for Endometriomas on Fertility. Scientific Impact Paper No. 55. *Br J Obstet Gynaecol.* 2017;125:e19–28.

[8] Kumbak B, Kahraman S, Karlikaya G et al. *In vitro* fertilization in normoresponder patients with endometriomas: Comparison with basal simple ovarian cysts. *Gynecol Obstet Invest.* 2008;65:212–6.

[9] Hamdan M, Dunselman G, Li T et al. The impact of endometrioma on IVF/ICSI outcomes: A systematic review and meta–analysis. *Hum Reprod Update.* 2015;21(6):809–25.

[10] Mao Y–H, Zhou C, Zaccabri A. Outcome of the IVF for the patients with endometrioma associated infertility. *J Reprod Contracept.* 2009;20(1):19–26.

[11] Ashrafi M, Fakheri T, Kiani K et al. Impact of the endometrioma on ovarian response and pregnancy rate in *in vitro* fertilization cycles. *Int J Fertil Steril.* 2014;8(1):29–34.

[12] Wong B, Gillman N, Oehninger S et al. Results of *in vitro* fertilization in patients with endometriomas: Is surgical removal beneficial? *Am J Obstet Gynecol.* 2004;191(2):597–605.

[13] Garcia–Velasco J, Mahutte N, Corona J et al. Removal of endometriomas before *in vitro* fertilization does not improve fertility outcomes: A matched, case–control study. *Fertil Steril.* 2004;81(5):1194–7.

[14] Bongioanni F, Revelli A, Gennarelli G et al. Ovarian endometriomas and IVF: A retrospective case–control study. *Reprod Biol Endocrin.* 2011;9(81).

[15] Coccia M, Rizzello F, Capezzuoli T et al. Bilateral endometrioma excision: Surgery–related damage to ovarian reserve. *Reprod Sci.* 2018;20(10):1–8.

[16] Dunselman GA, Vermeulen N, Becker C et al. ESHRE guideline: Management of women with endometriosis. *Hum Reprod.* 2014;29(3):400–12.

[17] Saridogan E, Becker C, Feki A et al. Recommendations for the surgical treatment of endometriosis— Part 1: Ovarian endometrioma. *Gynecol Surg.* 2017;14:27.

[18] Johnson N, Hummelshoj L for World Endometriosis Society Montpellier Consortium. Reply: Consensus on current management of endometriosis. *Hum Reprod.* 2013;28(11):3163–4.

[19] Ulrich U, Buchweitz O, Greb R et al. National German Guideline (S2k): Guideline for the diagnosis and treatment of endometriosis: Long version—AWMF Registry No 015–045. *Geburtshilfe Frauenheilkd.* 2014;74:1104–18.

[20] Chauffour C, Pouly J, Gremeau A. Endométriome et prise en charge en FIV, RPC Endométriose CNGOF–HAS. *Gynécol Obstét Fertil Sénologie.* 2018;46(3):349–56.

[21] Collinet P, Fritel X, Revel–Delhom C et al. Management of endometriosis. *J Gynecol Obstet Hum Reprod.* 2018;47(7):265–74.

[22] Endometriosis: diagnosis and management [Internet]. National Institute for Health and Care Guidelines. 2017. Available from: https://www.nice.org.uk/guidance/ng73 (accessed July 6, 2018).

[23] American College of Obstetricians and Gynecologists, Falcone T, Lue J. Practice bulletin: Management of endometriosis. *Obstet Gynecol.* 2010;116(1):223–36.

[24] Armstrong C. ACOG updates guideline on diagnosis and treatment of endometriosis. *Am Fam Physician.* 2011;83(1):84–5.

[25] The Practice Committee of the American Society of Reproductive Medicine. Endometriosis and infertility: A

committee opinion. *Fertil Steril*. 2012;98(3):591–8.

[26] Leyland D, Casper R, Laberge P et al. SOGC Clinical Practice Guideline. Endometriosis: Diagnosis and management. *Journal of Obstetrics and Gynaecology Canada*. 2010;32(7, Supplement 2):S1–S3.

[27] Le T, Giede C, Salem S. Initial evaluation and referral guidelines for management of pelvic/ovarian masses. *J Obstet Gynaecol Can*. 2009;31(7):668–73.

[28] Somigliana E, Vercellini P, Vigano P et al. Should endometriomas be treated before IVF–ICSI cycles? *Hum Reprod Update*. 2006;12(1):57–64.

[29] Benaglia L, Cardellicchio L, Guarneri C et al. IVF outcome in women with accidental contamination of follicular fluid with endometrioma content. *Eur J Obstet Gynecol Reprod Biol*. 2014; 181:130–4.

[30] Ferrero S, Scala C, Tafi E et al. Impact of large ovarian endometriomas on the response to superovulation for *in vitro* fertilization: A retrospective study. *Eur J Obstet Gynecol Reprod Biol*. 2017;213:17–21.

[31] Rizk B, Turki R, Lofty H et al. Surgery for endometriosis-associated infertility: Do we exaggerate the magnitude of effect? *Facts Views Vis ObGyn*. 2015;7(2):109–18.

[32] Chun Y, Geng Y, Li Y, Chen C, Gao Y. Impact of ovarian endometrioma on ovarian responsiveness and IVF: A systematic review and meta–analysis. *Reprod Biomed Online*. 2015;31(1):9–19. Available from: https://doi.org/10.1016/j.rbmo.2015.03.005

[33] Demirol A, Guven S, Baykal C et al. Effect of endometrioma cystectomy on IVF outcome: A prospective randomized study. *Reprod Biomed Online*. 2006;12(5):639–43. Available from: www.rbmonline.com/ Article/2182

[34] Pearce CL, Templeman C, Rossing MA et al. on behalf of the Ovarian Cancer Association Consortium. Association between endometriosis and risk of histological subtypes of ovarian cancer: A pooled analysis of case–control studies. *Lancet Oncol*. 2012;13(4):385–94.

[35] Hwu Y–M, Wu F S–Y, Li S–H et al. The impact of endometrioma and laparoscopic cystectomy on serum anti–Müllerian hormone levels. *Reprod Biol Endocrinol*. 2011;9:80.

[36] Uncu G, Kasapoglu I, Ozerkan K et al. Prospective assessment of the impact of endometriomas and their removal on ovarian reserve and determinants of the rate of decline in ovarian reserve. *Hum Reprod*. 2013;28(1):2140–5.

[37] Turkcuoglu I, Melekoglu R. The long–term effects of endometrioma surgery on ovarian reserve: A prospective case–control study. *Gynecol Endocrinol*. 2018;34(7):612–5.

[38] Raffi F, Metwally M, Amer S. The impact of excision of ovarian endometrioma on ovarian reserve: A systematic review and meta–analysis. *J Clin Endocrinol Metab*. 2012;97(9):3146–54.

[39] Somigliana E, Berlanda N, Benaglia L et al. Surgical excision of endometriomas and ovarian reserve: A systematic review on serum anti–Müllerian hormone level modifications. *Fertil Steril*. 2012;98(6): 1531–8.

[40] Alborzi S, Keramati P, Younesi M et al. The impact of laparoscopic cystectomy on ovarian reserve in patients with unilateral and bilateral endometriomas. *Fertil Steril*. 2014;101(2):427–34.

[41] Muzii L, Bianchi A, Bellati F et al. Histologic analysis of endometriomas: What the surgeon needs to know. *Fertil Steril*. 2007;87(2):362–6.

[42] Perlman S, Kjer JJ. Ovarian damage due to cyst removal: A comparison of endometriomas and dermoid cysts. *Acta Obstet Gynecol Scand*. 2016; 95:285–90.

[43] Maignien C, Santulli P, Gayet V et al. Prognostic factors for assisted reproductive technology in women with endometriosis–related infertility. *Am J Obstet Gynecol*. 2017;216(3):280. e1–280.e9

[44] Filippi F, Benaglia L, Paffoni A et al. Ovarian endometriomas and oocyte quality: Insights from *in vitro* fertilization cycles. *Fertil Steril*. 2014;101(4):988–93.e1

[45] Ruiz–Flores F, Garcia–Velasco JA. Is there a benefit for surgery in endometrioma–associated infertility? *Curr Opin Obstet Gynecol*. 2012;24(3):136–40.

[46] Tandoi I, Somigliana E, Riparini J et al. High rate of endometriosis recurrence in young women. *J Pediatr Adolesc Gynecol*. 2011;24(6):376–9.

[47] Maul LV, Morrison JE, Schollmeyer T et al. Surgical therapy of ovarian endometrioma: Recurrence and pregnancy rates. *JSLS*. 2014;18(3):1–8.

[48] Barri PN, Coroleu B, Tur R et al. Endometriosis–associated infertility: Surgery and IVF, a comprehensive therapeutic approach. *Reprod Biomed Online*. 2010;21(2):179–85. Available from: https://doi.org/10.1016/j. rbmo.2010.04.026

[49] Gordts St, Puttemans P, Gordts Sy et al. Ovarian endometrioma in the adolescent: A plea for early–stage diagnosis and full surgical treatment. *Gynecol Surg*. 2015;12(1):21–30.

[50] Chen Y, Pei H, Chang Y et al. The impact of endometrioma and laparoscopic cystectomy on ovarian reserve and the exploration of related factors assessed by serum anti–Müllerian hormone: A prospective cohort study. *J Ovarian Res*. 2014;7:108. Available from: https://doi.org/10.1186/ s13048–014–0108–0

[51] Tang Y, Chen SL, Chen X et al. Ovarian damage after laparoscopic endometrioma excision might be related to the size of cyst. *Fertil Steril*. 2013;100(2):464–9.

[52] Yu HT, Huang HY, Lee CL et al. Side of ovarian endometrioma does not affect the outcome of *in vitro* fertilization/intracytoplasmic sperm injection in infertile women after laparoscopic cystectomy. *J Obstet Gynaecol Res*. 2015;41(5):717–21.

[53] Streuli I, de Ziegler D, Gayet V et al. In women with endometriosis anti–Müllerian hormone levels are decreased only in those with previous endometrioma surgery. *Hum Reprod*. 2012;27(11):3294–303.

[54] Pados G, Tsolakidis D, Bontis J. Laparoscopic management of the adnexal mass. *Ann N Y Acad Sci*. 2006;1092:211–28.

[55] Jones KD, Sutton CJG. Recurrence of chocolate cysts after laparoscopic ablation. *J Minim Invasive Gynecol*. 2002;9(3):315–20.

[56] Carrillo L, Seidman DS, Cittadini E et al. The role of fertility preservation in patients with endometriosis. *J Assist Reprod Genet*. 2016;33(3):317–23.

[57] Gordts St, Puttemans P, Gordts Sy et al. Transvaginal endoscopy and small ovarian endometriomas: Unravelling the missing link. *Gynecol Surg*. 2014;11(1):3–7.

[58] Roman H, Pura I, Tarta O et al. Vaporization of ovarian endometrioma using plasma energy: Histologic findings of a

pilot study. *Fertil Steril*. 2011;95(5):1853–6.e4.

[59] Roman H, Auber M, Mokdad C et al. Ovarian endometrioma ablation using plasma energy versus cystectomy: A step toward better preservation of the ovarian parenchyma in women wishing to conceive. *Fertil Steril*. 2011;96(6): 1396–400.

[60] Almog B, Shehata F, Sheizaf B et al. Effects of ovarian endometrioma on the number of oocytes retrieved for *in*

vitro fertilization. *Fertil Steril*. 2011;95(2):525–7.

[61] Roustan A, Perrin J, Debals–Gonthier M et al. Surgical diminished ovarian reserve after endometrioma cystectomy versus idiopathic DOR: Comparison of *in vitro* fertilization outcome. *Hum Reprod*. 2015;30(4):840–7.

[62] Benaglia L, Bermejo A, Somigliana E et al. Pregnancy outcome in women with endometriomas achieving pregnancy through IVF. *Hum Reprod*. 2012;27(6):1663–7.